KARL HEINRICH GÜNTHER

Vergleichende extrakardiale und intrakardiale Phonokardiographie auf haemodynamischer Grundlage

Comparative Extracardiac and Intracardiac Phonocardiography on Hemodynamic Basis

Comparative Extracardiac and Intracardiac PHONOCARDIOGRAPHY on Hemodynamic Basis

by KARL HEINRICH GÜNTHER M. D.

Docent in Internal Medicine and Cardiology
at the 2nd Medical Clinic of the Charité Hospital,
Humboldt University Berlin

With a preface of
Harald Dutz M. D., Professor of Internal Medicine and
Director of the 2nd Medicial Clinic
of the Charité Hospital, Berlin

With 75 illustrations,
26 schemes and 1 table

AKADEMIE-VERLAG · BERLIN 1969

Vergleichende extrakardiale und intrakardiale PHONOKARDIOGRAPHIE auf haemodynamischer Grundlage

von Dozent Dr. med. habil. KARL HEINRICH GÜNTHER

Oberarzt der Kardiologischen Abteilung
der II. Medizinischen Universitätsklinik der Charité,
Humboldt-Universität Berlin

Mit einem Geleitwort von
Prof. Dr. med. habil. Harald Dutz,
Direktor der II. Medizinischen
Universitätsklinik der Charité
Berlin

Mit 75 Abbildungen,
26 Schemata und 1 Tabelle

AKADEMIE-VERLAG · BERLIN 1969

Aus der Arbeits- und Forschungsgemeinschaft
Herz-Kreislauf der Charité, Humboldt-Universität Berlin

Übersetzt in die englische Sprache von W. GHANTUS, Berlin

From the Center of Cardiovascular
Research, Charité Hospital, Humboldt University Berlin

Translated into the English language by W. GHANTUS, Berlin

Erschienen im Akademie-Verlag GmbH, 108 Berlin, Leipziger Straße 3—4

Lizenznummer 202 · 100/479/69

Einbandgestaltung: Karl Salzbrun

Gesamtherstellung: VEB Druckhaus „Maxim Gorki“, 74 Altenburg

Bestellnummer: 5699 · ES 17 E/17 F 2

Meiner Frau, Dr. Helga A. Günther, gewidmet

Dedicated to my wife, Helga A. Günther, M. D.

Inhalt

Contents

Geleitwort

Die Vielzahl von Erkenntnissen pathophysiologischer und klinischer Art, die aus der Entwicklung moderner kardiodiagnostischer Methoden resultieren, erlauben eine erneute und präzisere Einschätzung der Wertigkeit althergebrachter klassischer Untersuchungsverfahren. Insbesondere wird durch die Einführung der intrakardialen Phonokardiographie die exakte Zuordnung der mit dem Hörrohr erhaltenen Befunde zu bestimmten physiologischen und pathophysiologischen Phänomenen möglich. Die intrakardiale Schallregistrierung im linken und rechten Herzen in Verbindung mit Druckmessungen, Dilutionskurven und angiokardiographischen Untersuchungen führt zu einer früher nicht geahnten Präzision der Diagnostik.

Verdienst der vorliegenden Monographie ist es, neben einer methodischen Einführung und einer umfassenden Literaturübersicht die Einarbeitung in diese komplizierte Materie anhand ausgewählter typischer Fälle von angeborenen und erworbenen Vitien zu ermöglichen und dabei dem Leser nicht nur beschreibend die Abweichungen der intra- und extrakardialen Ton- und Geräuschphänomene unter pathologischen Bedingungen nahe zu bringen, sondern ihn auch mit den Möglichkeiten der komplexen modernen Herzdiagnostik und ihrer pathophysiologischen Hintergründe vertraut zu machen.

Die umfassende Zusammenstellung von intrakardialen Schallkurven aus dem Herzen, die dank der ausgezeichneten Zusammenarbeit mit Prof. PORSTMANN gewonnen werden konnte, wird nicht nur für den Spezialisten, sondern auch für jeden kardiologisch interessierten Arzt wertvoll sein.

H. DUTZ

Preface

The extensive pathophysiological and clinical knowledge due to the development of modern cardiodiagnostic methods allows of a renewed and more precise evaluation of conventional examination techniques. By introducing intracardiac phonocardiography an exact attribution of findings obtained by means of the stethoscope to certain physiological and pathophysiological phenomena has been rendered possible. Intracardiac sound recording from both the left and right heart along with pressure measurements, dilution techniques and angiocardiographic examinations have resulted in a precision of diagnostics which was unthought of some years ago.

Besides a methodical introduction and a comprehensive bibliogaphy, the present monograph attempts to familiarise the reader with this complicated matter illustrated by typical cases of congenital and acquired heart diseases. However, the reader is not only acquainted, by way of description, with the alterations of intracardiac and extracardiac sound phenomena under pathological conditions, but also with the uses of complex modern cardiodiagnostics and its pathophysiological background. The extended compilation of intracardiac phonocardiograms from the heart obtained through the excellent co-operation with Professor PORSTMANN, is expected to be of some value to both the specialist and physician interested in cardiology.

H. DUTZ

Einleitung

Die Anwendung der intrakardialen Phonokardiographie (iPCG) hat unsere Vorstellungen von der Entstehung und Fortleitung der Herzschallphaenomene im normalen und kranken Herzen wesentlich erweitert. Trotz ihrer nunmehr 15jährigen Entwicklung sind ihre Möglichkeiten im Tierexperiment und am Menschen bei weitem nicht ausgeschöpft. Andererseits kommt der intrakardialen Phonokardiographie eine besondere Bedeutung bei der medizinischen Ausbildung und Fortbildung zu, da sie zu einem besseren Verständnis der Herzschallveränderungen beiträgt, wie sie von der Brustwand abgehört und registriert werden können. In diesem Sinne möchte der vorliegende phonokardiographische Bildband verstanden werden und damit beitragen, die Kenntnis vom Aussagewert und den Grenzen der Herzauskultation zu mehren und damit die Untersuchung am Krankenbett und in der Ambulanz weiter zu verbessern.

Die Phonokardiographie ist dokumentierte Haemodynamik. Das heißt einerseits, daß ein ausreichendes Verständnis der Herzschallveränderungen ohne Kenntnis der prinzipiellen haemodynamischen Grundlagen nicht möglich ist. Das heißt andererseits aber auch, daß die über dem Thorax akustisch oder graphisch wahrgenommenen Phaenomene vielfach unmittelbar Rückschlüsse auf die veränderte Haemodynamik zulassen. Deshalb ist es möglich, vor allem durch die Auskultation Art und Ort eines Herzfehlers zu bestimmen und in vielen Fällen sogar Aussagen über seinen Schweregrad zu machen. Auch heute noch kommt der Auskultation bei der Untersuchung des Herzens neben den vielen anderen Untersuchungsmethoden der erste Rang zu. Es soll deshalb hier ein Beitrag geleistet werden, wie auf der Grundlage der qualitativ und quantitativ veränderten Haemodynamik bei verschiedenen Vitien

Introduction

The use of intracardiac phonocardiography (iPCG) has added greatly to the expansion of our knowledge about the origin and transmission of heart sound phenomena in the normal and ill heart. Although the method has seen a development of 15 years, its possibilities regarding both animal experiments and human studies are far from being fully utilised. Yet, particular importance has to be attributed to intracardiac phonocardiography in medical education and post-graduate training, as it is an efficient tool for a better understanding of heart sound modifications auscultable and recordable from the chest wall. In this context, this book about phonocardiography is intended to add to the knowledge about both the possible information achievable from and the limitations of heart auscultation and thus to promote a further improvement of examination in both the hospital ward and the outpatient department.

Phonocardiography is a genuine manifestation of hemodynamics. Therefore, no adequate interpretation of modified heart sound can be expected, unless the basic fundamentals of hemodynamics are understood. On the other hand, phenomena recorded acoustically or graphically from the thorax often permit direct conclusions as to changes in the hemodynamic situation. Hence, it is mainly auscultation by which the nature of a given cardiac disorder may be identified and its site localised while, in many cases, information is obtainable even on its severity. Auscultation remains to hold the first position among the great number of known methods for heart examination. This book is, therefore, intended to make a contribution to better knowledge about the impacts of disorders upon the behaviour, on the basis of qualitatively and quantitatively changed hemodynamics, of intracardiac heart sound and about heart sound projection to the chest wall.

sich der intrakardiale Herzschall verhält und wie die Projektion dieses Herzschalls auf die Brustwand zu verstehen ist.

Unter Beachtung dieser Verbindung zwischen Herzschall und Haemodynamik soll aber auch hervorgehoben werden, daß es noch eine Vielzahl ungelöster Probleme gibt. Unser heutiges Wissen von der Auskultation des Herzens und der Phonokardiographie findet einmal seine Grenzen in bisher ungelösten Fragen der Haemodynamik, zum anderen in offenen Fragen in akustischer Hinsicht. Ein Problem soll in diesem Sinne besonders hervorgehoben werden, das bisher kaum gelöst ist: Es handelt sich dabei um die Fortleitung der kardialen Schallveränderungen durch die Brustwand und die damit zusammenhängende Kalibrierung der Herztöne und Herzgeräusche. Diese Einschränkung des Wertes der Phonokardiographie sollte nicht außer Acht gelassen werden. Die Arbeiten der Arbeitsgruppen um LUISADA, FERUGLIO, HEINTZEN und FABER weisen Wege zur Lösung auch dieser Fragen.

Es wurde Wert darauf gelegt, ein Literaturverzeichnis anzulegen, das möglichst vollständig die heute bekannten Publikationen über intrakardiale Phonokardiographie umfaßt. Damit sollen die besonderen Verdienste der Arbeitsgruppen um YAMAKAWA (Japan) und SOULIÉ (Frankreich) sowie später um LEWIS und LUISADA (in den USA) gewürdigt werden, gleichzeitig aber auch nachstrebenden Forschern eine gute Grundlage vermittelt werden.

Die vorliegenden Ergebnisse stützen sich auf eigene Erfahrungen an etwa 250 Patienten, die in den Jahren 1963—1966 in der Abteilung für kardiovaskuläre Diagnostik der Charité (Leiter: Prof. Dr. *W. Porstmann*), Humboldt-Universität Berlin, einer kompletten (präoperativen) Herzkatheteruntersuchung unterzogen wurden. Für ihre tätige Mitwirkung möchte ich deshalb hier besonders meinen Kollegen H. DRIESE, W. MÜNSTER, R. PLASS, W. PORSTMANN und L. WIERNY danken.

Besonderen Dank schulde ich auch J. ENDRYS und I. KOSMAK von der Medizinischen Fakultät der Karls-Universität in Hradec Kralové (ČSSR), die mich bei der Anwendung ihrer speziellen Methode beraten haben, sowie meinem Chef, Prof. Dr. H. DUTZ, der durch aktive Förderung diese Arbeiten ermöglichte.

Considering the above relationship between heart sound and haemodynamics, it should be pointed out clearly that there is still a great number of unsolved problems. Our present knowledge about heart auscultation and phonocardiography is limited by both unsolved problems of hemodynamics and unanswered questions regarding acoustics. One of the problems for which a solution can hardly be claimed by now will be emphasised in this connection, namely the projection of cardiac sound changes through the chest wall and its implications upon a calibration of heart sounds and heart murmurs. This limitation to the efficiency of phonocardiography should not be ignored. Ways to solve these problems were suggested in papers of the teams around LUISADA, FERUGLIO, HEINTZEN, and FABER.

Efforts were made to compile for this book a list of references which gives the fullest possible survey of all publication on intracardiac phonocardiography known today. These efforts should be understood as an appreciation of the merits gained by the teams of YAMAKAWA (Japan) and SOULIÉ (France) followed by those of LEWIS and LUISADA (USA), but they were made also with the view of providing a profound basis to other workers that follow.

The results presented in this book are based on the author's own experience obtained from some 250 patients who had undergone complete (preoperative) diagnostic heart catheterisation in the Division of Cardiovascular Investigation of the Charité Hospital (chief: Prof. Dr. W. PORSTMANN) Humboldt University Berlin. I wish to record my thanks to my colleagues H. DRIESE, W. MÜNSTER, R. PLASS, W. PORSTMANN and L. WIERNY for their active cooperation.

I feel particularly indepted also to J. ENDRYS and I. KOSMAK of the Medical Faculty of the Charles University at Hradec Kralové (Czechoslovakia) who have rendered to me most helpful consultation in using their special method. To Prof. Dr. H. DUTZ, my chief, I owe a special debt of gratitude for his active promotion of the work presented in this book.

Abkürzungen / Abbreviations

Abkürzungen		Abbreviations	
Haemodynamik		*Hemodynamics*	
Herzminutenvolumen	HMV	Cardiac output	C.O.
Herzindex	HI	Cardiac index	C.I.
Druckgradient	DG	Pressure gradient	P.G.
Klappenöffnungsfläche	ÖF	Valve area	V.A.
Mitral-	M	Mitral	M.
Aorten-	A	Aortic	A.
Pulmonal-	P	Pulmonic	P.
Regurgitationsquotient	RQ	Regurgitation ratio	R.R.
Regurgitationsvolumen	RV	Regurgitant volume	R.Vol.
Regurgitationsfläche	RF	Regurgitation area	R.Area
Links-Rechts-Shunt	LRSh	Left-to-right shunt	LRSh.
Rechts-Links-Shunt	RLSh	Right-to-left shunt	RLSh.
Pulmonalvolumen	PV	Pulmonary flow	P.flow
Systemvolumen	SV	Systemic flow	S.flow
Mittel- (z. B. Druck)	m	Mean (f.i.pressure)	m
Phonokardiographie	PCG	*Phonocardiography*	PCG
Phonokardiogramm	Pcg	Phonocardiogram	Pcg
Rechter, linker Thorax	R, L	Right, left chest wall	R, L
Mittellinie	M	Middle line	M
z. B.: 2. ICR. li. parasternal 2 cm von der Mittellinie	2L2	f.i.: 2nd left parasternal, intercostal space 2 cm beside the middle line	2 L 2
Herztöne	I, II, III, IV	Heart sounds	I, II, III, IV
Herztonkomponenten	a, b, c	Heart sound components	a, b, c
Austreibungston	E	Ejection sound	E
Öffnungston	OS	Opening snap, sound	OS
Perikardton	PS	Pericardial sound	PS
Systolikum	SM	Systolic murmur	SM

Diastolikum	DM
Präsystolikum	PM
Komponenten des II. Tons	IIA, IIP
Klick	K

Anatomische Bezeichnungen

Herzspitze	Sp
Atrium dextrum	Ad
Atrium sinistrum	As
Ventriculus dexter	Vd
Ventriculus sinister	Vs
A.pulmonalis	Ap
Ao.ascendens	Aoa
Ao.descendens	Aod
Pulmonalkapillare	PC
V.cava inferior	Vci
A.femoralis sinistra	Afs
Katheterweg: retrograd	rg
transseptal	ts

Diagnosen

siehe Inhaltsverzeichnis

Diastolic murmur	DM
Presystolic murmur	PM
Components of the 2nd sound	IIA, IIP
Klick	K

Anatomic designations

Cardiac apex	apex
Right atrium	R.A.
Left atrium	L.A.
Right ventricle	R.V.
Left ventricle	L.V.
Pulmonary artery	P.A.
Ascending aorta	Asc.Ao.
Descending aorta	Dsc.Ao.
Wedge pressure	W.P.
V.cava inferior	V.c.i.
A.femoralis sinistra	A.f.s.
Way of the catheter: retrograde	rg
transseptal	ts

Diagnoses

Look at Contents

ALLGEMEINER TEIL

GENERAL PART

PHONOKARDIOGRAPHIE (PCG)

Die Phonokardiographie dient besonders der Dokumentation und der zeitlichen Analyse der gehörten Schallphaenomene. Das erste brauchbare Phonokardiogramm (Pcg) haben EINTHOVEN und GELUK 1894 angefertigt. Die bisher bekannten Ergebnisse der Auskultation und Phonokardiographie sind in verschiedenen Monographien dargelegt: CALO 1950, BUTTERWORTH et al. 1955, HEINTZEN 1960, LIAN et al. 1961, LEWIS 1962, MCKUSICK 1962, ZUCKERMANN 1965, LUISADA 1965, HOLLDACK und WOLF 1966 und BLÖMER 1967.

PHONOCARDIOGRAPHY (PCG)

Phonocardiography is used mainly for documentation and time analysis of auscultated sound phenomena. The first workable phonocardiogram (Pcg) was drafted by EINTHOVEN and GELUK, in 1894. The results thus far achieved by auscultation and phonocardiography have been published in the following monographs: CALO, 1950, BUTTERWORTH et. al., 1955, HEINTZEN, 1960, LIAN et al., 1961, LEWIS, 1962, MCKUSICK, 1962, ZUCKERMANN, 1965, LUISADA, 1965, HOLLDACK and WOLF, 1966, and BLÖMER, 1967.

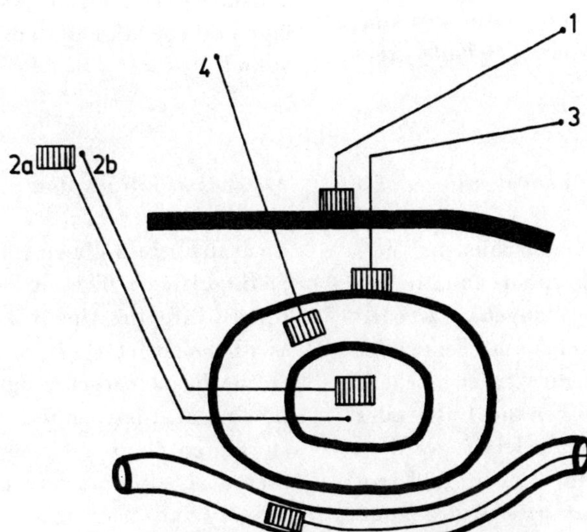

Abb. 1
Methoden der Phonokardiographie: 1. Extrakardial (Brustwand), 2. intrakardial: a) Mikrophon am Ende des Katheters, b) Mikrophon in der Katheterspitze oder Phonokatheter, 3. direkt oder epikardial (Operation, Experiment), 4. intramural (Experiment), 5. ösophageal und 6. Spektral-Phonokardiographie (nicht dargestellt)

Fig. 1
Methods of phonocardiography: 1. extracardiac (chest wall), 2. intracardiac: a) microphone on catheter end, b) microphone at or in catheter tip or phonocatheter, 3. direct or epicardiac (surgery, experiment), 4. intramural (experiment), 5. oesophageal, 6. spectral phonocardiography (not shown)

Phonokardiographische Verfahren

In Klinik und Ambulanz wird routinemäßig die extrakardiale oder Brustwand-Phonokardiographie angewandt, bei der das Mikrophon auf verschiene Punkte des Thorax aufgesetzt wird. Sie entspricht der Herzauskultation. Die Ösophagus-Phonokardiographie hat nur einen begrenzten Anwendungsbereich, da allein die Schallerscheinungen ösophagusnaher Herzteile (linker Vorhof) erfaßt werden können. Tierexperimentell kann ein Mikrophon wie intraoperativ am Menschen direkt auf das Herz aufgesetzt werden (direkte oder epikardiale Phonokardiographie). Und bei besonderer Versuchsanordnung werden Kleinstmikrophone in das Myokard gedrängt (intramurale Phonokardiographie), um Angaben über die intramuskuläre Schallentstehung und Schallfortleitung zu erhalten.

Aus graphischen Gründen wurde ins Schema nicht aufgenommen die Spektral-Phonokardiographie, die 1954 von McKusick eingeführt wurde. Es handelt sich dabei um ein Registrierverfahren, das die Darstellung des Frequenzspektrums neben den Dimensionen der Zeit und Intensität ermöglicht. Nach den Angaben dieser Arbeitsgruppe kann damit die Qualität und die Klangfarbe der Schallerscheinungen dargestellt und physikalisch beschrieben werden. Auch ist eine bessere Auflösung in der Zeit-Dimension und in der breiten dynamischen Palette des kardiovaskulären Schalls möglich.

Phonocardiographic methods

Extracardiac or chest wall phonocardiography, the microphone being applied to different points of the thorax, is used as a routine approach in clinical and ambulant practice which corresponds to auscultation of the heart. The application of oesophageal phonocardiography is limited, since recording is possible only of sounds emitted from close-to-oesophagus parts of the heart (left atrium). In animal experiments and in intra-surgical approaches to the human patient, the microphone can be applied directly to the heart (direct or epicardiac phonocardiography). With special experimental arrangement, a subminiature microphone may be forced into the myocardium (intramural phonocardiography) to achieve data on intramuscular origin and transmission of the sound.

Spectral phonocardiography which had been introduced by McKusick, 1954, was not incorporated in the scheme for certain graphical reasons. Spectral phonocardiography is a method of registration which enables the reproduction not only of the dimensions of time and intensity, but also of the frequency spectrum, which would help, according to the claims of that team, to reproduce and describe physically the tone quality of sound phenomena. It is also said to render possible better resolution within the time dimension and the large dynamic range of cardiovascular sound.

Methoden der intrakardialen Phonokardiographie

Grundsätzlich lassen sich drei verschiedene Verfahren unterscheiden: Das Mikrophon kann in der Spitze eines Spezialkatheters fest eingebaut werden (sog. Phonokatheter). Es kann am Ende des Herzkatheters außerhalb des Patienten angebracht und der intrakardiale Schall über die Luft- oder Flüssigkeitssäule im Katheter geleitet werden. Die dritte Möglichkeit besteht darin, daß ein Miniaturmikrophon durch den bereits liegenden (perkutan eingeführten) Katheter ins Herz direkt oder in die Katheterspitze eingeführt wird. Diese Möglichkeiten sollen nachfolgend erläutert werden und sind schematisch mit Ausnahme der Spezialkatheter in Abb. 2 dargestellt.

Während die intrakardiale Aufnahme niederfrequenter Druckwellen mittels eines Miniatur-Manometers bereits 1950/51 von Gauer und Gienapp bzw. Ellis, Gauer und Wood angegeben wurde, erfolgte die Registrierung der

Methods of intracardiac phonocardiography

Basically, the following three approaches may be distinguished: The microphone can be built in rigidly into the tip of a special catheter (known as phonocatheter). It can be attached to the end of the heart catheter outside the patient's body, the intracardiac sound being conveyed through an air or fluid column provided inside the catheter. A subminiature microphone is introduced directly into the heart or into the catheter tip through a catheter already placed in position (i.e. following percutaneous introduction of the catheter). These three approaches will be described in the following sections. Except for the phonocatheters, they are shown in the scheme of Fig. 2.

While intracardiac recording of low-frequency pressure waves, using a miniature manometer, had been reported as early as in 1950/51 by Gauer and Gienapp as well as by Ellis, Gauer, and Wood, the first registration of high-frequency

höherfrequenten Schallwellen aus dem Herzen erstmalig 1953/54 etwa gleichzeitig durch die Arbeitsgruppen um YAMAKAWA und SOULIÉ. Der Begriff der „intrakardialen Phonokardiographie" wurde dabei erstmalig von den japanischen Wissenschaftlern geprägt. Die japanische Gruppe benützte aber ein Kondensator-Mikrophon, das sich als technisch unzureichend herausstellte und deshalb auch keine breitere Anwendung fand. In der französischen Gruppe entwickelten LAURENS-ALLARD ein sog. Mikromanometer, dessen Rezeptor als Membran-Eisenkern ausgelegt war. Es handelte sich dabei um einen Phonokatheter, über

sound waves emitted from the heart was conducted by the teams of YAMAKAWA and SOULIÉ almost simultaneously in 1953/54. The term of "intracardiac phonocardiography" was then invented by the Japanese group. The latter had used a condenser microphone which, however, was never introduced on a large scale for obvious technical deficiencies. LAURENS and ALLARD of the French group developed a micromanometer, its receptor being designed as an iron core membrane. This instrument was a phonocatheter, the heart sound being received through its front orifices and a second duct being provided in the catheter for

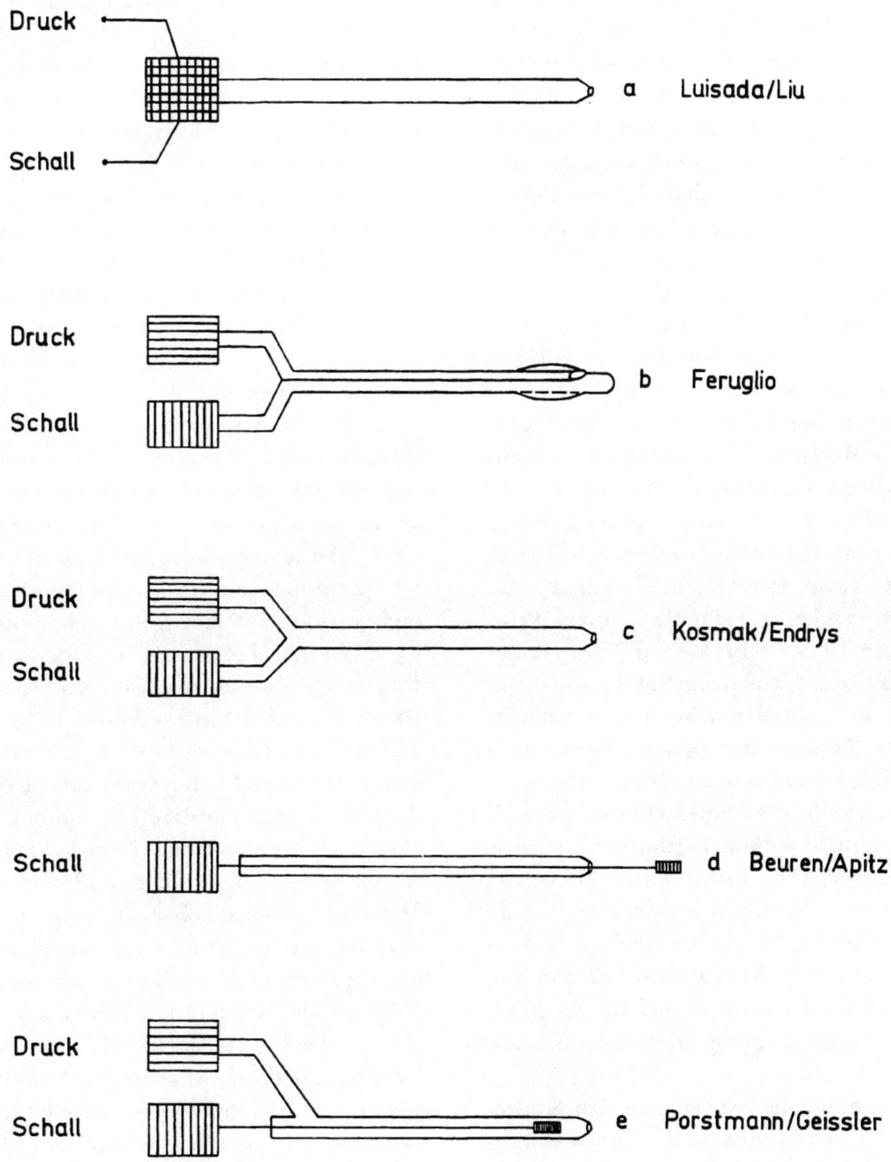

Abb. 2
Methoden der intrakardialen Phonokardiographie (ausgenommen die speziellen Phonokatheter): a) LUISADA/LIU (Chicago), b) FERUGLIO (Udine), c) KOSMAK et al. (Hradec Kralové), d) BEUREN/APITZ (Göttingen), e) PORSTMANN/GEISSLER (Berlin)

Fig. 2
Methods of intracardiac phonocardiography (excluding special phonocatheters): a) LUISADA/LIU (Chicago), b) FERUGLIO (Udine), c) KOSMAK et al. (Hradec Kralové), d) BEUREN/APITZ (Göttingen), e) PORSTMANN/GEISSLER (Berlin)

dessen vordere Öffnungen der Herzschall aufgenommen wurde, wobei ein zweiter Kanal im Katheter die gleichzeitige Druckregistrierung oder auch Blutabnahmen zur Oxymetrie gestattete. Dieser Spezialkatheter wurde später auch von folgenden Arbeitsgruppen verwendet: BARRITT, EFFERT, KASPARIAN, LATOUR, POLIS, RAUTENBERG, RONAN, SEGAL, TOURNIAIRE.

Ein weiterer Phonokatheter wurde 1957 von WALLACE, BROWN, LEWIS und DEITZ angegeben, in dessen Katheterspitze ein piezoelektrischer Kristall in Form aktiviertem Barium-Titanats eingebaut worden war. Dieser Spezialkatheter wurde in der Folgezeit insbesondere auch für tierexperimentelle Zwecke von den Arbeitsgruppen um FERUGLIO, HEINTZEN, LUISADA, MOSCOVITZ, REPLOH und SEARS benutzt. Alle diese Phonokatheter haben aber den Nachteil, daß sie ziemlich großkalibrig, starr und zerbrechlich sind. Sie sind außerdem teuer und wurden deshalb vorwiegend venös, d. h. im rechten Herzen bei angeborenen Herzfehlern angewandt.

Diese Schwierigkeiten wurden durch ein Verfahren umgangen, das, ebenfalls 1957, von LUISADA und LIU angegeben wurde und bei dem über einen Druckverstärker am Katheterende der intrakardiale Schall neben den Druckveränderungen aufgenommen und elektronisch differenziert und filtriert wurde. Dieses Verfahren ermöglichte die zunehmende Schallschreibung auch aus dem linken Herzen und wurde später modifiziert von YARZA IRIARTE et al. sowie experimentell von FABER und PURVIS verwendet. Auf der Basis dieses Prinzips teilten dann 1963 KOSMAK et al. eine vereinfachte Technik mit, die gleichzeitig bei uns eingeführt wurde und auf deren besondere Brauchbarkeit bei der Registrierung höherer Frequenzen LUISADA, MACCANON und SLODKI 1965 hinwiesen.

FERUGLIO entwickelte 1963 einen eigenen Spezialkatheter, den er „intrakardiales Stethoskop“ nannte. Es handelt sich dabei um einen Katheter, dessen Öffnung durch eine Membran abgedeckt ist, und wo der Schall über Luftleitung zu einem extrakardialen Mikrophon und/oder zu einem Stethoskop übertragen wird. Ein zweiter Kanal im Katheter dient der Druckübertragung und der Blutabnahme.

Miniatur-Mikrophone, die sekundär in den Katheter eingeführt werden können, weil sie einen Durchmesser von etwa 1 mm haben, verwendeten besonders bei Kindern seit 1962 BEUREN und APITZ. Später (1965) bedienten sich dieser Technik auch PALLINI et al., die angaben, daß ihr Mikrophon durch einen Teflon-Katheter No. 7 eingeführt werden kann. Auf Initiative von PORSTMANN und

simultaneous pressure registration or blood drawing for oxymetry. The same special catheter was then used also by the following working groups: BARRITT, EFFERT, KASPARIAN, LATOUR, POLIS, RAUTENBERG, RONAN, SEGAL, and TOURNIAIRE.

Another phonocatheter with a piezoelectric crystal in form of activated barium-titanate accommodated in its tip was described by WALLACE, BROWN, LEWIS, and DEITZ, 1957. This catheter was then used also by the working groups of FERUGLIO, HEINTZEN, LUISADA, REPLOH, MOSCOVITZ, and SEARS mainly in animal experiments. However, the above phonocatheters were all found to have certain disadvantages, being rather large in diameter, rigid, and fragile. Furthermore, they were quite costly and, therefore, used mainly in venous approaches, i.e. for the right heart in cases of congenital heart disease.

These problems were evaded by a method suggested by LUISADA and LIU, also in 1957, where a pressure transducer was attached to the end of the catheter through which, in addition to the pressure changes, the intracardiac sound was recorded, differentiated electronically, and filtered. This method increasingly enabled the sound phenomena emitted also from the left heart to be printed out. Later, it was modified by YARZA IRIARTE et al. and used experimentally by FABER and PURVIS. A simplified technique based on the above principle was reported by KOSMAK et al. 1963. The latter was introduced at the same time by ourselves, and its special applicability to the registration of higher frequencies was pointed out by LUISADA, MACCANON, and SLODKI, in 1965.

FERUGLIO developed his own special catheter which he called "intracardiac stethoscope", 1963. The orifice of his catheter is covered by a membrane, the sound being transmitted through an air duct to an extracardiac microphone and/or a stethoscope. A second duct ist provided in the catheter for pressure recording and blood samples.

Miniature microphones, having a diameter of about 1 mm and thus being secondarily introducible into the catheter, have been used mainly for children by BEUREN and APITZ, since 1962. Later (1965), the same technique was adopted also by PALLINI et al. who reported that their microphone could be introduced through a No. 7 Teflon catheter. A similar subminiature microphone (diameter 1.4 mm, length 11 mm) which has worked fairly well, in the meantime, and proved to be suitable also for simultaneous pressure registration was developed in our country (VEB Meßgerätewerk Zwönitz/Sachsen, GDR) following an initiative taken by PORSTMANN and GEISSLER.

GEISSLER wurde auch bei uns in Berlin ein solches Kleinstmikrophon (VEB Meßgerätewerk Zwönitz/Sachsen, DDR. Durchmesser des Mikrophons 1,4 mm, Länge 11 mm) entwickelt, das sich inzwischen gut bewährt hat und auch die simultane Druckregistrierung erlaubt.

Die von uns verwendete Methode der intrakardialen Phonokardiographie nach KOSMAK, PETRLE, ENDRYS, BĚLOBRADEK, STEINHART und SLEZAK bedient sich eines selbstgefertigten Verbindungsstücks zwischen Katheterende und Brustwandmikrophon. Der besondere Vorteil dieses Verfahrens wird darin gesehen, daß das übliche Brustwandmikrophon jederzeit und ohne zusätzliche Belastung des Patienten an jeden venösen und arteriellen, retrograden oder transseptalen Katheter im rechten und linken Herzen angeschlossen werden kann. Wie LUISADA et al. 1965 zeigten, können dabei noch unzureichende Ergebnisse bei weniger intensiven Schallerscheinungen und bei Verwendung dünnerer Katheter (Cournand 5 und 6) verbessert werden, indem man sich eines besonders empfindlichen Mikrophons bedient.

Unsere Technik der Registrierung

Alle intra- und extrakardialen Phonokardiogramme (Pcg) wurden in liegender Position des Patienten nach ruhiger Exspiration mit Düsendirektschreibern vom Typ CARDIREX (Fa. Siemens, Erlangen, DBR) registriert. Dabei wurden die gleichen Filter nach MAASS und WEBER verwendet: t (35/9 Hz = tief), m_1 (70/18 Hz = mittel 1), m_2 (140/24 Hz = mittel 2), h_1 (250/24 Hz = hoch 1).

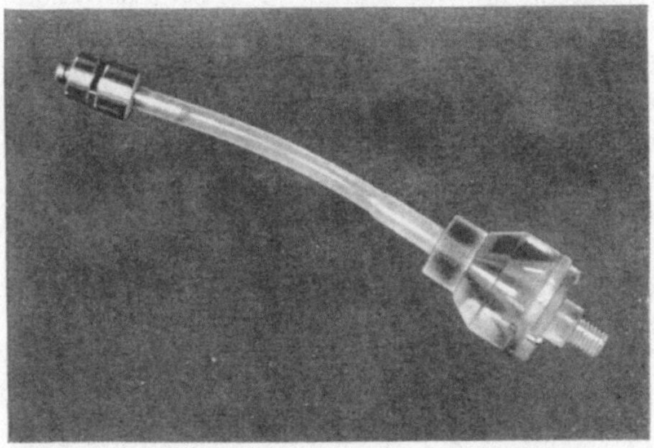

Abb. 3
Verbindungsstück zwischen Katheterende und Mikrophon nach KOSMAK et al. zur intrakardialen Schallabnahme aus dem rechten und linken Herzen bei perkutan eingeführten Kathetern. Es besteht aus einem LUER-LOK-Anschluß, einem Stück PVC-Schlauch sowie einem kegelartigen Hohlkörper aus Piakryl. Die Schallübertragung erfolgt über die Wassersäule im Katheter

We are using an intracardiac phonocardiographic method according to KOSMAK, PETRLE, ENDRYS, BĚLOBRADEK, STEINHART, and SLEZAK, with a self-made link being inserted between catheter end and chest wall microphone. The common chest wall microphone may then be connected, at any time and without any additional molestation of the patient, to any venous and arterial, retrograde or transseptal catheter in the right or left heart which is considered a particular advantage of this method. LUISADA et al. have shown (1965) an additional benefit implied in this method, in that unsatisfactory results yielding from less intensive sound phenomena or from the use of thinner catheters (Cournand 5 and 6) may be improved by using a highly sensitive microphone.

Our technique of registration

All intracardiac and extracardiac phonocardiograms (Pcg) were recorded by means of Type Cardirex jet direct recorders (Siemens Erlangen, FRG), with the patients being supine and after normal expiration. The following filters, being all the same and according to MAASS and WEBER, were used: t (35/9 c/s = deep), m_1 (70/18 c/s = medium 1), m_2 (140/24 c/s = medium 2),

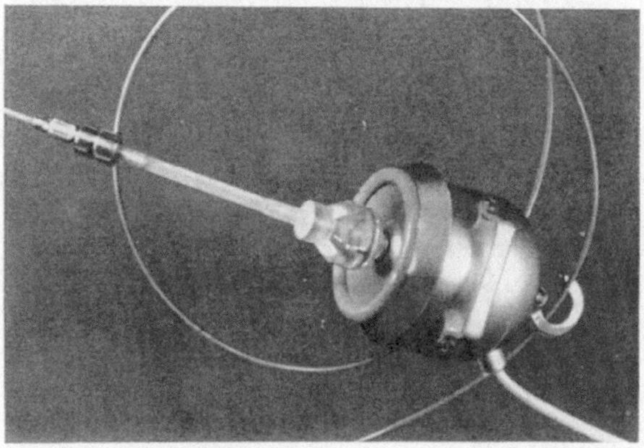

Fig. 3
Link between catheter end and microphone, according to KOSMAK et al., for intracardiac sound recording from the left and right heart, using percutaneously introduced catheters. The coupling consists of a LUER-LOK connection, a short PVC tube, and a hollow piacryl piece of conical shape. The sound is transmitted through the fluid column in the catheter (FCT = fluid column transmission)

Für die intra- und extrakardiale Schallregistrierung wurden auch die gleichen piezoelektrischen Mikrophone (Fa. Siemens, Erlangen, DBR) benutzt, wobei als Verbindung zwischen Katheterende und Mikrophon eine Koppelung eingefügt wurde, die aus einem Piakrylhohlkörper (außen etwa 20 × 24 mm), einem kurzen PVC-Schlauch und einem LUER-LOK-Anschluß besteht (Abb. 3). Dieses Verbindungsstück ist mit 0,9%-NaCl-Lösung gefüllt und erlaubt über einen Dreiwegehahn auch die simultane Druckregistrierung (Abb. 4), bei der wir uns Manometer der Fa. Elema-Schönander, Stockholm, bedienen. Für die Sondierung des

h_1(**250**/24 c/s = high 1). The piezoelectric microphones used for intracardiac and extracardiac sound registration were the same (Siemens Erlangen, FRG). A coupling consisting of a Piacryl piece (about 20 × 24 mm in external dimensions), a short PVC tube, and a LUER-LOK connection was inserted between catheter end and microphone (Fig. 3). This coupling is filled with physiologic NaCl solution and permits, in addition, via a three-way cock simultaneous pressure registrations (Fig. 4) for which pressure transducers of Elema-Schönander, Stockholm, are used. For right heart catheterisation, we have been using the

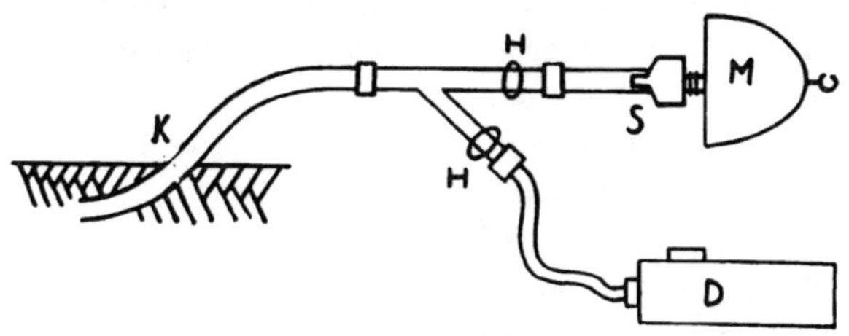

Abb. 4
Simultane Schall- und Druckabnahme aus dem Herzen über einen perkutan eingeführten Katheter (K): Die allseitig offene Verzweigung erfolgt über einen Dreiwegehahn (H). Das ganze System ist mit 0,9%-NaCl-Lösung gefüllt. S = Verbindungsstück zwischen Katheterende und Mikrophon, M = Mikrophon, D = Druckrezeptor

Fig. 4
Simultaneous sound and pressure recording from the heart, using a percutaneously introduced catheter (K): A three-way stop cock (H) is provided for allround open branching. The system is filled entirely with physiological NaCl solution. S = link inserted between catheter end and microphone, M = microphone, D= pressure transducer

rechten Herzens verwenden wir Cournand-Katheter No. 8 (C 8) oder radioopake Polyäthylen-Katheter mit einem Innendurchmesser von 1,85 mm und einem Außendurchmesser von 2,85 mm (Fa. Wiessmann, Halberstadt, DDR). Zur Katheterisierung des linken Herzens benutzen wir sowohl retrograd wie transseptal (rg, ts) die gleichen Polyäthylen-Katheter mit einer Länge von etwa 85 bzw. 65 cm.

Unter Beachtung der Fortpflanzungsgeschwindigkeit des Schalls in Wasser von etwa 1500 m/sec kann die Übertragungsverzögerung im Katheter selbst mit etwa 0,5 msec angenommen werden, wenn die Katheter 0,65 bis 0,85 m lang sind. Hinzu kommt die Verzögerung im Mikrophon, im Verstärker, in den Filtern und im Registriergerät, die aber bei gleichem System genau so groß sein dürfte wie bei den über der Brustwand abgenommenen Phonokardiogrammen.

Empirisch maßen wir bei 54 Patienten meist mit Mitralfehlern das Intervall Q—Ia extrakardial (Herzspitze oder 4L2) und intrakardial (im linken Ventrikel) aus und ermittelten dabei eine Gesamtverzögerung im Durchschnitt von 3,8 msec zwischen extra- und intrakardialem Schall. Diese praktischen Ergebnisse scheinen den experimentel-

No. 8 Cournand catheters (C 8) or radio-opaque polyethylene catheters (Wiessmann, Halberstadt, GDR), the latters' dimensions being 1.85 mm in inner diameter and 2.85 mm in outer diameter. The same polyethylene catheters, their lengths being about 85 cm or 65 cm, are used for both retrograde and transseptal (rg, ts) catheterisation of the left heart.

Considering the propagation velocity of sound in water, which is about 1500 m/s, the delay of transmission in catheters, 0.65 to 0.85 m in length, can be assumed to be 0.5 msec. Here one has to add the delays taking place in the microphone, amplifier, filters, and recorder which, however, will be just as long as those observed in phonocardiograms taken from the chest wall, provided that the system is the same.

The average total delay between extracardiac and intracardiac sound determined from 54 patients, most of them having mitral disorders, where the Q-Ia intervals were measured empirically in extracardiac (cardiac apex or 4L2) and intracardiac (in the left ventricle) approaches, was 3.8 msec. These practical results seem to be in agreement with the experimental measurements made by LUISADA's group who have reported a via-catheter

len Messungen LUISADAs Gruppe zu entsprechen, die eine Verzögerung über den Katheter von 5—10 msec angibt. Es ist anzunehmen, daß diese Verzögerungen für den klinischen Vergleich zwischen extra- und intrakardialen Phonokardiogrammen wenig bedeutsam sind.

Simultan zu allen Phonokardiogrammen wurde die II. Extremitätenableitung des Elektrokardiogramms sowie bei den intrakardialen Phonokardiogrammen auch der entsprechende intrakardiale oder intravasale Druck registriert. Alle Phonokardiogramme wurden mit einer Papiergeschwindigkeit von 50, 100 und 200 mm/sec geschrieben. Für die hier dargestellten Herzschallbilder wurden jedoch fast ausschließlich die Streifen benutzt, die mit 100 mm/sec registriert worden waren. Häufig erfolgte die Aufnahme der intrakardialen Phonokardiogramme in demselben Herz- oder Gefäßabschnitt bei verschiedenen Positionen des Herzkatheters.

Bei der Auswertung der Phonokardiogramme wurde den normalen und pathologischen Herztönen und ihren Teilkomponenten besondere Beachtung geschenkt. Auch wurden alle entsprechenden Herzton-Intervalle ausgemessen. Die intrakardiale Entstehung der Herzgeräusche, ihre intrakardiale Ausbreitung und ihre Bedeutung zum extrakardialen Schallbild wurden auf ihre diagnostische Bedeutung untersucht. In ihrer Beziehung zu den jeweiligen haemodynamischen Messungen werden Herztöne und -geräusche bei den einzelnen Diagnosegruppen im Bildteil abgehandelt.

Phonokardiographische Nomenklatur
(vgl. Abkürzungen)

Die von uns benutzte phonokardiographische Nomenklatur entspricht den Vorschlägen, die von der internationalen Kommission zur Standardisierung der Phonokardiographie im Rahmen der International Heart Association gemacht worden sind. Sie wurden hier auszugsweise wiederholt, um ihre weitere Verbreitung zu empfehlen. Sie wurden in folgenden Zeitschriften bisher publiziert:

American Heart Journal **50**, 82, 1955
Cardiologia **26**, 252, 1955
American Journal of Cardiology **4**, 675, 1959
Zeitschrift für Kreislaufforschung **54**, 517, 1965
Deutsches Gesundheitswesen **22**, 857, 1967.
Zeitschrift für die gesamte innere Medizin 22, 256, 1967

delay of 5 to 10 msec. These delays are assumed to be of little importance to clinical comparison between extracardiac and intracardiac phonocardiograms.

All phonocardiographic takings were accompanied by lead II of the ECG, while, in addition, the corresponding intracardiac or intravasal pressures were recorded concomitantly with the intracardiac phonocardiograms. All intracardiac phonocardiograms were printed at paper speeds of 50, 100, and 200 mm/s. The tapes used for the heart sound patterns demonstrated in this paper were almost exclusively those recorded at 100 m/s. Many of the intracardiac phonocardiograms were recorded from one and the same cardiac or vascular region, with the heart catheter being applied in different positions.

In evaluating the phonocardiograms, closest attention was paid to normal and pathological heart sounds and the latters' sub-components. All the corresponding heart sound intervals were measured. The intracardiac origin of the heart murmurs, their intracardiac propagation, and their bearings upon the extracardiac sound pattern were studied for their diagnostic importance. The correlations between the heart sounds and murmurs diagnosed in the various groups, on the one hand, and the corresponding hemodynamic measurements, on the other, are covered in the illustrations.

Phonocardiographic nomenclature
(see also Abbreviations)

The phonocardiographic nomenclature used in this book refers to the suggestions made by the International Commission for Standardisation of Phonocardiography set up by the International Heart Association. Some of them are repeated earlier in this paper, with the view of recommending their wider use. They have thus far been published in the following journals:

American Heart Journal **50**, 82, 1955
Cardiologia **26**, 252, 1955
American Journal of Cardiology **4**, 675, 1959
Zeitschrift für Kreislaufforschung **54**, 517, 1965
Deutsches Gesundheitswesen **22**, 857, 1967.
Zeitschrift für die gesamte innere Medizin 22, 256, 1967

HAEMODYNAMIK

Alle Patienten, deren Phonokardiogramme hier diskutiert werden, wurden einer speziellen Herzkatheteruntersuchung meist zum Zwecke der genauen präoperativen Diagnostik unterzogen, wobei folgende Methoden zur Anwendung kamen: die blutige Druckmessung in allen sondierten Herz- und Gefäßabschnitten, die Herzminutenvolumenbestimmung (mit Ausnahme der Kinder) nach dem FICKschen Prinzip oder mittels Farbstoffdilution, die intrakardiale Farbstoffdilution und die selektive Angiokardiographie.
Am Beispiel der Mitralklappenfehler soll unser Vorgehen bei der qualitativen und quantitativen Beurteilung der Klappenfehler dargestellt werden, da diese besondere Schwierigkeiten bieten und die gleichen Überlegungen auch bei den anderen Klappenfehlern, insbesondere bei den Aortenklappenfehlern, gelten. Dabei wurde die früher weitgehend von der Druckmessung bestimmte Betrachtungsweise bewußt verlassen und die Bedeutung der gleichzeitigen Volumenmessung hervorgehoben.
Zur Beurteilung der Schwere einer *Mitralstenose* wurde die Berechnung der Mitralklappenöffnungsfläche nach GORLIN und GORLIN herangezogen, die intra vitam die zuverlässigsten Ergebnisse liefert. Sie setzt voraus, daß das Durchflußvolumen (Herzminutenvolumen) in der Zeiteinheit und der diastolische Druckgradient zwischen linkem Vorhof und linkem Ventrikel bestimmt werden, was heute ohne weiteres möglich ist. Daraus ergibt sich folgende Stadieneinteilung in haemodynamischer Hinsicht, die nicht identisch ist mit der Stadieneinteilung nach klinischen Kriterien, wie sie von der American Heart Association angegeben worden ist:

	MS-I	MS-II	MS-III	MS-IV
MÖF	über 2	1,3–2,0	0,9–1,2	unter 0,9 cm^2

Zur Beurteilung der Schwere einer *Mitralinsuffizienz* muß das Regurgitationsvolumen oder die systolische Mitralklappenöffnungsfläche bestimmt werden, durch die der Rückfluß stattfindet. Dies ist mit Hilfe der Indikatordilution möglich, wobei Farbstoff oder ein anderer Indikator in den linken Ventrikel injiziert oder infundiert und sein Erscheinen im linken Vorhof registriert wird. Bei normalen Klappen ist keinerlei Indikator im linken Vorhof nachweisbar. Bei einer Mitralinsuffizienz erscheint sofort ein Teil des Indikators im linken Vorhof. Registriert man gleichzeitig peripher-

HEMODYNAMICS

All patients whose phonocardiograms are discussed in this book were specially examined by heart catheterisation, most of them for accurate preoperative diagnosis, with the following methods being used: pressure measurements in all probed cardiac and vascular sections, cardiac output determination (except for children) according to FICK's principle or by means of dye dilution technique, intracardiac dye dilution methods and selective angiocardiography.
Our approach to both qualitative and quantitative assessment of valvular diseases will be demonstrated by the calculation of mitral valvular diseases, not only because special problems are implied in the latter, but also because the considerations needed for them apply also to other valvular diseases, in particular to the aortic type. The concept by which pressure measurements had been ruled in the past was intentionately abandoned to a great extent for greater emphasis upon simultaneous flow measurements.
The calculation of the mitral valve area according to GORLIN and GORLIN from which most reliable results are obtainable intra vitam was adopted to judge the severity of *mitral stenosis*. Such calculation requires determination of both the flow (cardiac output) per time unit and the diastolic pressure gradient between the left atrium and the left ventricle which is readily possible today. This would result in the following hemodynamic stage classification which is not identical with the stage classification by clinical criteria, as suggested by the American Heart Association:

Mitral valve area	MS-I	MS-II	MS-III	MS-IV
MVA	over 2	1.3 to 2.0	0.9 to 1.2	below 0.9 sq. cm

Severity assessment of *mitral insufficiency* requires determination of the regurgitant flow or the systolic mitral valve area through which backflow takes place. Such determination can be done by means of indicator dilution method, the dye or another indicator being injected or infused into the left ventricle, and its appearance in the left atrium being recorded. With normal valves, no indicator will be detectable in the left atrium, whereas some part of the indicator will appear immediately in the left atrium when mitral insufficiency is present. The regurgitant fraction can be recorded quantitatively if the indicator

arteriell die Menge des Indikators, die mit dem Blut nach vorn ausgeworfen wird, so kann die Regurgitationsfraktion quantitativ erfaßt werden. Bei Anwendung der GORLINschen Formel nun auch für den Rückwärtsfluß läßt sich unter Berücksichtigung des systolischen Druckgradienten zwischen linkem Ventrikel und linkem Vorhof die Mitralregurgitationsfläche berechnen. Wird die Angiokardiographie oder Röntgenkinematographie angewandt, kann die Mitralinsuffizienz außerdem sichtbar gemacht und geschätzt werden. Sie erlaubt darüber hinaus auch eine Einschätzung der Klappenfunktion und Klappenbeweglichkeit, der Vorhof- und Ventrikelgröße sowie der Mischungsverhältnisse bei der Regurgitation.

Zur haemodynamischen Beurteilung eines *kombinierten Mitralklappenfehlers* sind die Messungen hinsichtlich des Stenoseanteils und die Messungen hinsichtlich des Insuffizienzanteils auszuführen. Besondere Beachtung muß dabei die Tatsache finden, daß die Stenosekomponente nur korrekt erfaßt werden kann, wenn bei der Berechnung der diastolischen Mitralklappenöffnungsfläche nicht nur der effektive Durchfluß (Herzminutenvolumen), sondern auch das Pendelvolumen (Regurgitationsvolumen) mit einbezogen wird.

Wir benutzen folgende Stadieneinteilung bei Mitral- und Aorteninsuffizienzen, ganz gleich ob es sich um reine oder kombinierte Fehler handelt:

Stadium	MI-I AI-I	MI-II AI-II	MI-III AI-III	MI-IV AI-IV
RQ (%)	bis 0,25	bis 0,50	bis 0,75	über 0,75

Unter dem Regurgitations-Quotienten (RQ) ist dabei die Beziehung zwischen dem Rückwärts- und Vorwärtsfluß zu verstehen, der sich bei der Mitralinsuffizienz aus den beiden Dilutionskurven vom linken Vorhof und der A. femoralis (Indikatorinjektion in den linken Ventrikel) und bei der Aorteninsuffizienz aus den beiden Dilutionskurven vom linken Ventrikel und der A. femoralis (Indikatorinjektion in die Aorta ascendens) ergibt. Angiokardiographisch erfolgt die Kontrastmittelinjektion zur Darstellung der Mitralinsuffizienz in den linken Ventrikel und zur Darstellung der Aorteninsuffizienz retrograd auf die Aortenklappe.

Zusammenfassend kann noch einmal hervorgehoben werden, daß mit Hilfe der intrakardialen Druckmessung und Indikatorverdünnungstechnik eine exakte Messung jeder einzelnen Stenose- und Insuffizienzkomponente am Menschen weitgehend möglich ist und daß auf dieser Grundlage eine kritische Wertung der Herzschallphaenomene

quantity forward-ejected with the blood is recorded (at the same time) by arterial measurement. The mitral regurgitation area may then be determined by calculation when GORLIN's formula is applied to the backflow, the systolic pressure gradient between left ventricle and left atrium being duly considered. In addition, mitral insufficiency can be rendered visible by means of angiocardiography or X-ray cinematography which would also help to judge valvular function and mobility, atrium and ventricle sizes, and mixing characteristics in regurgitation.

Hemodynamic assessment of a *combined mitral valvular disease* requires the measurement of both the stenosis and insufficiency percentages. It should be borne in mind that the stenosis component cannot be established correctly, unless the calculation of the diastolic mitral valve area includes not only the effective flow (cardiac output), but also the oscillating volume (regurgitant flow).

We used the following stage classification for mitral and aortic insufficiencies, not regarding whether the valvular diseases were of single or combined nature:

Stage	MI-I AI-I	MI-II AI-II	MI-III AI-III	MI-IV AI-IV
R.R. (per cent)	up to 0.25	up to 0.50	up to 0.75	more than 0.75

The regurgitation ratio (R.R.) is understood as the relation between backflow and forward flow resulting from the two dye dilution curves from the left atrium and the A.femoralis (indicator injection into the left ventricle) in cases of mitral insufficiency, and from the two dye dilution curves from the left ventricle and the A.femoralis (indicator injection into the ascending aorta) in cases of aortic insufficiency. In angiocardiography contrast media are injected into the left ventricle to reproduce mitral insufficiency or retrograde onto the aortic valve to reproduce aortic insufficiency.

In summarising the above statements, it is reaffirmed that by means of intracardiac pressure measurements and the indicator dilution techniques accurate measurement, in the widest sense, is possible of any of the stenosis and insufficiency components in the patient, and that on this basis a critical assessment can be made of the heart sound and murmur phenomena both intracardiac and on the chest wall, which is of direct bearings upon auscultation of the heart. Apart from and analogous to the approach to isolated mitral stenosis

innerhalb des Herzens und über der Brustwand vorgenommen werden kann, die unmittelbare Bedeutung für die Herzauskultation hat. Analog dem Vorgehen bei der isolierten Mitralstenose und Mitralinsuffizienz lassen sich auch kombinierte Mitralklappenfehler, kombinierte Mitral-Aortenklappenfehler und andere Klappenfehlerkombinationen haemodynamisch definieren, woraus sich die Möglichkeit ergibt, auch zu den komplizierteren Schallbildern solcher Vitien Stellung zu nehmen. Dies ist ein weiteres Anliegen dieses Buchs.

Abschließend sei auf die Verfahren der *Shuntbestimmung* eingegangen, die zur Beurteilung der meisten angeborenen Herzfehler besonders im Erwachsenenalter dienen. Aus der arteriellen oder venösen Blutzumischung im rechten und linken Herzen bzw. in den zentralen großen Gefäßen lassen sich intrakardiale Kurzschlüsse oxymetrisch erfassen und nach dem FICKschen Prinzip auch messen. Zur Erkennung und Lokalisation kleinerer Shunts bedienen wir uns besonders der intrakardialen selektiven Farbstoffdilution, die prinzipiell darin besteht, daß man mittels zweier Katheter von rechts und links an den (vermutlichen) Defekt herangeht, durch den einen Katheter Farbstoff injiziert und mit dem anderen das (pathologische vorzeitige) Erscheinen des Farbstoffs registriert. Mit diesem Verfahren ist jeder intrakardiale Links-Rechts-Shunt und Rechts-Links-Shunt zu erfassen und auch gegenüber anderen zusätzlichen Fehlern oder Shunts abzugrenzen.

Die quantitative Bestimmung von Links-Rechts-Shunts wurde in vielen Fällen vergleichend nach dem FICKschen Prinzip und mittels Farbstoffdilution nach CARTER et al. vorgenommen. In allen hier untersuchten Fällen mit Links-Rechts-Shunt erfolgte wenigstens die Shuntbeurteilung nach CARTER, der die Deformation der Farbstoffkurve zugrunde liegt, die man erhält, wenn Farbstoff in die V. cava, ins rechte Herz oder in die A. pulmonalis injiziert und Blut peripher arteriell (A. femoralis) abgesaugt wird. Die Shuntgröße wird dabei in Prozent des pulmonalen Durchflusses (PV) angegeben, was anzeigt, wie groß das Shuntvolumen in Beziehung zum effektiven Herzminutenvolumen ist. Bei den Fällen mit Rechts-Links-Shunt wenden wir die Berechnung nach SWAN et al. an. Hierbei wird das Shuntvolumen aus der Beziehung zwischen der vorzeitig erscheinenden Vorwelle und der normalen Hauptwelle der Farbstoffkurve ermittelt und in Prozent des durch den Körperkreislauf (Systemvolumen = SV) fließenden Volumens angegeben. In allen hier

and mitral insufficiency, hemodynamic definition is possible also of combined mitral valvular disease, combined mitralaortic valvular disease, and other combinations of valvular diseases, which provides the possibility to interpret also the more sophisticated sound patterns of these disorders. Such possible interpretation makes another purpose with which this book is concerned.

In conclusion, some remarks are to be made about the method of *shunt determination* used in the assessment of most of the congenital cardiac disorders, in particular of these diagnosed in adult age. Intracardiac short-circuits may be detected by oxymetry and measured by FICK's principle on the basis of arterial or venous blood admixture in the right and left heart or in the large central vessels. To detect and localise smaller shunts we have been using mainly intracardiac selective dye dilution techniques. The basic concept is to introduce from the right and left sides two catheters to the (assumed) defect, dye being injected through one of them and (pathologically premature) dye appearence being recorded by the other. Any intracardiac left-to-right shunt or right-to-left shunt can be detected and delimitated from other additional malformations or shunts by means of this method.

In many cases, quantitative left-to-right shunt determination was carried out, using both FICK's principle and the dye dilution method according to CARTER et al. for comparison. Shunt determination according to CARTER based on the deformation of the dye dilution curve obtained when dye is injected into the V. cava, the right heart, or the pulmonary artery, with the blood being drained off arterially (A.femoralis), was applied to all the left-to-right shunt cases herein described. In this approach shunt size is given in per cent of the pulmonary flow (P.flow) which indicates the ratio between the shunt flow and the effective cardiac output. In right-to-left shunt cases we have been using the calculation according to SWAN et al. In this approach the shunt volume is tetermined from the relationship between the premature preliminary wave and the normal main wave of the dye dilution curve and given in per cent of the volume flowing through the greater circulatory system (systemic flow = S.flow). In all the cases described shunts were localised also by means of selective angiocardiography which vielded also topographic data.

Hence, all the diagnoses were secured qualitatively and quantitatively, most of them being confirmed surgically in the meantime.

diskutierten Fällen erfolgte außerdem die Shuntlokalisation mittels selektiver Angiokardiographie, wobei auch topographische Angaben gemacht werden konnten.

Damit sind alle Diagnosen qualitativ und quantitativ gesichert und konnten in den meisten Fällen inzwischen auch operativ bestätigt werden.

Intrakardialer Herzschall

LINKSKARDIALE PHONOKARDIOGRAPHIE

Die Katheterisierung des linken Herzens ist seit etwa 1960 möglich, nachdem die Verfahren der retrograden und transseptalen Sondierung entwickelt worden waren. Trotzdem hat die arterielle Herzkatheterisierung am Menschen noch keine breitere Anwendung gefunden, da offenbar die percutane Technik vielerorts noch nicht routinemäßig geübt wird. Gerade aber in Verbindung mit dieser Technik ermöglichte das von uns verwendete Verfahren der intrakardialen Phonokardiographie eine Schallabnahme zu jeder Zeit und aus allen Herzabschnitten, ohne daß der Patient dadurch mehr belästigt werden mußte. Unter Nutzung dieses Vorteils wandten wir unsere besondere Aufmerksamkeit dem Schallverhalten im linken Ventrikel zu.

Da die Schallabnahme aus dem rechten Herzen wegen des leichteren venösen Zugangs früher erfolgte, wurde zunächst festgestellt, daß bestimmte *Geräusche* des linken Herzens auch im rechten Herzen nachweisbar sind. So wurden Systolika von Aortenstenosen in der V. cava cranialis, im rechten Vorhof und Ventrikel und in der A. pulmonalis gefunden und sogar zur Differentialdiagnose herangezogen (REPLOH, HILGENBERG und BENDER; HEINTZEN). Das Systolikum der Pulmonalstenose wurde andererseits im linken Vorhof (PERRY, WELLS und VOCI; BEUREN und APITZ) und in der V. cava cranialis (HEINTZEN) nachgewiesen. Diastolische und systolische Geräusche von Mitralfehlern waren im rechten Vorhof und Ventrikel (wie auch ösophageal und im Sinus venosus) vorhanden (LEWIS et al.). Wir selbst haben solche vergleichenden Untersuchungen zwischen linkem und rechtem Herzen, die darauf hinzielen, aus dem rechten Herzen die Befunde des linken Herzens zu ermitteln, nicht speziell angestellt, konnten teilweise aber ähnliche Beobachtungen machen.

Intracardiac Sounds and Murmurs

LEFT HEART PHONOCARDIOGRAPHY

Left heart catheterisation has become possible about 1960, after the methods of retrograde and transseptal probing had been developed. Nevertheless, arterial catheterisation of humans has not been used on a larger scale yet, obviously because in many places the percutaneous technique has not yet been adopted as a routine approach. But it was just in connection with this technique that our method of intracardiac phonocardiography helped to record sounds and murmurs from any region of the heart and at any time with no additional molestation of the patient. Taking advantage of this, we concentrated our particular attention on the sound phenomena in the left ventricle.

In recording the sounds and murmurs from the right, which was possible earlier due to the easier venous access, one found that certain *murmurs* of the left heart were detectable also in the right heart. Hence, systolic murmurs of aortic stenoses were found in the V. cava cranialis, in the right atrium and ventricle, and in the pulmonary artery and used even in differential diagnostics (REPLOH, HILGENBERG and BENDER; HEINTZEN). On the other hand, the systolic murmur of pulmonary stenosis was detected in the left atrium (PERRY, WELLS and VOCI; BEUREN and APITZ) and in the V. cava cranialis (HEINTZEN). Diastolic and systolic murmurs of mitral disease were detected in the right atrium and ventricle, also oesophageally and in the Sinus venosus (LEWIS et al.). We did not make special comparative examinations to include both the left and right heart with the view of confirming by right heart recording left heart findings, but still we made similar observations in some cases.

Our attention was focused on the closer vicinity of the disorders, and the following results were achieved: A valvular aortic stenosis usually caused not

Wir richteten unser Augenmerk auf die nähere Umgebung der Vitien und kamen dabei zu folgenden Ergebnissen: Eine valvuläre Aortenstenose verursacht meistens neben dem lauten Systolikum in der Ao.ascendens auch ein leiseres im linken Ventrikel. Interessanterweise besteht manchmal auch bei einer Aorteninsuffizienz über der Klappe ein Diastolikum geringerer Intensität, das sehr deutlich besonders bei schwereren Regurgitationen im linken Ventrikel anzutreffen ist. Bei einer Mitralinsuffizienz ist, unserer Erfahrung nach regelmäßig, im linken Ventrikel ein Systolikum vorhanden, das mit größerer Amplitude dann im linken Vorhof nachgewiesen werden kann, wenn der transseptale Katheter klappennahe liegt und der Vorhof nicht zu groß ist. Bei Mitralstenosen ist es nicht immer einfach, das erwartete diastolische Geräusch im linken Ventrikel zu finden. Unter Berücksichtigung seiner Intensität und seines Frequenzgehalts ist es verständlich, daß es meistens nur unmittelbar unterhalb der Mitralklappe registriert werden kann und nur wenig Tendenz zur Fortleitung hat, ähnlich wie es auch über der Brustwand beobachtet wird. Im linken Vorhof konnten wir bisher kaum diastolische Schwingungen bei der Mitralstenose dokumentieren.

Dieses Verhalten der Geräusche kann seine Erklärung darin finden, daß durch die entsprechenden Klappenveränderungen und die veränderte Haemodynamik der intrakardiale Schall nicht nur selektiv mit dem Strom, sondern durch die Vibrationen des Klappenapparats auch gegen den Strom fortgeleitet wird, besonders wenn diese Klappen (bei Aortenstenosen und Mitralinsuffizienzen, aber auch bei Pulmonalstenosen) unter größerer Druckspannung stehen.

Während die Theorie der Geräuschentstehung auf der Grundlage eines nicht-laminären (turbulenten) Durchflusses heute allgemeine Anerkennung findet, sind unsere Vorstellungen hinsichtlich der Entstehung und Ausbreitung der *Herztöne* noch unvollständig. Nur summarisch soll hier die Feststellung getroffen werden, daß entsprechend ihrem zeitlichen Auftreten der I. Herzton mit dem Schluß der Atrioventrikularklappen (sowie der Öffnung der Semilunarklappen), der II. Herzton mit dem Schluß der Semilunarklappen (sowie der Öffnung der Atrioventrikularklappen) und der III. und IV. Herzton mit der protodiastolischen schnellen sowie der atriosystolischen Ventrikelfüllung in Verbindung gebracht wird. Dementsprechend kann man nach LEWIS als Arbeitshypothese folgende Reihenfolge aufstellen, die bei der phonokardiographischen

only a loud systolic murmur in the ascending aorta, but also a slower murmur in the left ventricle. It is interesting to note that a diastolic murmur of lower intensity can be usually found above the aortic valve in aortic insufficiency. It occurs very clearly mainly in connection with heavier regurgitations in the left ventricle. In our experience, mitral insufficiency is accompanied regularly by a systolic murmur in the left ventricle which can be recorded with higher amplitude from the left atrium, if the transseptal catheter comes to lie close to the mitral valve and the atrium ist not too big. In mitral stenosis, it is not always easy to find the expected diastolic murmur in the left ventricle. Considering its intensity and frequency characteristics, it is not surprising that it is usually recordable only just beneath the mitral valve, tending but weakly to projection which is similar to the observations made on the chest wall. In mitral stenosis, diastolic vibrations were hardly recorded safely from the left atrium.

That behaviour of the murmurs might be explained by the assumption that due to the valvular and hemodynamic changes the intracardiac vibrations are projected not only selectively along the direction of flow, but, as a result of the valvular vibrations, also against flow direction which would apply mainly to situations of higher strain to which these valves are exposed when affected by aortic stenosis, mitral insufficiency, or pulmonary stenosis.

While the theory of murmur genesis, indicating a non-laminar (turbulent) flow, has become generally accepted today, our knowledge regarding the origin and propagation of *heart sounds* is still incomplete. The general concept, based on the time order of occurrence and implying causative relationships between the first heart sound and the closing of the atrio-ventricular valves (and the opening of the semilunar valves), the second heart sound and the closing of the semilunar valves (and the opening of the atrio-ventricular valves), and the third and fourth heart sounds with the rapid protodiastolic and atrio-systolic ventricle fillings, should be considered merely as a rough and summarising statement. Consequently, the following sequence can be accepted, according to LEWIS, as a working hypothesis which should be taken into account in phonocardiographic analysis. It is based mainly on the simultaneous cardiodynamic measurements of all four cardiac cavities and the two central arteries conducted by BRAUNWALD's working group 12 years ago.

Analyse im Auge behalten werden sollte. Sie stützt sich insbesondere auf simultane kardiodynamische Messungen in allen vier Herzhöhlen und in den beiden zentralen Arterien, die bereits vor 12 Jahren von der Arbeitsgruppe BRAUNWALDs ausgeführt worden sind.

1.	IV. Ton:	a) Komponente des rechten Vorhofs
2.		b) Komponente des linken Vorhofs
3.	I. Ton:	Mitralklappenschluß
4.		Trikuspidalklappenschluß
5.		Pulmonalklappenöffnung
6.		Aortenklappenöffnung
7.	II. Ton:	Aortenklappenschluß
8.		Pulmonalklappenschluß
9.		Trikuspidalklappenöffnung
10.		Mitralklappenöffnung
11.	III. Ton:	im rechten Ventrikel
12.		im linken Ventrikel

Dabei ist allerdings noch nicht geklärt, ob die Trikuspidalklappenöffnung tatsächlich vor der Mitralklappenöffnung erfolgt (LEWIS), und es muß noch bestätigt werden, daß der III. Ton im linken Ventrikel dem des rechten folgt (LUISADA).

Zu den Theorien der Herztonentstehung soll hier nicht Stellung genommen werden. Sie sind in den entsprechenden Monographien zu finden. Besonders interessante Aspekte in dieser Hinsicht konnten aber gerade durch die Anwendung der intrakardialen Phonokardiographie (LUISADA und Mitarbeiter) geboten werden, da dadurch eine bessere örtliche Zuordnung möglich geworden ist.

Wir fanden die erste große Vibration des *I. Herztons* (Ia; Zeit des maximalen Druckanstiegs im linken Ventrikel) maximal im linken Ventrikel, aber auch im linken Vorhof und in der Ao. ascendens direkt über der Aortenklappe; kaum dagegen im rechten Herzen. Ihre zeitliche Beziehung zum EKG (Q-Beginn) lag bei LUISADA et al.

beim Hund zwischen	0,04–0,07	(0,06) sec
bei Mitralstenosen	0,05–0,135	(0,088) sec

und bei uns (unkorrigiert)

bei Normalpersonen	0,05–0,08	(0,063) sec
bei Mitralstenosen	0,06–0,11	(0,087) sec
bei Mitralinsuffizienzen	0,06–0,10	(0,073) sec
bei Idiopathischer Herzhypertrophie	0,05–0,10	(0,065) sec.

Wir fanden außerdem, ähnlich wie LUISADA an Hunden, in verschiedenen Gruppen unserer Mitralfehler, daß die Zeit-Intervalle, die hinsichtlich des I. Tons über der Brustwand (Herzspitze, 4L2) registriert wurden, denen im linken Ventrikel

1.	IVth sound:	a) component of the right atrium
2.		b) component of the left atrium
3.	Ist sound:	closing of the mitral valve
4.		closing of the tricuspid valve
5.		opening of the pulmonary valve
6.		opening of the aortic valve
7.	IInd sound:	closing of the aortic valve
8.		closing of the pulmonary valve
9.		opening of the tricuspid valve
10.		opening of the mitral valve
11.	IIIrd sound:	in the right ventricle
12		in the left ventricle

In this connection, no evidence has yet been delivered to the effect that the opening of the mitral valve is really preceded by the opening of the tricuspid valve (LEWIS), and it also remains to be confirmed that the third sound in the left ventricle follows that of the right (LUISADA).

Although the theories of heart sound origin are not a subject of this book, exciting aspects of relevance were derived from the use of intracardiac phonocardiography (LUISADA et al.) which helped in achieving better local coordination.

We found the first high frequency vibration of the *first heart sound* (Ia; period of maximum pressure rise in the left ventricle) to occur with a maximum in the left ventricle, but also in the left atrium, as well as in the ascending aorta directly above the aortic valve. It was hardly found, however, to occur in the right heart. The following time relationships of the first high frequency vibration with the electrocardiographic recording (beginning of Q) were reported by LUISADA et al.:

0.04 to 0.07 (0.06) s	for dogs
0.05 to 0.135 (0.088) s	for mitral stenosis.

Our own (uncorrected) findings were:

0.05 to 0.08 (0.063) s	for normal persons
0.06 to 0.11 (0.087) s	for mitral stenosis
0.06 to 0.10 (0.073) s	for mitral insufficiency
0.05 to 0.10 (0.065) s	for idiopathic hypertrophy.

In addition and similar to LUISADA's findings from dogs, we found in some groups of our mitral diseases the time intervals of the first sound recorded above the chest wall (cardiac apex, 4L2) to correspond to those in the left ventricle. Hence, we succeeded, too, in confirming the pronounced left-

entsprachen, womit auch unsererseits der große linksventrikuläre Anteil am extrakardial hörbaren I. Ton belegt werden konnte (Dock, Rushmer).

Im Gegensatz zu Shahs experimentellen Ergebnissen fanden wir bei unseren Patienten, bei denen eine zweite schnelle Komponente des ersten Tons (Ib) besonders im linken Ventrikel und in der Ao. ascendens gut abgrenzbar und mit den extrakardialen Befunden vergleichbar war, daß diese später einsetzt, wenn die Drucke im linken Ventrikel und in der Ao. ascendens bereits angeglichen sind oder wenn der linksventrikuläre Druck den aortalen bereits überschritten hat. Das Intervall Ia—Ib betrug im linken Ventrikel bei den von Shah et al. untersuchten Hunden 0,01—0,028 (0,019) sec, wohingegen unsere Normalpersonen Mittelwerte von 0,036 sec, die Mitralfehler von 0,048 sec, die constrictiven Pericarditiden von 0.053 sec und die Aortenfehler von 0,061 sec aufwiesen. Die von uns am Menschen beobachteten Zeiten sind also größer, und nach unseren Ergebnissen könnte Ib doch mit der Aortenklappenöffnung in Beziehung gebracht werden.

Bei einer Reihe von Patienten konnte unsererseits eine dritte größere Schwingung im linken Ventrikel festgestellt werden, die, wie auch Shah et al. experimentell nachgewiesen haben, regelmäßig in die Austreibungsphase des linken Ventrikels nach der Aortenklappenöffnung fiel, nachdem der linksventrikuläre und aortale Druck sich bereits gekreuzt hatten. Die niederfrequente kleine Vorschwingung des I. Tons wurde von uns intrakardial kaum typisch nachgewiesen und soll deshalb hier nicht weiter erörtert werden.

Wie auch andere Autoren (Luisada-Gruppe, Soulié-Gruppe) beobachteten wir, daß die aortale Komponente des *II. Tons* (IIA) die weiteste und intensivste Ausbreitung in allen Herz- und Gefäßabschnitten aufweist; d. h. sie ist in allen Teilen zu finden und zwar viel regelmäßiger als die pulmonale Komponente, die selbst im rechten Herzen nicht immer nachweisbar war. Durch Vergleich mit der Druckkurve der A. pulmonalis wurde gefunden, daß selbst im Pulmonalisstamm supravalvulär allein IIA vorhanden sein kann. Andererseits konnten in einigen Fällen von Mitralvitien kleinere Schwingungsgruppen 0,02—0,05 sec nach IIA im linken Herzen differenziert werden, die man als pulmonale Komponente des II. Tons (IIP) deuten kann, die aber in keiner sichtbaren Beziehung zur Höhe des pulmonalen Drucks stand. Vom nachfolgenden Mitralöffnungston war sie deutlich abzugrenzen.

Auf Grund unserer Ergebnisse und der Berichte von Nixon et al., Deshmukh et al., Blömer

ventricular participation in the first sound audible extracardially (Dock, Rushmer).

In contradiction to Shah's experimental results, we found in our patients, in whom a second high frequency component of the first sound (Ib) mainly occurred in the left ventricle and in the ascending aorta, being fairly delimitable and comparable with the extracardiac findings, that the occurrence of such component took place later with the pressure crossing of the left ventricle and the ascending aorta or after the aortic pressure had been already surpassed by the left ventricular pressure. The left ventricular time interval Ia—Ib in the dogs examined by Shah et al. was 0.01 to 0.028 (0.019) s, whereas our mean values were 0.036 s for normal persons, 0.048 s for mitral diseases, 0.053 s for constrictive pericarditis', or 0.061 s for aortic valvular diseases. Hence, the time periods we observed in humans were longer, so that our results might possibly indicate a correlation between Ib and the opening of the aortic valve.

In a number of patients, we found a third high frequency component in the left ventricle which, as demonstrated experimentally also by Shah et al., coincided regularly with the ejection phase of the left ventricle, following the opening of the aortic valve, after crossing of the left ventricular and the aortic pressurs had already taken place. The small low frequency pre-component of the first heart sound was hardly confirmed in a typical manner by intracardiac approach and is, therefore, no subject of discussion.

In agreement with other authors (Luisada's and Soulie's groups), we observed the aortic component of the second sound (IIA) to have the widest and most intensive propagation in all cardiac chambers, in other words, it is detectable in all parts, being much more regular than the pulmonary component which is sometimes not even detectable in the right heart. By comparison with the pressure curve of the pulmonary artery it was found that IIA can be present isolated in supravalvular position even in the pulmonary trunk. On the other hand, smaller groups of vibrations, 0.02 to 0.05 s after IIA, were differentiated in the left heart in some cases of mitral disorders which could be interpreted as pulmonary components of the second sound (IIP), even though they did not exhibit a visible relation with the height of pulmonary pressure. They were clearly delimitable from the succeeding mitral opening snap (MOS).

Our own results together with the reports by Nixon et al., Deshmukh et al., Blömer et al., Luisada et al., and Soulié et al. seem to support

et al., Luisada et al. sowie Soulié et al. kann heute als gesichert gelten, daß *Mitralöffnungstöne* besonders intrakardial nicht nur bei Mitralstenosen, sondern auch bei überwiegenden und reinen Mitralinsuffizienzen beobachtet werden können. Es handelt sich dabei um Mitralinsuffizienzen, die angiokardiographisch, operativ oder/und autoptisch gesichert worden waren und bei denen kein Stenoseanteil gefunden wurde. Die Differenzierung der Mitralöffnungstöne (MOS) erfolgte frequenz-, zeit- und druckanalytisch, wobei besonders zusätzliche III. Herztöne abgegrenzt werden mußten. Außerdem war die Beziehung zu den bestehenden systolischen Geräuschen eine differentialdiagnostische Hilfe. Im Gegensatz zu Deitz et al. fanden wir im linken Ventrikel bei Fällen mit Mitralstenose regelmäßig einen Mitralöffnungston, während dieser im linken Vorhof nicht immer so deutlich erkennbar war. Nur vereinzelt wurde er vermißt und war dann auch über der Brustwand nicht vorhanden, wenn, kinematographisch gesichert, ein starrer Klappenapparat zum Teil mit Verkalkung vorlag.

III. Herztöne wurden am häufigsten bei unseren reinen Mitralinsuffizienzen im linken Ventrikel und im linken Vorhof festgestellt, die nach dem protodiastolischen Tiefstpunkt der linksventrikulären Druckkurve auftraten. Bei manchen Patienten wurden allerdings diese Töne nur über der Brustwand registriert, was offensichtlich damit zusammenhängt, daß wir unsere intrakardialen Phonokardiogramme nicht immer auch im niederfrequenten Bereich (35 Hz) schreiben konnten. Vereinzelt waren III. Töne auch bei Fällen mit Mitralstenose, Mitralstenose mit -insuffizienz, Mitralstenose mit Mitral- und Aorteninsuffizienz, idiopathischer Hypertrophie bzw. muskulärer Subaortenstenose, Aortenstenose mit -insuffizienz, Aorteninsuffizienz oder Aortenisthmusstenose vorhanden.

Wie Lewis et al. fanden wir, daß ein *IV. Herzton* viel häufger intrakardial als extrakardial zu beobachten ist. Von 50 Patienten mit linkskardialen Vitien und Sinusrhythmus hatten 32 (= 64%) im linken Vorhof, im linken Ventrikel oder auch in der Ao. ascendens einen IV. Ton, während extrakardial ein solcher nur bei 6 Patienten (= 12%) abzugrenzen war.

Die *Intervalle* der Herztöne bieten besonders die Möglichkeit, auf pathologische Veränderungen der mechanischen Herzfunktion zu schließen. An Hand unserer intrakardialen Phonokardiogramme stellten wir fest, daß das Intervall Q—Ia nicht nur bei Mitralstenosen, sondern auch bei reinen Mitralinsuffizienzen, bei idiopathischen Herzhyper-

safely the conclusion that *mitral opening sounds* (MOS), mainly intracardiac, can be observed not only in mitral stenosis, but also in predominant and isolated mitral insufficiency. Such cases of mitral insufficiency were secured by angiocardiography, surgery, or/and autopsy, with no participation of stenosis being found. The mitral opening snaps were differentiated by frequency, time, and pressure analyses, with particular delimitation of additional third heart sounds being necessary. In addition, the relation with the existing systolic murmurs was also helpful in differential diagnosis. Different from Deitz et al., we found in the left ventricle of all cases of mitral stenosis a mitral opening snap which was not always recorded so clearly from the left atrium. This snap was missed only in rare cases, and it was missed also on the chest wall when rigidity of the valve, to some extent with calcification, was secured by cinematography.

Third heart sounds (III) which occurred following to the protodiastolic minimum of the left ventricular pressure curve were found most frequently in the left ventricle of our cases of isolated mitral insufficiency. In some of the patients, however, such sounds were recorded from the chest wall only which was obviously to be attributed to the fact that we had not always been able to print out our intracardiac phonocardiograms also in the low-frequency range (35 c/s). In some instances, third sounds were recorded also from cases with mitral, stenosis, combined mitral stenosis and insufficiency, mitral stenosis with mitral and aortic insufficiency, idiopathic hypertrophy or muscular subaortic stenosis, aortic stenosis with aortic insufficiency, aortic insufficiency, or coarctation of the aorta.

In agreement with Lewis et al., intracardiac, we found a *fourth heart sound* (IV) to occur much more often than extracardiac. Thirty-two in 50 patients (64 per cent) having left heart disorders and sinus rhythm exhibited a fourth sound in the left atrium, left ventricle, or in the ascending aorta, while in extracardiac approach such sound could be differentiated in six patients only (12 per cent).

A good chance to conclude to pathological changes in the mechanical function of the heart is provided by the *heart sound time intervals*. Our own intracardiac phonocardiograms revealed that the Q-Ia interval can be prolonged to values above 0.08 s not only in cases of mitral stenosis, but also in isolated mitral insufficiency, idiopathic hypertrophy, and pericarditis constrictiva. This finding needs further study for elucidation, as such as the suggestions proposed by Weissler et al. and Hagers et al., according to which a delay of the

trophien und bei Pericarditis constrictiva auf Werte über 0,08 sec verlängert sein kann. Die Erklärung dieser Tatsache bedarf weiterer Untersuchungen wie die Feststellung WEISSLERS et al. und HAGERS et al., daß bei peripherer Hypertonie eine Verzögerung des I. Tons festgestellt werden kann. Ähnlich wie bei dem Intervall Q—Ia fanden wir aber auch für das Intervall zwischen aortaler Komponente des II. Tons und Mitralöffnungston (IIA—MOS) bei reinen Mitralinsuffizienzen im linken Herzen den gleichen Bereich von 0,04—0,11 sec wie bei Mitralstenosen. Es zeigte sich weiter, daß das Intervall IIA—MOS bei reinen Mitralstenosen einen geringen, bei kombinierten Mitralklappenfehlern praktisch aber keinen quantitativen Aussagewert hat. Auch phonokardiographische Vergleichsuntersuchungen prä- und postoperativ müssen die Beachtung dieser Problematik mit einschließen. Wenn nämlich nach der Operation eine zusätzliche Mitralinsuffizienz besteht, ist das Intervall IIA—MOS dann nicht mit dem präoperativenWert zu vergleichen, wie es bei prä- und postoperativ reinen Mitralstenosen möglich wäre.

In diesem Zusammenhang sei noch auf die Arbeiten von BRAUNWALD et al. und LUISADA et al. hingewiesen, die im Gegensatz zu LEATHAM, HEINTZEN, HULTGREN u. a. nachweisen konnten, daß extrakardial die zweite große Komponente des ersten Tons (Ib) nicht mit dem „Tricuspidal-(schluß-)ton" identisch sein kann, da sie etwa mit dem Druckanstieg in der Ao.ascendens und manchmal mit dem in der A.pulmonalis, nicht aber mit dem Druckanstieg im rechten Ventrikel koincidiert. Der I. Ton im rechten Ventrikel kann wohl bei Mitralstenosen intrakardial einmal dem ersten Ton im linken Ventrikel vorangehen (DI BARTOLO et al.), über der Brustwand ist er aber wegen seiner geringen Intensität nicht festzustellen. Das Spaltungsintervall des I. Tons bedeutet dementsprechend also bei manchen Autoren die Beziehung zwischen erster großer Schwingung des ersten Tons des linken und rechten Ventrikels und bei anderen die erste und zweite große Schwingung des I. Tons des linken Ventrikels. Unsere Untersuchungen bestätigen die Feststellung, daß in den meisten auch pathologischen Fällen beide Komponenten des ersten Tons (Ia, b) über der Brustwand aus dem linken Herzen kommen und zeitlich demnach dem Mitralklappenschluß und der Aortenklappenöffnung zuzuordnen sind. Es gibt danach auch keine paradoxe Spaltung des I. Tons bei der Mitralstenose.

first sound can be found in hypertension, too. Similar to the finding with regard to the Q-Ia interval, the same range of 0.04 to 0.11 s was found to apply also to the interval between the aortic component of the second sound and the mitral opening snap (IIA-MOS) in cases of isolated mitral insufficiency in the left heart, this finding heing equal to that made for mitral stenosis. We also found that in isolated mitral stenosis the IIA-MOS interval seems to provide but little quantitative information, while no consistent information at all would be achievable in cases of combined mitral valvular disease. This problem should be taken into account also in preoperative and postoperative phonocardiography for control examination, since if an additional mitral insufficiency has manifested with surgery, the postoperative IIA-MOS interval can no longer be compared with the preoperative value, as would have been possible in cases of isolated mitral stenosis both prior to and after the operation.

In this context, reference should be made to publications by BRAUNWALD et al. and LUISADA et al. who disagreed with LEATHAM, HEINTZEN, HULTGREN et al. in delivering evidence to the effect that, in extracardiac approach, the second high frequency component of the first sound (Ib) cannot be identical with the „tricuspid (closing) sound", as it somewhat coincides with the pressure rise in the ascending aorta, or sometimes with that in the pulmonary artery, rather than with the pressure rise in the right ventricle. It is true that in an intracardiac approach to mitral stenosis the first sound in the right ventricle can occasionally precede the first sound in the left ventricle (DI BARTOLO et al.), but it cannot be recorded from the chest wall due to its low intensity. The time interval of the first sound is correspondingly interpreted as the relation between the first high frequency component of the first sound in the left ventricle and that in the right one by some authors and as the first and second high frequency components of the left ventricular first sound by others. Our own studies seem to support the concept that in most cases, including pathological, the two components of the first sound (Ia, b) from the chest wall originate from the left heart and should thus be time-coordinated with the closing of the mitral valve and the opening of the aortic valve. Hence, the concept of a paradoxical splitting of the first sound in mitral stenosis lacks any justification.

RECHTSKARDIALE PHONOKARDIOGRAPHIE

In Anbetracht der Tatsache, daß die rechtskardialen *Herztöne* eine geringere Bedeutung haben für die Auskultation, da sie meistens zu wenig intensiv sind, um zur Brustwand gelangen zu können, soll hier nicht näher auf sie eingegangen werden. Soweit notwendig, wurden sie bereits erwähnt.

Das Verhalten der *Herzgeräusche* im rechten Herzen ist dagegen diagnostisch bemerkenswert, weil die meisten angeborenen Herzfehler sich dort akustisch auswirken. Es wurde unmittelbar in den Dienst der intrakardialen Diagnostik gestellt (Feruglio, Tourniaire et al.), wenn z. B. Ventrikelseptumdefekte lokalisiert werden sollten, oder wenn man Insuffizienzen der Pulmonal- oder Tricuspidalklappe nachweisen wollte. Unserer Meinung nach ist aber die Lokalisation von Links-Rechts-Shunts zuverlässiger mit der intrakardialen selektiven Farbstoffdilution möglich, die wir kombiniert mit der selektiven Angiokardiographie einsetzen.

Auch im rechten Herzen richteten wir unser Augenmerk auf die nähere Umgebung des durch Druckmessung und Farbstoffdilution lokalisierten Herzfehlers, verfolgten aber dann auch die Ausbreitung der entsprechenden Geräusche. Es entspricht dem Befund bei der Aortenstenose im linken Herzen, wenn wir bei der valvulären Pulmonalstenose das systolische Geräusch maximal in der A.pulmonalis nachweisen konnten, gleichzeitig aber auch im rechten Ventrikel geringere systolische Schwingungen fanden. Bei der isolierten infundibulären Pulmonalstenose, die ja sehr selten ist, war das Systolikum in der A. pulmonalis und im rechten Ventrikel etwa gleich laut. Bei den Fällen mit Links-Rechts-Shunt (s. Tabelle) war die Strömungsrichtung des Shuntblutes meistens akustisch gut zu verfolgen: Der Ventrikelseptumdefekt zeigte ein systolisches Geräusch im rechten Ventrikel, aber auch in der A. pulmonalis. Ein ähnlicher Befund war bei einem Ventrikelseptumdefekt mit Pulmonalstenose festzustellen. Der Ductus arteriosus persistens ließ ein systolisch-diastolisches Geräusch in der A.pulmonalis nachweisen. Der Vorhofseptumdefekt zeigte vor allem ein systolisches Geräusch geringerer Intensität in der A.pulmonalis. Gerade der Darstellung dieser, auch für die Auskultation bemerkenswerter Ausbreitungswege des intrakardialen Schalls soll der Bildteil dienen, weswegen hier darauf verwiesen werden kann.

Ein besonderes Problem, das in der Ambulanz von Bedeutung ist, soll aber abschließend noch

RIGHT HEART PHONOCARDIOGRAPHY

No detailed coverage is intended of the right *heart sounds*, because of their limited importance to auscultation resulting from the fact that frequently they cannot reach the chest wall for their low intensity. Some of the relevant aspects were mentioned earlier.

However, more diagnostic importance must be claimed for the *heart murmurs* in the right heart, as in them most of the congenital disorders of the heart are reflected acoustically. The behaviour of these heart murmurs has been utilised directly for intracardiac diagnosis (Feruglio, Tourniaire et al.), for example, when ventricular septal defects were to be localised or when insufficiencies of the pulmonary or tricuspid valve were to be secured. However, in our opinion, left-to-right shunts are localised more reliably by means of intracardiac selective dye dilution techniques which we use in combination with selective angiocardiography.

In the right heart, too, we focused our attention to the closer vicinity of the heart malformations localised by pressure measurements and dye dilution methods, but we traced also the transmission of the pertaining murmurs. In valvular pulmonary stenosis, we found a maximum of the systolic murmur in the pulmonary artery, and we found, at the same time, smaller systolic vibrations in the right ventricle which was in fair agreement with the findings in aortiv valvular stenosis we had made in the left heart. In isolated infundibular pulmonary stenosis, which is a very rare malformation, the amplitude of the systolic murmur in the pulmonary artery was almost just as high as that in the right ventricle. In left-to-right shunt cases (see Table), the flow direction of the shunt blood was usually readily traceable acoustically: Ventricular septal defects emitted systolic murmurs into the right ventricle and the pulmonary artery. A similar finding was recorded from a ventricular septal defect with pulmonary stenosis. A systolic-diastolic murmur was recorded from the pulmonary artery with patent ductus arteriosus. Atrial septal defects have systolic murmurs of lower intensity mainly in the pulmonary artery. Reference is made, in this connection, to the illustrations in this book where this propagation route of intracardiac sounds and murmurs, which is relevant to auscultation, is shown in greater detail.

One more problem should touched here, as it is of special importance to out-patient depart-

erwähnt werden. Außer uns haben die verschiedensten Untersucher (Dalla Volta, Feruglio, Kasparian, Lewis, Moscovitz, Segal und Soulié) darauf hingewiesen, daß auch bei Normalpersonen ohne systolische Druckgradienten im Bereich der Aorten- und Pulmonalklappe Systolika gefunden werden können (siehe auch Abb. 6b u. d), die durch ein höheres Herzminutenvolumen und/oder durch eine relativ weite A.pulmonalis und Ao.ascendens bedingt sein können. Darüber hinaus konnten Prec et al. zeigen, daß schon normalerweise in diesen Gefäßabschnitten die Reynoldssche Zahl überschritten wird, was bedeutet, daß Turbulenzen entstehen. Ein systolisches Geräusch in der A.pulmonalis oder/und in der Ao.ascendens kann also normalerweise vorhanden sein und in Abhängigkeit von seiner Intensität zur Brustwand fortgeleitet werden. Es scheint außerdem so, daß diese Geräusche mindestens ebenso häufig in der Ao.ascendens entstehen und nicht immer auf die A.pulmonalis bezogen werden sollten.

ment. Apart from ourselves, most various examiners (Dalla Volta, Feruglio, Kasparian, Lewis, Moscovitz, Segal and Soulié) have pointed out that systolic murmurs, caused by increased cardiac output and/or by relatively wide pulmonary artery and ascending aorta, can be found in the region of the aortic and pulmonary valves even in normal persons who have no pressure gradients (see also Fig. 6b and d). Furthermore, Prec et al. have shown that in these vascular sections the Reynolds' number is exceeded even under normal conditions which would imply the origin of turbulences. Hence, normally a systolic murmur can be present in the pulmonary artery or/and in the ascending aorta and projected to the chest wall depending on its intensity. It also seems that such murmurs originate almost just as often in the ascending aorta and that they should not always be related to the pulmonary artery.

Projektion des intrakardialen Schalls auf die Brustwand

Wie auch aus der Tabelle hervorgeht, kann man den Ort der *Geräuschentstehung* intrakardial mit dem Punctum maximum auf der Brustwand im allgemeinen gut korrelieren. So findet man systolische und diastolische Geräusche, die über der Herzspitze auskultiert werden, im linken Ventrikel und im linken Vorhof: Diastolikum der Mitralstenose, Systolikum der Mitralinsuffizienz, Systolikum der Aortenstenose (Diastolikum der Aorteninsuffizienz). Geräusche, die über der Herzbasis (2R2, 2L2) zu finden sind, haben dagegen intrakardial ihre größte Intensität in der Ao.ascendens oder in der A.pulmonalis: Systolikum der Pulmonalstenose, Systolikum beim Vorhofseptumdefekt, Systolikum der Aortenstenosen. Als dritte Gruppe lassen sich die Geräusche abgrenzen, die im 3. und 4. Intercostalraum links parasternal (3L2, 4L2) am besten gehört werden. Sie werden intrakardial mit größter Amplitude in den Ausflußbahnen der beiden Ventrikel registriert: Systolikum beim Ventrikelseptumdefekt, Systolikum beim diagonalen Shunt zwischen linkem Ventrikel und rechtem Vorhof, Systolikum bei der muskulären Subaortenstenose, Systolikum bei der infundibulären Pulmonalstenose und beim Fallot, Diastolikum bei der Aorteninsuffizienz.

Demgegenüber gibt es aber auch gewisse Unterschiede zwischen intra- und extrakardialem Schallverhalten. Während die systolischen Geräusche bei Normalpersonen auf Grund ihres Maximums im 2. ICR. links parasternal (2 L2) bisher meistens der Pulmonalis zugeordnet wurden, muß man bezüglich der Lokalisation in der A.pulmonalis und in der Ao.ascendens annehmen, daß es sich um Strömungsgeräusche handelt, die sowohl im Bereich der Pulmonalis wie auch im Bereich der Aorta ihren Ursprung haben können. Während bei Mitralstenosen mit Sinusrhythmus über der Brustwand häufiger ein Präsystolikum beobachtet

Transmission of Intracardiac Sound to the Chest Wall

The Table shows that the intracardiac sites of *murmur origin* can generally be correlated readily with the auscultatory areas on the chest wall. For example, systolic and diastolic murmurs, auscultable above the cardiac apex, are found in the left ventricle and left atrium: diastolic murmur of mitral stenosis, systolic murmur of mitral insufficiency, systolic murmur of aortic stenosis, (diastolic murmur of aortic insufficiency). Hence, intracardiac murmurs recordable from above the cardiac basis (2R2, 2L2) have their greatest intensity in the ascending aorta or in the pulmonary artery: systolic murmur of pulmonary stenosis, systolic murmur in atrial septal defect, systolic murmur of aortic stenosis. The third group for differentiation includes murmurs which are best audible in the third and fourth left parasternal intercostal space (3L2, 4L2). Their highest amplitudes are recorded, in intracardiac approach, in the outflow tracts of the two ventricles: systolic murmur of ventricular septal defect, systolic murmur of diagonal shunt between left ventricle and right atrium, systolic murmur of muscular subaortic stenosis, systolic murmur of infundibular pulmonary stenosis and of Fallot's tetralogy, diastolic murmur of aortic insufficiency.

On the other hand, certain differences have to be considered between intracardiac and extracardiac sound behaviours. While the systolic murmurs in normal persons have, in the past, usually been attributed to the pulmonary artery for their maximum in the 2nd left parasternal ICS (2L2), their localisation in the pulmonary artery and in the ascending aorta seems to support the assumption that they are flow murmurs that may originate from both the regions of the pulmonary artery and the aorta. While in mitral stenosis with sinus rhythm a presystolic murmur from the

werden kann, haben wir ein solches nur bei einem von 20 Patienten im linken Ventrikel registriert. Andererseits waren aber systolische Geräusche im linken Ventrikel vorhanden, die über der Brustwand z. T. vermißt wurden. Dies gilt etwa auch im gleichen Sinne für kombinierte Mitralklappenfehler. Bei den Mitralinsuffizienzen wurde im linken Vorhof einmal das Systolikum nicht gefunden, obwohl es extrakardial deutlich war. Ähnlich war bei den Aortenfehlern das extrakardial hörbare Diastolikum der (leichten) Aorteninsuffizienz im linken Ventrikel nicht immer zu entdecken. Bei 2 von 10 Aortenisthmusstenosen waren unmittelbar poststenotisch keine Systolika nachzuweisen, obwohl solche extrakardial vorkamen. Es handelte sich dabei um schwere subkomplette Stenosen, bei denen der Durchfluß erheblich reduziert war. Das extrakardial vorhandene Geräusch müßte demnach auf die kräftig durchströmten Kollateralen bezogen werden. Bei manchen Vorhofseptumdefekten wurden im rechten Vorhof und im rechten Ventrikel systolische bzw. diastolische Schwingungen festgestellt, die extrakardial nicht registriert werden konnten und umgekehrt.

Auch die *Geräuschfortleitung* läßt sich im allgemeinen intra- und extrakardial korrelieren. Die Diastolika der Mitralstenosen sind sowohl über der Herzspitze wie auch im linken Ventrikel meist nur umschrieben nachweisbar. Die Systolika der Mitralinsuffizienzen breiten sich von der Klappe in den linken Vorhof und Ventrikel bzw. zwischen Herzspitze und Axilla aus. Die systolischen Geräusche der Aortenstenosen werden in der Ao. ascendens und über dem 2. ICR rechts parasternal (2R2) sowie im linken Ventrikel und über der Herzspitze vorgefunden. Deutliche Diastolika bei Aorteninsuffizienzen breiten sich in den Ausflußtrakt des linken Ventrikels und zum 3. ICR links parasternal (3L2) aus, sind aber auch in der Ao.ascendens und über dem 2. ICR rechts parasternal (2R2) erkennbar. Systolische Geräusche bei Ventrikelseptumdefekten werden von der Ausflußbahn des rechten Ventrikels zur A.pulmonalis fortgeleitet, was ihren äußeren Maxima über dem 3./4. ICR. bzw. dem 2. ICR. links parasternal entspricht. Die Systolika der Vorhofseptumdefekte sind meistens über dem 2./3. ICR. links parasternal (2, 3L2) umschrieben und ähnlich lokalisiert in der A.pulmonalis vorhanden. Das kontinuierliche Geräusch des Ductus arteriosus persistens findet sich ohne wesentliche Fortleitung über dem 1./2. ICR. links parasternal (1, 2L2) und auch in der A. pulmonalis.

chest wall is quite a frequent finding, it was recorded from the left ventricle only in one of 20 patients. Yet, systolic murmurs, which were found to be present in the left ventricle were missed from the chest wall. This seems to apply equally also to combined mitral valvular diseases. In one case of mitral insufficiency, no systolic murmur was found in the left atrium, although it was clearly recordable on the chest wall. A similar finding was made with regard to aortic valvular disease, in that an extracardially audible diastolic murmur emitted by slight aortic insufficiency was not always detected in the left ventricle. In two of ten cases of coarctation of the aorta, no systolic murmurs were recordable immediately following to the stenosis, although they were recorded by extracardiac approach. These cases had severe subcomplete stenoses with considerably reduced flow. The extracardially recorded murmur might thus be related to the strongly flown collateral vessels. In some atrial septal defects, systolic or diastolic vibrations were found to be present in the right atrium or right ventricle, although they were not recorded extracardially, and vice versa.

The intracardiac results may generally be correlated with the extracardiac features also for *murmur projection.* Most of the diastolic murmurs of mitral stenosis may be recorded but circumscriptively from the cardiac apex and the left ventricle. In mitral insufficiency, the systolic murmurs tend to extend from the valve into the left atrium and ventricle, and between the cardiac apex and axilla. The systolic murmurs of aortic valvular stenosis are found in the ascending aorta and above the 2nd right parasternal ICS (2R2) as well as in the left ventricle and above the cardiac apex. In aortic insufficiency, clearly audible diastolic murmurs extend into the outflow tract of the left ventricle and to the 3rd left parasternal ICS (3L2), but they are detectable also in the ascending aorta and above the 2nd right parasternal ICS (2R2). In ventricular septal defects, systolic murmurs are projected from the outflow tract of the right ventricle to the pulmonary artery which is in agreement with their external auscultatory area above the 3rd/4th ICS or the 2nd left parasternal ICS. The systolic murmurs of atrial septal defects are present mostly in a circumscribed manner above the 2nd/3rd left parasternal ICS (2,3L2) and, with similar localisation, in the pulmonary artery. The continuous murmur emitted by patent ductus arteriosus is found above the 1st/2nd left parasternal ICS (1,2L2) and in the pulmonary artery.

Tabelle / Table

Extra- und intrakardiales Punctum maximum der *Geräusche*
Extracardiac and intracardiac punctum maximum of the *murmurs*

Diagnose Diagnosis	extrakardial extracardiac P. m. 1. Ordnung 1st range	 2. Ordnung 2nd range	intrakardial intracardiac P. m. 1. Ordnung 1st range	 2. Ordnung 2nd range
MS	DM-Sp (Apex)		DM-Vs (L.V.)	(DM-As (L.A.))
MI	SM-Sp (Apex)	SM-Axilla	SM-As (L.A.)	SM-Vs (L.V.)
AS valv.	SM-2R2, 3L2	SM-Sp (Apex)	SM-Aoa (Asc.Ao.)	SM-Vs (L.V.)
AI	DM-3L2	DM-2R2	DM-Vs (L.V.)	DM-Aoa (Asc.Ao.)
PS valv.	SM-2L2	SM-3L2	SM-Ap (P.A.)	SM-Vd (R.V.)
PI	DM-3L2	DM-2L2	DM-Vd (R.V.)	DM-Ap (P.A.)
TI	SM-4R2	SM-4L2	SM-Ad (R.A.)	(SM-Vd (R.V.)?)
IH/MSS	SM-4L2	SM-2L2, R2	SM-Vs (L.V.)	SM-Aoa (Asc.Ao.)
PS inf.	SM-3L2	SM-2L2	SM-Vd (R.V.)	SM-Ap (P.A.)
ASD, TPV	SM-2L2	SM-3L2	SM-Ap (P.A.)	(SM-Vd (R.V.)?)
VSD	SM-3L2	SM-4L2	SM-Ap (P.A.)	SM-Vd (R.V.)
PDA	SM-DM-1L3		SM-DM-Ap (P.A.)	
DSD	SM-4L2	SM-Sp (Apex)	SM-Ap (P.A.)	SM-Vd (R.V.)
Fallot IV	SM-3L2	SM-4L2	SM-Ap (P.A.)	SM-Vs (L.V.)

MS	Mitralstenose	Mitral stenosis
MI	Mitralinsuffizienz	Mitral insufficiency
AS valv.	Aortenklappenstenose	Aortic valvular stenosis
AI	Aorteninsuffizienz	Aortic insufficiency
PS valv.	Pulmonalstenose	Pulmonary stenosis
PI	Pulmonalinsuffizienz	Pulmonary insufficiency
TI	Trikuspidalinsuffizienz	Tricuspid insufficiency
IH	Idiopathische Hypertrophie	Idiopathic hypertrophy
MSS	Muskuläre Subaortenstenose	Muscular subaortic stenosis
PS inf.	Infundibuläre Pulmonalstenose	Infundibular pulmonary stenosis
ASD	Vorhofseptumdefekt	Atrial septal defect
TPV	Lungenvenentransposition	Transposition of the pulmonary veins
VSD	Ventrikelseptumdefekt	Ventricular septal defect
PDA	Ductus arteriosus persistens	Patent ductus arteriosus
DSD	Diagonaler Septumdefekt	Diagonal septal defect
Fallot IV	Fallotsche Tetralogie	Fallot tetralogy

Technische Aspekte der intrakardialen Phonokardiographie

Durch die Anwendung der intrakardialen Phonokardiographie ergab sich die Möglichkeit einer besseren Lokalisation der intrakardialen Herzschallphaenomene. Diese Möglichkeit der örtlichen Zuordnung des Schalls erwies sich aber entgegen den anfänglichen Erwartungen nur teilweise als zuverlässig. Mit wachsender Erfahrung stellten die einzelnen Untersucher fest, daß die Geräusche und Töne ihre ganz speziellen, mehr oder weniger selektiven Ausbreitungsmechanismen besitzen.

Obwohl wir bisher über keine speziellen Erfahrungen mit Phonokathetern verfügen, bei denen der Schallrezeptor in der Katheterspitze fest eingebaut ist, möchten wir auf Grund der vorliegenden Literatur die Feststellung treffen, daß keine grundsätzlichen Unterschiede im Ergebnis zu der Methode von LUISADA und der von uns verwendeten Modifikation nach KOSMAK et al. bestehen. Insbesondere heißt das, daß das erzielte Resultat bei der Registrierung unabhängig von der angewandten Technik ganz entscheidend von der Lage des Herzkatheters und da wieder besonders von der jeweiligen Situation der Katheterspitze abhängt. Es ist in diesem Zusammenhang sehr schwierig nachzuweisen, daß ein Schallphaenomen tatsächlich nicht vorhanden ist, wenn es nicht dargestellt werden konnte. Dabei spielt natürlich auch die Empfindlichkeit des angewandten Systems eine wesentliche Rolle.

Diese falsch-negativen Ergebnisse sind problematischer als die falsch-positiven, also die Artefakte. Letztere lassen sich unserer Meinung nach meistens durch die Beurteilung ihres zeitlichen Auftretens und ihres Frequenzgehalts sowie an Hand ihrer Inkonstanz und wechselhaften Reproduzierbarkeit identifizieren. Seitdem wir mehr darauf achten, finden wir andererseits auch in den extrakardialen Phonokardiogrammen häufiger Veränderungen, die als Artefakte zu deuten sind.

Technical Aspects of Intracardiac Phonocardiography

The introduction of intracardiac phonocardiography has provided an opportunity for better localisation of intracardiac heart sounds and murmurs. However, in contrast to original expectations, such tool of local coordination of sounds and murmurs proved to be safe only to some extent. Proceeding experience made the different examiners realise that the sounds and murmurs have their very special, more or less selective, propagation mechanisms.

Though we have not yet gained specific experience with phonocatheters, with the sound receptor being rigidly fixed inside the catheter tip, we should like to state, with reference to the literature available, that there is no basic difference to the results yielded by LUISADA's method, on the one hand, and those obtained from our modification according to KOSMAK et al., on the other. This statement supports, in particular, the concept that, rather independent from the technique used, the results of registration depend decisively on the position of the placed cardiac catheter, in general, and on the given situation of the catheter tip, in particular. In this context it is quite difficult to prove the actual non-existence of a sound phenomenon which was not reproducible. It goes without saying, that an essential role is played also by the sensitivity of the system used.

The problems implied by such wrongly negative results are much more intricate than those implied in the wrongly positive ones, i.e. the artifacts. In our opinion, most of the latter could be identified by the time sequence of their occurrence as well as by their frequencies, inconstancy, and variable reproducibilities. Ever since our attention has been somewhat focused on this problem, we have had more frequent findings of changes, to be interpreted as artifacts, also in extracardiac phonocardiograms.

Unterschiede zwischen unserem System und den von anderen Gruppen benutzten Phonokathetern bestehen aber darin, daß Amplitude und Intensität der Schallerscheinungen von einem zum anderen Herzabschnitt nur verglichen werden können, wenn der gleiche weit- oder englumige Katheter verwendet worden ist; d. h. unser Ergebnis hängt von der Weite des verwendeten Katheters ab. Ein anderer Nachteil, allerdings von geringerer Bedeutung, besteht darin, daß unser System offenbar anfälliger ist gegenüber äußeren Störeinflüssen, wie Berühren des Katheters, Sprechen im Raum, Drehanode des Röntgengeräts (Abb. 32b und c, 40a—d, 64a, 66a—f, und 73) und Atmung des Patienten, so daß z. B. Katheterrückzüge von einem Abschnitt des Herzens in den anderen meistens technisch unbefriedigend ausfallen.

Gegenüber den Angaben von KOSMAK et al. können wir ergänzend daraufhinweisen, daß trotz seiner Modellversuche der dämpfende Einfluß niederkalibriger Katheter wie Cournand 7 wesentlich von der Intensität der Schallphaenomene mit bestimmt wird und daß, wie LUISADA jetzt feststellte, dieses Problem durch höher empfindliche Mikrophone sogar bei noch dünneren Kathetern wie Cournand 6, wie sie vorzugsweise bei Kleinkindern benötigt werden, gelöst werden kann.

Auch ein weiteres Problem ist von Bedeutung. Ein in einer Klappe liegender Katheter kann Töne und Geräusche über seinen Schaft mitgeteilt bekommen, so daß es so scheint, als ob diese Töne und Geräusche aus dem Herz- oder Gefäßabschnitt erhalten würden, wo die Katheterspitze liegt. Dies kann nachteilig sein, wenn dieser Abschnitt anderweitig nicht erreichbar ist, z. B. bei der Sondierung der A.pulmonalis und des rechten Ventrikels, wo der Katheter in der Tricuspidalklappe (und in der Pulmonalklappe) liegt, oder bei der Sondierung des linken Ventrikels, wobei der Katheter in der Mitralklappe (transseptaler Weg) oder in der Aortenklappe (retrograder Weg) liegt. Diese Situation kann aber auch dienlich sein. So kann ein Diastolikum bei einer Pulmonalklappeninsuffizienz erfaßt werden, wenn der Katheter in der Klappe liegt, das im rechten Ventrikel nicht gefunden wird, da es nur geringe Intensität hat und deshalb nur subvalvulär nachweisbar wäre. Das gleiche gilt für die Aorteninsuffizienz. Es kann auch ein Mitralinsuffizienzgeräusch erfaßt werden, wenn der transseptale Katheter in der Klappe liegt, das in dem stark vergrößerten linken Vorhof selbst vermißt wird. Das gleiche gilt für eine Trikuspidalinsuffizienz. Man kann schließlich ein Diastolikum bei einer Mitralstenose erfassen, wenn der Katheter transseptal in der Klappe liegt, das im linken

Yet, our system does differ from the phonocatheters used by other groups, in that in our approach amplitude and intensity of sound phenomena of different cardiac chambers cannot be compared, unless the catheters used are from the same material and have the same wide or narrow internal diameter. Another disadvantage of our method, yet of less severity, is implied in the fact that our system obviously is more susceptible to external interferences, such as touching of the catheter, human voices in the examination room, rotating anode of the X-ray apparatus (Figs. 32b and c, 40a—d, 64a, 66a—f, and 73), and respiration of the patient, so that, for example, most of our catheter pull-backs from one cardiac chamber to another are technically unsatisfactory.

Supplementing the suggestions proposed by KOSMAK et al. on their model experiments, we should like to point out that the damping effect of catheters with small-bore diameters, such as Cournand 7, is determined to a great extent by sound phenomenon intensities and that, according to recent findings of LUISADA, this problem can be solved even for thinner catheters, such as Cournand 6, as needed preferably for infants by using more sensitive microphones.

There is another important problem. A catheter placed inside a valve can transmit along its shaft sounds and murmurs from this valve in a similar way as if the sound were received from the cardiac or vascular chamber in which the catheter tip has come to lie. This may be quite disadvantageous if the respective section is not accessible otherwise, e. g., in probing the pulmonary artery and the right ventricle whereby the catheter lies in the tricuspid valve (and in the pulmonary valve) or in probing the left ventricle whereby the catheter lies in the mitral valve (transseptal path) or in the aortic valve (retrograde path). On the other hand, such situation can be useful. For example, the intravalvular application of the catheter may help to record a diastolic murmur emitted by a pulmonary valvular insufficiency which could not be found in the right ventricle, because it would be recordable only subvalvularly for its low intensity. The same applies to aortic insufficiency. Intravalvular accommodation of the transseptal catheter may help also to record a murmur emitted by mitral insufficiency which would be missed in the strongly enlarged left atrium. The same applies to tricuspid insufficiency. Intravalvular accommodation of the transseptal catheter would finally help to record in case of mitral stenosis a diastolic murmur which could not be detected

Ventrikel nicht ausgemacht werden kann aus Gründen, die bereits bei der Pulmonalinsuffizienz dargelegt wurden.

Aus allen diesen Fakten ergibt sich, daß der Untersucher sich wie bei der Auskultation erst „einhören" muß, ehe er die Ergebnisse der intrakardialen Schallaufnahme deuten kann. Um Fehlschlüsse zu vermeiden ist eine vollständige Dokumentation der Umstände und insbesondere der jeweiligen Lage des Katheters unerläßlich, soweit die Katheterlage auf dem Fernsehschirm überhaupt abgeschätzt werden kann. Bei der von uns verwendeten Technik ist es außerdem notwendig, Art, Weite und Länge des Katheters zu vermerken und darauf zu achten, daß stets eine gute flüssigkeitsgefüllte Koppelung zwischen Katheter und Mikrophon garantiert ist. Für alle Methoden der intrakardialen Phonokardiographie sollte die Angabe des Zugangsweges des Herzkatheters gefordert werden.

in the left ventricle for reasons explained earlier in connection with pulmonary insufficiency.

All the above facts are likely to suggest that, just as in auscultation, the examiner has „to get familiar with the job of listening" before he will be able to interpret the results of intracardiac sound recording. A complete documentation of all the given conditions and circumstances is imperative to avoid malinterpretation. This demand goes, in particular, for the position of the catheter, provided that the latter can be judged from the TV screen at all. Our technique requires additional consideration of the type, width, and lenght of the catheter, while a watchful eye should also be kept on the adequate fluid fill of the coupling between catheter and microphone. Precise specification of the access path of the cardiac catheter should be made a binding rule for all methods of intracardiac phonocardiography.

SPEZIELLER TEIL

SPECIAL PART

Normalperson

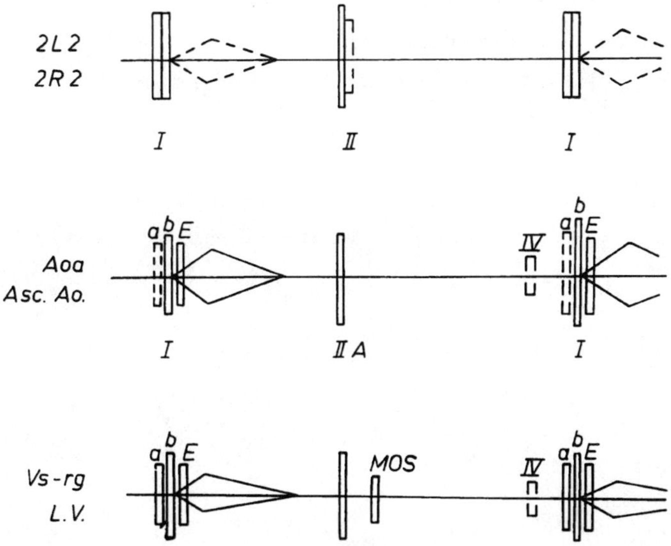

Phonokardiographisches Schema 1

Phonocardiographic scheme No. 1

Charakteristik: Normalpersonen haben keine pathologischen Drucke und Druckdifferenzen im Herzen. Trotzdem kann es, besonders bei erhöhtem Durchfluß (Herzminutenvolumen), prinzipiell zu Geräuschen kommen, die bei der Struktur der Ausflußbahn des rechten und linken Ventrikels besonders im Bereich der Ao.ascendens und in der A.pulmonalis zu erwarten sind. Entsprechend der Strömungsgesetze und der Entstehungsmöglichkeiten von Turbulenzen (Rushmer) sind Geräusche im Sinne einer relativen Tricuspidalstenose (Diastolikum), einer relativen Pulmonalstenose (Systolikum), einer relativen Mitralstenose (Diastolikum) und einer relativen Aortenstenose (Systolikum) denkbar. Daß derartige Geräusche, auch bei jüngeren Normalpersonen mit erhöhtem Durchfluß, nicht regelmäßig festgestellt werden, hängt besonders mit ihrer Intensität zusammen. Daß systolische Geräusche häufiger als diastolische festgestellt werden, ist vor allem darauf zurückzuführen, daß die Pulmonal- und Aortenklappe enger sind als die Tricuspidal- und Mitralklappe und daß die Austreibung unter höheren Drucken erfolgt als die Ventrikelfüllung. In diesem Sinne sind auch Herzgeräusche bei normalen Schwangeren zu betrachten.

H. B., Mädchen, 15 Jahre

Haemodynamik:

HMV 7,0 l/min, HI 4,1 l/min/m²

Drucke: Adm O, Vd 14/0/3, Ap 14/3 = 7 mm Hg, PCm 4, Vs 120/0/3, Aoa 120/76 = 96 mm Hg

Farbstoffdilution: Vci-Afs: normal

Keine Angiokardiographie

Normal Person

Characterisation: Normal persons have no intracardiac pathological pressures and pressure differences. Yet, murmurs may basically occur, mainly due to increased flow (cardiac output), which, according to the structures of the outflow tracts of the right and left ventricles, are to be expected mainly in the region of the ascending aorta and in the pulmonary artery. According to the flow theories and the concepts of possible turbulence origin (Rushmer), murmurs in terms of a relative tricuspid stenosis (diastolic), a relative pulmonary stenosis (systolic), a relative mitral stenosis (diastolic), and a relative aortic stenosis (systolic) would be imaginable. The fact that such murmurs are frequently missed even in younger normal persons with increased flow can be particularly attributed to murmur intensity. The fact that systolic murmurs occur more frequently than diastolic ones is, above all, related to the anatomical situation in wich the pulmonary and aortic valve are narrover than the tricuspid and mitral valve. Furthermore, the ejection of the ventricles takes place with higher pressures than the filling. This consideration should be applied also to the interpretation of cardiac murmurs in normal pregnant women.

H. B., girl, 15

Hemodynamics:

C.O. 7.0 l/min, C.I. 4.1 l/min/sq.m

Pressures: R.A.m. O, R.V. 14/0/3, P.A. 14/3 = 7 mm Hg, W.P.m. 4, L.V. 120/0/3, Asc.Ao. 120/76 = 96 mm Hg

Dye dilution method: V.c.i. to A.f.s.: normal

No angiocardiography

Extrakardiale Phonokardiogramme:

a) 2R2, b) 2L2 (Abb. 5)

Intrakardiale Phonokardiogramme:

a) Vd, b) Ap (Cournand 8), c) Vs-rg, d) Aoa (Abb. 6)

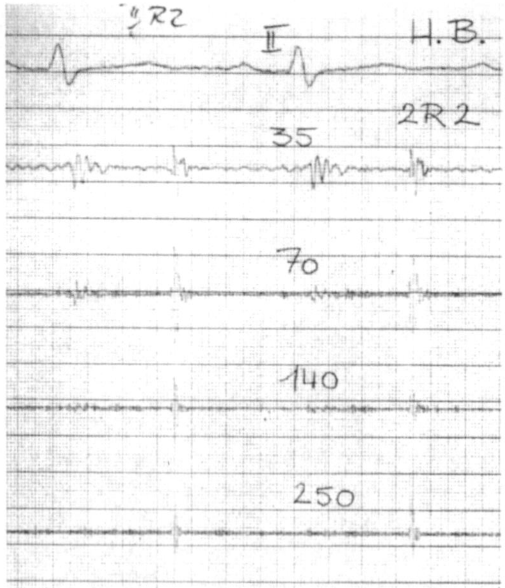

Abb. 5 a/Fig. 5 a

Geräusche: Extrakardial erkennt man links basal mehr als rechts proto- bis mesosystolische Schwingungen, die ähnlich auch im rechten Ventrikel, in der A.pulmonalis, im linken Ventrikel und in der Ao. ascendens vorhanden sind. Intrakardial finden sich außerdem besonders in den beiden Ventrikeln diastolische Schwingungsgruppen.

Töne: Extrakardial ist lediglich bemerkenswert, daß über dem 2. ICR. links parasternal (2L2) nach der aortalen Komponente des II. Tons 0,03—0,04 sec später die Pulmonalkomponente folgt.

Im rechten Herzen ist ein deutlicher I. Ton nachweisbar, der mit den ersten Schwingungen im linken Ventrikel koinzidiert. Er tritt rechts vor Beginn des Druckanstiegs auf, während links der Druckanstieg bereits begonnen hat. Es könnte sich demnach im rechten Ventrikel um den fortgeleiteten I. Ton des linken Ventrikels handeln, der dem Mitralklappenschluß entspricht. Im linken Ventrikel folgt dann eine weitere große Schwingung etwa synchron mit der Druckkreuzung zwischen linkem Ventrikel und Ao.ascendens. Sie ist auch in der Ao.ascendens nachweisbar und tritt etwa gleichzeitig mit der Aortenklappenöffnung auf.

Wie der Vergleich mit den Druckkurven zeigt, entspricht der II. Ton mit großer Amplitude sowohl im linken wie im rechten Herzen der aor-

Extracardiac phonocardiograms:

a) 2R2; b) 2L2 (Fig. 5)

Intracardiac phonocardiograms:

a) R.V.; b) P.A. (Cournand 8); c) L.V.-rg.; d) Asc.Ao. (Fig. 6)

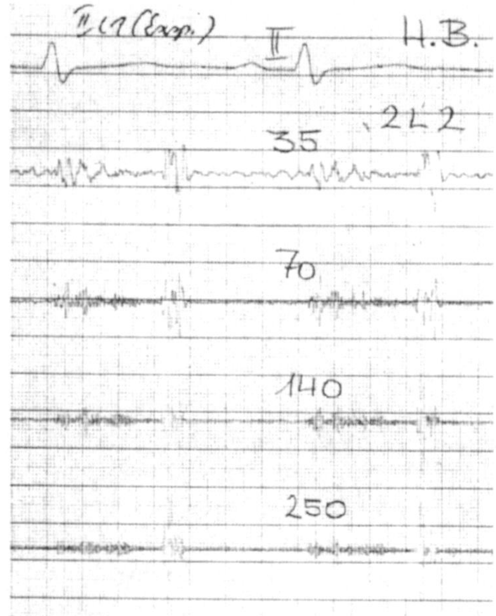

Abb. 5 b/Fig. 5 b

Murmurs: On the chest wall, the protosystolic to mesosystolic vibrations recorded left basicly (2L2) were more significant than those recorded right basicly. Similarly, they were present also in the right ventricle, the pulmonary artery, the left ventricle, and the ascending aorta. In intracardiac approach, groups of diastolic vibrations were found additionally to be present mainly in the two ventricles.

Sounds: The only remarkable extracardiac finding was that the aortic component of the second sound above the 2nd left parasternal ICS (2L2) was followed by the pulmonary component after 0.03 to 0.04 s.

A clearly audible first sound was recorded from the right heart to coincide with the first vibrations in the left ventricle. It occurred on the right side prior to the beginning of the pressure rise, while on the left side pressure rise had already begun. Consequently, the sound recorded in the right ventricle might have been the projected first sound of the left ventricle corresponding to the closing of the mitral valve. In the left ventricle, another high frequency vibration followed somewhat synchronously with the pressure crossing of the left ventricle and the ascending aorta. This vibration which was recorded also from the ascen-

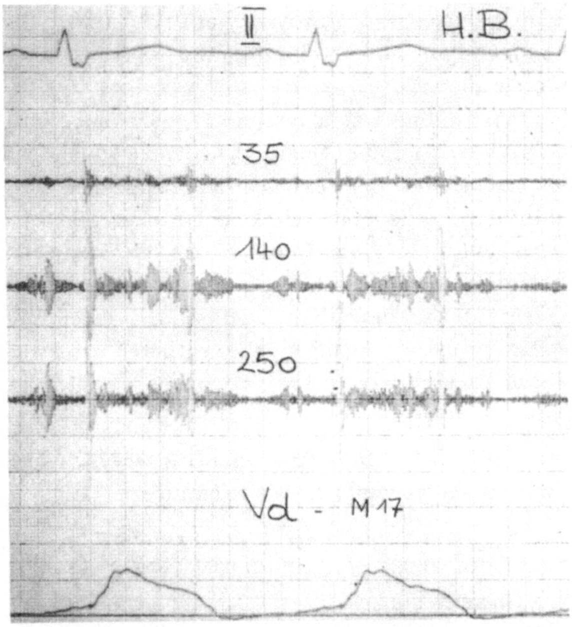

Abb. 6a/Fig. 6a

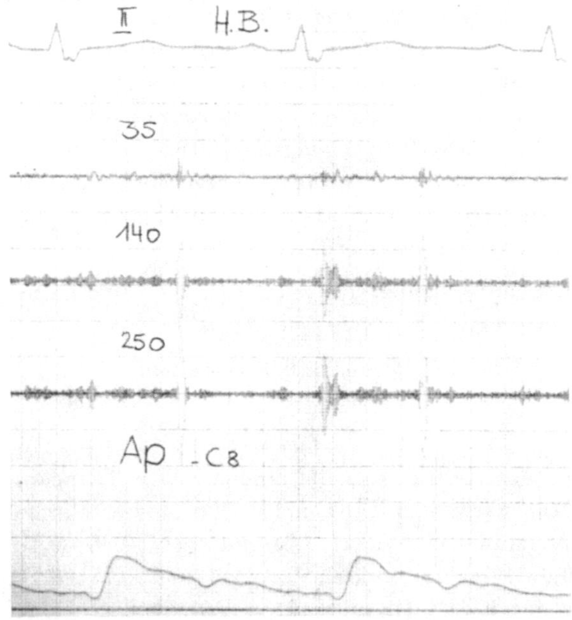

Abb. 6b/Fig. 6b

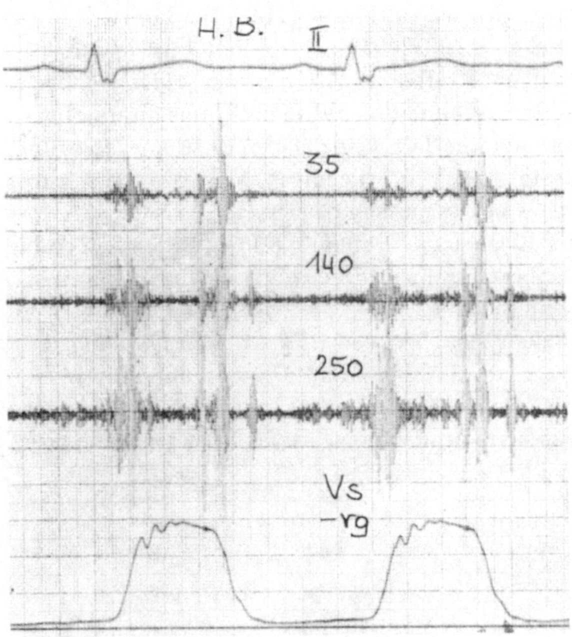

Abb. 6c/Fig. 6c

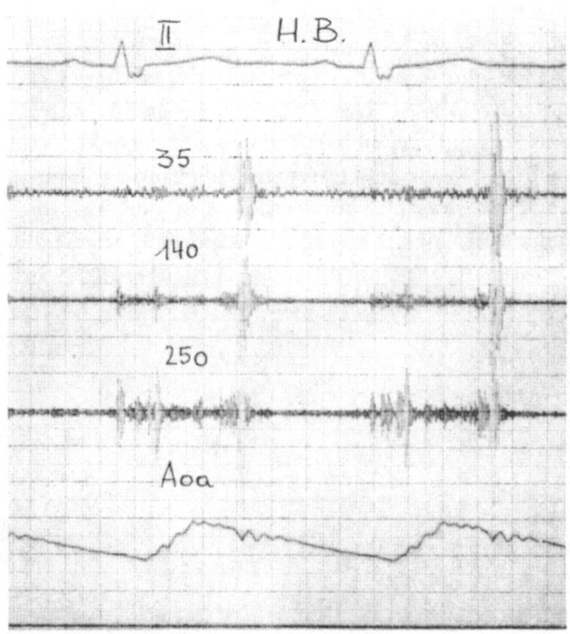

Abb. 6d/Fig. 6d

talen Komponente, wohingegen eine pulmonale Komponente selbst in der A.pulmonalis, wobei der Katheter in der Pulmonalklappe liegt, nicht abzugrenzen ist. Dementsprechend dürfte der Pulmonalklappenschluß so wenig intensiv sein, daß er bei der vorhandenen Empfindlichkeit des Systems über den Katheterschaft nicht fortgeleitet wird. Bei Betrachtung der genannten Druckwerte (s. o.) ist dies verständlich.
Weiterhin ist festzustellen, daß im rechten Ventrikel zeitweise ein IV. Herzton auftritt, der extra-

ding aorta occurred somewhat concomitantly with the opening of the aortic valve.
A comparison with the pressure curves shows that the second sound with high amplitude corresponds to the aortic component both in the left and right heart, whereas a pulmonary component cannot even be differentiated in the pulmonary artery, the catheter being accommodated in the pulmonary valve. Hence, the intensity of the pulmonary valve closing can be assumed to be so small that the latter cannot be projected along the catheter

kardial nicht nachzuweisen ist. Im linken Ventrikel findet sich außerdem ein telesystolischer Klick und ein protodiastolischer Extraton (III). In der Ao. ascendens sind vor der 2. Komponente des I. Tons (Ib) Schwingungen sichtbar, die wahrschweinlich darauf zurückzuführen sind, daß die Katheterspitze sehr klappennahe liegt und dadurch zu Artefakten führt.

Zusammenfassung: Die untersuchten Normalpersonen zeigten folgende Zeitintervalle:

Q—Ia 0,05—0,08 (0,063) sec und
Ia—Ib 0,03—0,04 (0,036) sec im linken Herzen.

Bei der Hälfte der Fälle fanden sich z. T. inconstant nach dem II. Ton (IIA) protodiastolische Extratöne in einem Abstand von 0,08—0,10 (0,093) sec im linken Ventrikel und 0,12—0,14 sec nach IIA (!) im rechten Ventrikel. Ein IV. Ton („Vorhofton") war einmal im linken Ventrikel, einmal in der Ao.ascendens, zweimal im rechten Ventrikel und dreimal in der A.pulmonalis zu differenzieren.

Systolische Schwingungen waren bei allen Personen in der Ao.ascendens und in der A. pulmonalis erkennbar, meistens aber auch im linken und rechten Ventrikel festzustellen. Einmal konnte auch ein diastolisches Geräusch in der A.pulmonalis differenziert werden, das auf eine artefizielle Pulmonalklappeninsuffizienz zurückgeführt wird, da der Katheter in der Klappe lag.

shaft with the given sensitivity of the system. This may readily be understood from the pressure values quoted above.

Another finding was a temporary occurrence of a fourth heart sound in the right ventricle which was not recordable by extracardiac approach. In addition, a telesystolic click and a protodiastolic extra sound (III) was found in the left ventricle. Vibrations were recorded prior to the second component of the first sound (Ib) in the ascending aorta, probably because the catheter tip was placed very closely to the valve thus resulting in artifacts.

Summary: The following time intervals were found in the normal persons examined:

Q-Ia 0.05 to 0.08 (0.063) s and
Ia-Ib 0.03 to 0.04 (0.036) s in the left heart.

In half of the cases, protodiastolic extra sounds, some of them inconstant, were found to follow after the second sound (IIA), the intervals being 0.08 to 0.10 (0.093) s in the left ventricle or 0.12 to 0.14 s after IIA (!) in the right ventricle. A fourth sound ("atrial sound") was differentiated once in the left ventricle, once in the ascending aorta, twice in the right ventricle, and three times in the pulmonary artery.

In all persons, systolic vibrations were detectable in the ascending aorta and the pulmonary artery, while in most cases they were recorded also from the left and right ventricle. In one case, a diastolic murmur was differentiated in the pulmonary artery. This finding was attributed to artificial pulmonary valvular insufficiency, as the catheter was placed inside the valve.

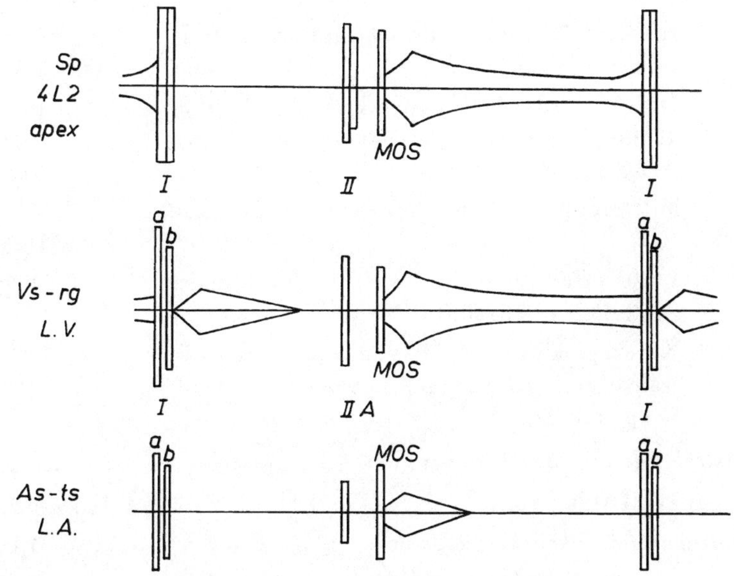

Phonokardiographisches Schema 2

Phonocardiographic scheme No. 2

Charakteristik: Das haemodynamische Ergebnis einer Verengung der Mitralklappe ist der diastolische Druckgradient zwischen linkem Vorhof und Ventrikel bei entsprechend großem Durchflußvolumen in Beziehung zur diastolischen Füllungszeit. Sekundär kann es zur pulmonalen und rechtsventrikulären Drucksteigerung kommen.
Es ist dementsprechend ein Diastolikum im linken Ventrikel zu erwarten, das ein protodiastolisches (Druckausgleich) und präsystolisches (Vorhofsystole bei Sinusrhythmus) Maximum haben kann. Ein Systolikum gehört nicht zur Mitralstenose, kann aber häufig beobachtet werden, wenn eine begleitende Trikuspidalinsuffizienz oder Aortenstenose oder ein pulmonales Geräusch vorliegt, das bei der bestehenden, besonders infundibulär angeordneten Rechtsherzhypertrophie und nachfolgender Pulmonalisektasie auf diese Kaliberunterschiede in der Ausflußbahn bezogen werden kann. Weitere wesentliche Kriterien der Mitralstenose sind der paukende I. Herzton und der Mitralöffnungston sowie eine betonte pulmonale Komponente des II. Tons, wenn eine pulmonale Hypertonie vorliegt. In Ruhe kann das Diastolikum unhörbar sein. Dann sollten aber die Veränderungen der Herztöne für die Untersuchung richtunggebend sein. Bei starrem (und verkalktem) Klappenapparat kann der I. Ton uncharakteristisch sein und der Mitralöffnungston fehlen. Das Intervall Q—I. Ton kann verlängert sein. Je schwerer die Mitralstenose, desto kürzer ist im allgemeinen das Intervall zwischen aortaler Komponente des II. Tons (IIA) und Mitralöffnungston.

Characterisation: Hemodynamically, stenosis of the mitral valve results in a diastolic pressure gradient between the left atrium and ventricle, related to the cardiac output and the diastolic filling time. Pressure rise in the pulmonary artery and the right ventricle can be a secondary effect. Correspondingly, a diastolic murmur is to be expected in the left ventricle which may have a protodiastolic maximum (protodiastolic pressure gradient) and a presystolic maximum (contraction of the left atrium with sinus rhythm). Mitral stenosis does not imply a systolic murmur, but the latter is frequently observed if accompanying tricuspid insufficiency or aortic stenosis are present or a pulmonary murmur which may be related to the different bore diameters in the outflow tract according to hypertrophy of the right ventricle, mainly infundibular, and succeeded by pulmonary dilatation. Accentuated first heart sound, mitral opening snap, as well as a pronounced pulmonary component of the second sound, the latter in case of pulmonary hypertension, are other essential criteria of mitral stenosis. Under conditions of rest, the diastolic murmur may be inaudible in which case changes of the heart sounds should be taken as guide in the examination. In case of rigid valvular mechanism (calcification), the first sound may be atypical, while the mitral opening snap may be missing at all. The Q to first sound interval may be prolonged. The more severe the case of mitral stenosis, the shorter may, generally, be the interval between the aortic component of the second sound (IIA) and the mitral opening snap.

Z. E., Frau, 38 Jahre, MS-II

Haemodynamik:

HMV 6,2 l/min, HI 3,9 l/min/m², MÖF 1,3 cm²

Drucke: Adm 4, Vd 43/−1/4, Ap 43/20 = 29 mm Hg, Asm 22, Vs 100/4/8, Aoa 100/66 = 80 mm Hg

Mittlerer diastolischer DG = 16 mm Hg (As-Vs)

Farbstoffdilution: Vs-As: Ausschluß einer zusätzlichen Mitralinsuffizienz

Kineangiokardiographie vom As: Enges Mitralostium, Klappe noch beweglich, kein Klappenkalk

Extrakardiales Phonokardiogramm:

4L2 (Abb. 7)

Intrakardiale Phonokardiogramme:

a) Vs-rg 1, b) Vs-rg 2 (Abb. 8)

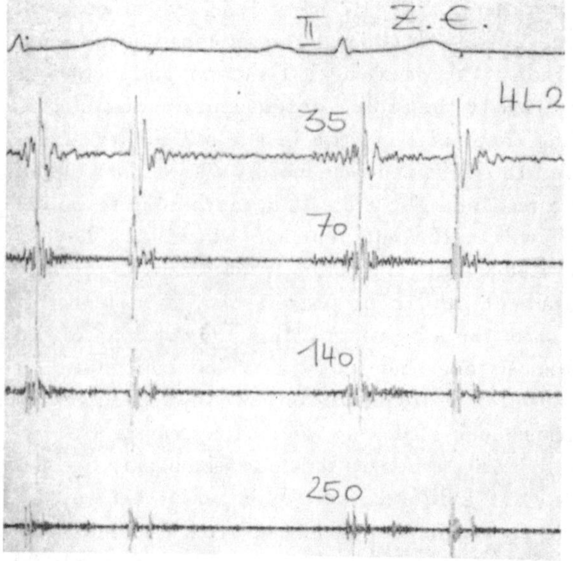

Abb. 7/Fig. 7

Geräusche: Bei verschiedener Katheterlage im linken Ventrikel ist das typische Diastolikum mit protodiastolischem und präsystolischem Maximum einmal deutlich registrierbar, an anderer Stelle ähnlich wie extrakardial, nur eben angedeutet nachweisbar. Die geringen protosystolischen Schwingungen, die ähnlich auch bei Normalpersonen gefunden werden und hier intra- und extrakardial nachweisbar sind, haben hier nicht ihre Ursache in einer begleitenden Mitralinsuffizienz (s. o.).

Töne: Deutlicher als extrakardial zeigt der I. Ton im linken Ventrikel eine größere Amplitude als der aortale Anteil des II. Tons (IIA), wobei er bei der einen Situation im linken Ventrikel (Vs-rg 2) von

Z. E., female, 38, MS-II

Hemodynamics:

C.O. 6.2 l/min, C.I. 3.9 l/min/sq.m, M.V.A. 1.3 sq.cm

Pressures: R.A.m. 4, R.V. 43/-1/4, P.A. 43/20 = 29 mm Hg, L.A.m. 22, L.V. 100/4/8, Asc.Ao. 100/66 = 80 mm Hg mean diastolic P.G. = 16 mm Hg (L.A.-L.V.)

Dye dilution method: L.V. to L.A.: additional mitral insufficiency ruled out

Cineangiocardiography of L.A.: stenotic mitral ostium, valve still mobile, no valvular calcification.

Extracardiac phonocardiogram: 4L2 (Fig. 7)

Intracardiac phonocardiograms:

a) L.V.-rg 1; b) L.V.-rg 2 (Fig. 8)

Murmurs: The typical diastolic murmur with protodiastolic and presystolic maximum was clearly recordable from the left ventricle, the catheter being in different positions, while it was just vaguely detectable from other sites, similar to the extracardiac approach. The smaller protosystolic vibrations recordable by intracardiac and extracardiac approach and found similarly also in normal persons were, in this case, not caused by accompanying mitral insufficiency (see above).

Sounds: The intracardiac finding was more consistent than the extracardiac, in that the amplitude of the first sound in the left ventricle was higher than the aortic portion in the second sound (IIA), the first sound in one of the situation in the

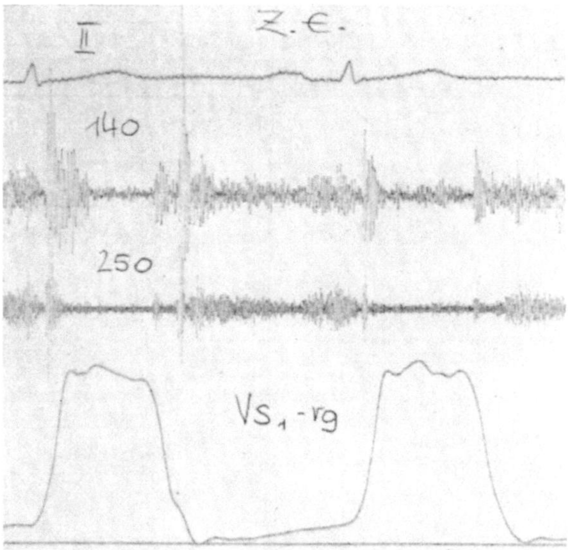

Abb. 8a/Fig. 8a

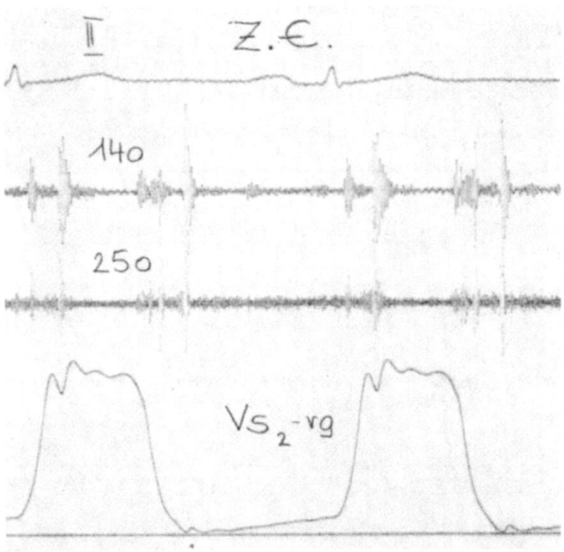

Abb. 8b/Fig. 8b

einem protosystolischen Klick gefolgt wird. In kurzem Intervall nach der IIA-Komponente folgt der Mitralöffnungston (MOS), der bei der einen Katheterlage von einem III. Ton gefolgt wird (Vs-rg 2).

W. H., Frau, 33 Jahre, Re-Stenose-IV

Haemodynamik:

HMV 3,3 l/min, HI 2,0 l/min/m², MÖF 0,7 cm²

Drucke: Adm 5, Vd 75/3/8, Ap 75/27 = 34 mm Hg, Asm 27, Vs 110/3/10, Aoa 110/75 = 85 mm Hg

Mittlerer diastolischer DG = 19 mm Hg (As-Vs)

Farbstoffdilution: Vs-As: Ausschluß einer zusätzlichen Mitralinsuffizienz

Keine Angiokardiographie

Extrakardiale Phonokardiogramme:

a) 4L3, b) 2L2 (Abb. 9)

Intrakardiale Phonokardiogramme:

a) Vs-rg, b) As-ts, c) Ap d) Vd (Abb. 10)

Geräusche: Extrakardial (4L3) und intrakardial (Vs-rg) findet sich das typische Diastolikum, das nach dem Mitralöffnungston einsetzt. Darüber hinaus ist aber sowohl über der Herzspitze (4L3) und der Herzbasis (2L2) sowie im linken Ventrikel ein protosystolisches Geräusch feststellbar, obwohl eine zusätzliche Mitralinsuffizienz sicher ausgeschlossen werden konnte. Da auch in der A. pulmonalis (Ap) protosystolische Schwingungen nachweisbar sind, könnte es sich um ein Geräusch handeln, das entweder im Bereich des Infundibu-

left ventricle (L.V.-rg 2) being followed by a protosystolic click. The mitral opening snap (MOS) which was followed by a third sound in one of the catheter positions (L.V.-rg 2) followed after the IIA component in a short interval.

W. H., female, 33, recurrent MS-IV

Hemodynamics:

C.O. 3.3 l/min, C.I. 2.0 l/min/sq.m, M.V.A. 0,7 sq.cm

Pressures: R.A.m. 5, R.V. 75/3/8, P.A. 75/27 = 34 mm Hg, L.A.m. 27, L.V. 110/3/10, Asc.Ao. 110/75 = 85 mm Hg, mean diastolic P.G. = 19 mm Hg (L.A.-L.V.)

Dye dilution methods; L.V. to L.A.: additional mitral insufficiency ruled out

No angiocardiography

Extracardiac phonocardiograms:

a) 4L3; b) 2L2 (Fig. 9)

Intracardiac phonocardiograms:

a) L.V.-rg; b) L.A.-ts; c) P.A.; d) R.V. (Fig. 10)

Murmurs: The typical diastolic murmur was found to succeed the mitral opening snap both in extracardiac (4L3) and intracardiac (L.V.-rg) approaches. In addition, a protosystolic murmur was recorded from the cardiac apex (4L3) and the cardiac basis (2L2) as well as from the left ventricle, although additional mitral insufficiency could be ruled out safely. The murmur was assumed to have possibly originated from the infundibular region, as a result of pronounced hypertrophy of the right ventricle, or from the

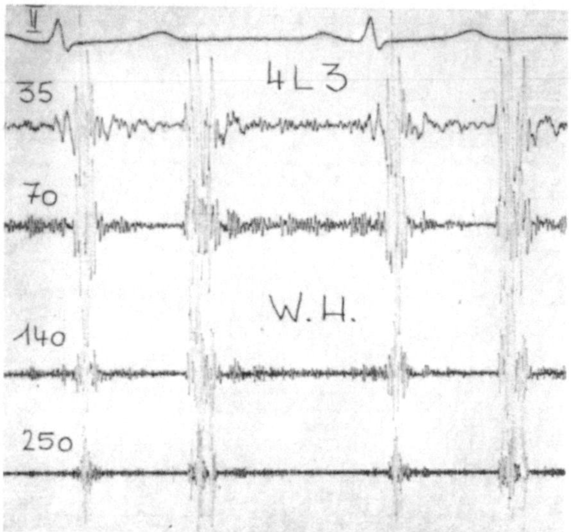

Abb. 9a/Fig. 9a

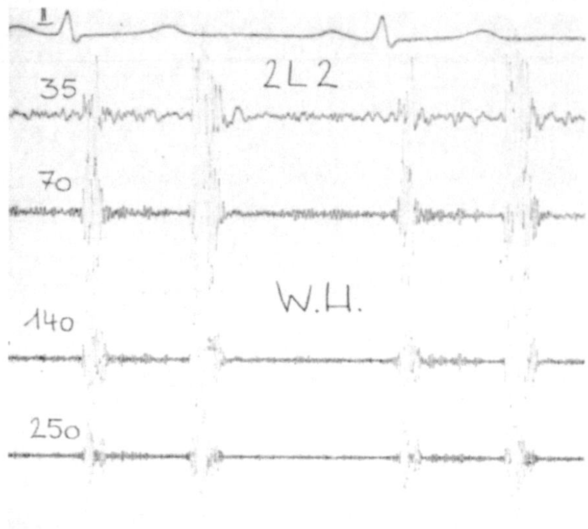

Abb. 9b/Fig. 9b

lums bei ausgeprägter Rechtshypertrophie oder postvalvulär durch die Pulmonalisektasie entsteht.

Töne: Obwohl der I. Ton über dem Herzen (2L2 und 4L3) deutlich ist und eine ähnlich hohe Amplitude hat wie der II. Ton, findet man im linken Ventrikel hier nur kleinere Amplituden des I. Tons. In der A.pulmonalis ist der I. Ton bei ausgeprägter pulmonaler Hypertonie (s. o.) dagegen laut; und er tritt dort auch 0,03 sec später auf. Der extrakardial nachweisbare I. Ton (Ia) könnte hier bei pulmonaler Hypertonie demnach entgegen den sonstigen Erfahrungen auch durch das rechte Herz mit bedingt sein. Die aortale Komponente des II. Tons (IIA) ist präkordial, im linken Ventrikel und in der A.pulmonalis deutlich, während sie im linken Vorhof nur angedeutet zur Darstellung kommt. Nach IIA folgt dann extrakardial (basal und apikal) und in der A.pulmonalis eine Pulmonalkomponente (IIP), die im linken Herzen nicht nachweisbar ist. Schließlich ist ein Mitralöffnungston (MOS) abzugrenzen, der sich gleich gut extrakardial, im linken Vorhof und Ventrikel sowie in der A.pulmonalis darstellt.

Zusammenfassung: Die untersuchten reinen Mitralstenosen zeigten folgende Zeitintervalle:

Q-Ia 0,06–0,11 (0,087) sec und
Ia-Ib 0,02–0,07 (0,041) sec im linken Herzen.

Bei einzelnen Fällen mit systolischen pulmonalen Drucken von 26–100 mm Hg war im linken Ventrikel auch eine Pulmonalkomponente (IIP) abgrenzbar. Nur bei einem Patienten fehlte (postoperativ nach Klappensprengung mit dem Dilatator nach LOGAN-TUBBS) der Mitralöffnungston (MOS)

postvalvular region, as a result of pulmonary ectasy, since protosystolic vibrations were recordable also from the pulmonary artery.

Sounds: Only smaller amplitudes of the first sound were found in the left ventricle, although the extracardiac first heart sound (2L2 and 4L3) was quite clear and had an amplitude nearly as high as that of the second sound. On the other hand, in pronounced pulmonary hypertension (see above), the first sound in the pulmonary artery was loud and occurred with a delay of 0.03 s. Then, in this situation of pulmonary hypertension, and in disagreement with the usual experiences, the first sound (Ia) recordable by extracardiac approach might have been also caused by the right heart. The aortic component of the second sound (IIA) was clearly audible over the chest wall, in the left ventricle and the pulmonary artery, but indicated merely slightly in the left atrium. On the cardiac apex and basis and in the pulmonary artery, IIA was followed by a pulmonary component (IIP) not being detectable in the left heart. A mitral opening snap (MOS) also was differentiated which was reproduced extracardially on equally good level in the left atrium and ventricle and in the pulmonary artery.

Summary: The following time intervals were recorded from the isolated mitral stenoses examined:

Q-Ia 0.06 to 0.11 (0.087) s and
Ia-Ib 0.02 to 0.07 (0.041) s in the left heart.

In some cases with systolic pulmonary pressures of 26 to 100 mm Hg, a pulmonary component (IIP), too, was differentiated in the left ventricle. The mitral opening snap (MOS) which generally

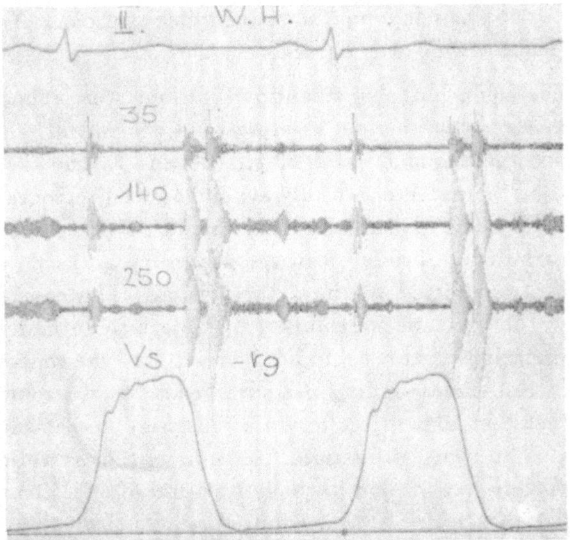

Abb. 10a/Fig. 10a

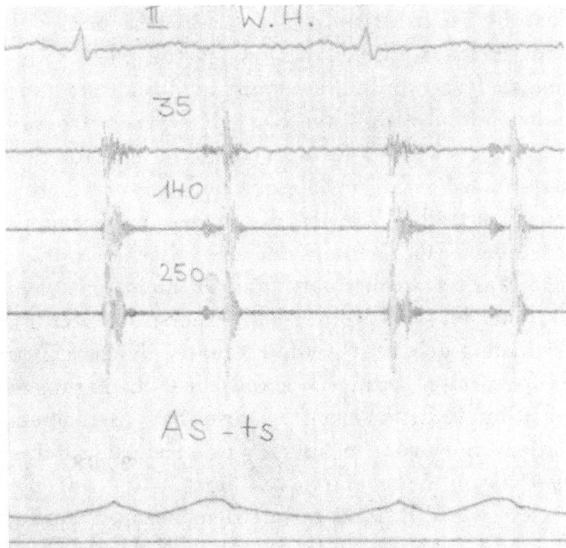

Abb. 10b/Fig. 10b

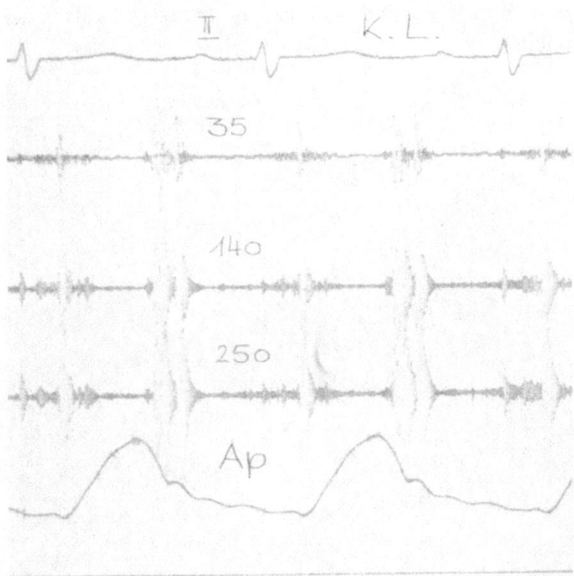

Abb. 10c/Fig. 10c

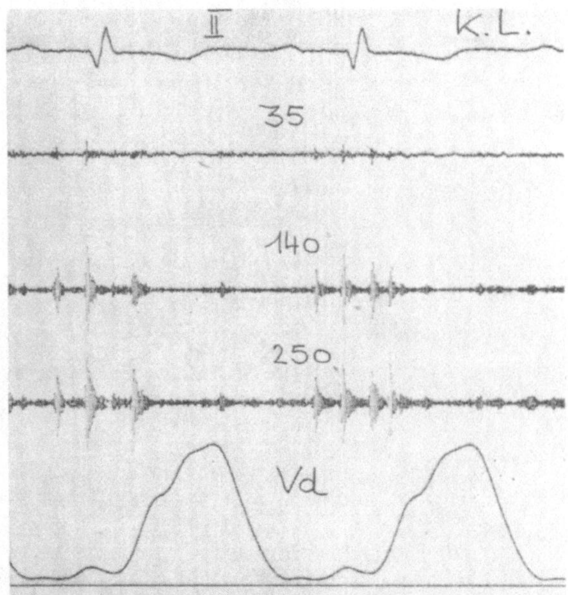

Abb. 10d/Fig. 10d

im linken Ventrikel, der bei den anderen Fällen 0,04—0,11 (0,079) sec nach IIA auftrat. Zwischen den intrakardial registrierten Intervallen Q-Ia sowie IIA-MOS ergab sich die bekannte lockere Beziehung zum Schweregrad der Mitralstenose (Mitralöffnungsfläche), wobei die Kombination beider Intervalle nach WELLS keinen zusätzlichen Wert erbrachte. Der Mitralöffnungston wurde auch fast regelmäßig im linken Vorhof gefunden. Einmal wurde ein III. Ton im linken Ventrikel registriert, der sich aber extrakardial nicht fand. Ein IV. Ton wurde bei keinem der Fälle beobachtet.

occurred in intervals from 0.04 to 0.11 (0.079) s after IIA was missed in the left ventricle only in one patient (post operationem for commissurotomy, using the dilatator according to LOGAN-TUBBS). The well-known loose correlation between the intracardially recorded Q-Ia and IIA-MOS intervals, on the one hand, and the severity of mitral stenosis, on the other, was confirmed also in these cases, but no additional value resulted from a combination of the two intervals according to WELLS. The mitral opening snap was also found almost regularly in the left atrium. In one case, a third sound was recorded from the left ventricle,

Fast bei allen Mitralstenosen wurden im linken Ventrikel diastolische, aber auch systolische Schwingungen festgestellt, was damit in Zusammenhang stehen könnte, daß der Katheter stets retrograd eingeführt wurde. Er liegt dann in der Aortenklappe, wo sich Turbulenzen auf den Katheterschaft mitteilen können, die in der Ao. ascendens entstehen. Der Verlauf der diastolischen Geräusche war so wechselhaft, daß er nicht mit dem Verlauf der entsprechenden Druckgradienten in Beziehung gebracht werden konnte. Bei manchen Fällen waren geringe diastolische Schwingungen auch im linken Vorhof nachweisbar. Bei einem Patienten wurde im linken Vorhof ein deutliches Systolikum beobachtet, das fortgeleitet auf die begleitende Trikuspidalinsuffizienz bezogen wurde, da eine begleitende Mitralinsuffizienz durch Farbstoffdilution sicher ausgeschlossen werden konnte. Entgegen den extrakardialen Beobachtungen konnte nur vereinzelt im linken Ventrikel ein Präsystolikum festgestellt werden.

but it was not found in extracardiac approach. No fourth sound was observed in any of these cases.

Diastolic, but also systolic vibrations were found in the left ventricle of almost all the mitral stenoses examined which might be due to the fact that the catheter was always introduced retrogradally and then came to lie in the aortic valve were turbulences produced in the ascending aorta may be transmitted to the catheter shaft. The course of the diastolic murmurs was subject to so many variations that it could not be related to the course of the corresponding pressure gradients. In some cases, smaller diastolic vibrations were detectable also in the left atrium. A pronounced systolic murmur was found in the left atrium of one of the patients which was attributed, in its projection, to an accompanying tricuspid insufficiency, since an accompanying mitral insufficiency was ruled out safely by dye dilution technique. In deviation from the extracardiac findings, a presystolic murmur was recorded but rarely from the left ventricle.

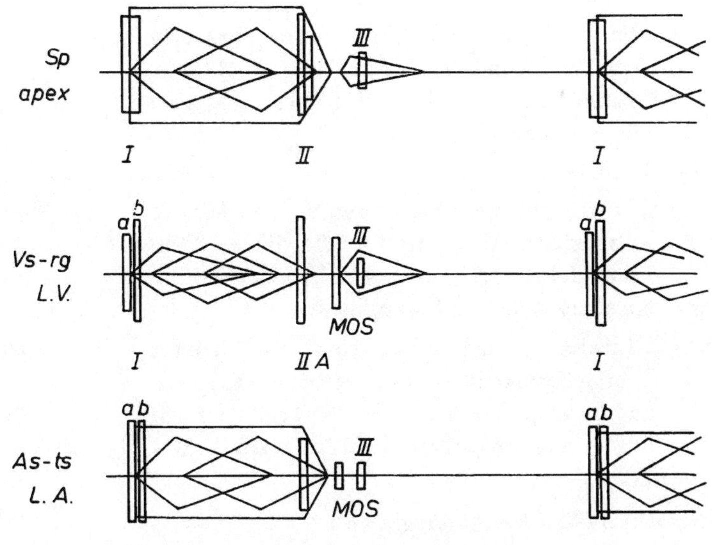

Phonokardiographisches Schema 3

Phonocardiographic scheme No. 3

Charakteristik: Die MI ist haemodynamisch dadurch gekennzeichnet, daß in der Systole ein Teil des vom linken Ventrikel ausgeworfenen Schlagvolumens in den linken Vorhof zurückfließt, das dann in der Diastole zusammen mit dem Volumen aus den Lungenvenen wieder in den linken Ventrikel einfließt. Dieses Rückflußvolumen kann bis etwa 20 l/min betragen, also wesentlich größer sein als das effektive Herzminutenvolumen. Auch bei größeren MI muß es nicht zu Drucksteigerungen im linken Ventrikel (diastolisch), im linken Vorhof oder im Pulmonalkreislauf kommen. Vielfach wird aber bei schwereren MI ein volumenbedingter protodiastolischer Druckgradient im Sinne einer relativen Mitralstenose gefunden.
Dementsprechend ist im linken Vorhof sowie über der Herzspitze und Axilla ein systolisches Geräusch zu erwarten, das unabhängig von der Größe der Regurgitation sehr verschieden in der Form sein kann. Bei schweren Mitralinsuffizienzen ist nach dem Gesagten auch ein protodiastolisches Geräusch möglich, obwohl morphologisch keine begleitende Mitralstenose vorliegt. Der I. Herzton ist nicht betont. Ein Mitralöffnungston findet sich über der Brustwand nicht. In größerem Abstand nach der aortalen Komponente des II. Tons (IIA) wird jedoch oft ein niederfrequenter, wenig intensiver III. Ton festgestellt, der mit der protodiastolischen Ventrikelfüllung in Beziehung gebracht wird.

Characterisation: The hemodynamic features of mitral insufficiency are characterised by a situation where in the systolic phase some of the stroke volume ejected from the left ventricle would flow back into the left atrium and then reflows together with the flow from the pulmonary veins into the left ventricle, in the diastolic phase. Such regurgitant flow can account for about 20 l/min maximum and thus be significant higher than the effective cardiac output. Pressure rises in the left ventricle (diastolic), the left atrium, or the lesser circulatory system need not even result, with necessity, from more severe cases of mitral insufficiency. Yet, a flow-caused protodiastolic pressure gradient in terms of a relative mitral stenosis is quite a frequent finding in severe mitral insufficiency.
Consequently, a systolic murmur, which might be of different shape quite independent from the regurgitant flow, may be expected in the left atrium as well as above the cardiac apex and axilla. The above explanation would imply also the possibility of a protodiastolic murmur to occur in severe mitral insufficiency, although no accompanying mitral stenosis is present morphologically. The first heart sound is not pronounced. No mitral opening snap can be recorded from the chest wall. However, a third sound of low frequency and smaller intensity, which is time-related to the protodiastolic ventricular filling is frequently found to follow the aortic component of the second sound (IIA) in a larger interval.

K. B., Mädchen, 14 Jahre, MI-II

Haemodynamik:

HMV 5,2 l/min, HI 3,31 l/min/m², RQ 0,34 Drucke: Adm 3, Vd 25/0/3, Ap 23/7 = 17 mm Hg, Asm 10, Vs 120/4/10, Aoa 120/80 = 94 mm Hg

Kein Druckgradient

Farbstoffdilution: Vs-As und Vs-Afs: Mitralinsuffizienz II⁰ bei RQ = 0,34, RV = 2,7 l/min, RF = 0,22 cm². Aoa-Vs: Ausschluß einer zusätzlichen Aorteninsuffizienz

Kineangiokardiographie vom Vs: Breiter Leerspüleffekt im linken Ventrikel, Klappen gut beweglich, deutliche Regurgitation in den gering vergrößerten linken Vorhof (MI-II)

Extrakardiales Phonokardiogramm:

Herzspitze (Sp) (Abb. 11)

Intrakardiale Phonokardiogramme:

a) As-ts, b) Vs-rg Ausflußbahn, c) Vs-rg Mitte, d) Vs-rg Spitze (Abb. 12)

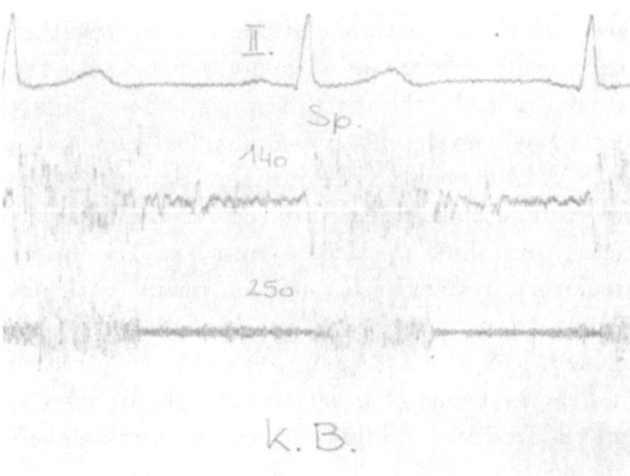

Abb. 11/Fig. 11

Geräusche: Das typische holosystolische Geräusch findet sich im linken Vorhof wie über der Herzspitze und geringer auch im linken Ventrikel. Im linken Ventrikel sind auch minimale diastolische Schwingungen zu beobachten.

Töne: Extrakardial sind die Töne I und II wie im linken Vorhof in das Systolikum mit einbezogen. Aber auch im linken Ventrikel sind Schwingungen im Sinne des I. Tons nur angedeutet, während die aortale Komponente des II. Tons (IIA) deutlich hervortritt. Im Bereich der Ausflußbahn folgt nach IIA ein weiterer Ton, der wegen seines Frequenzgehalts, seines zeitlichen Verhaltens und seiner Beziehung zur ventrikulären Druckkurve als Mitralöffnungston (MOS) angesprochen wird. Er

K. B., girl, 14, MI-II

Hemodynamics:

C.O. 5.2 l/min, C.I. 3.31 l/min/sq. m, R.R. 0.34

Pressures: R.A.m. 3, R.V. 25/0/3, P.A. 23/7 = 17 mm Hg, L.A.m. 10, L.V. 120/4/10, Asc.Ao. 120/80 = 94 mm Hg, no pressure gradient

Dye dilution methods: L.V. to L.A. and L.V to A.f.s.: mitral insufficiency II⁰ with R. R. = 0.34, R.Vol. = 2.7 l/min, R.Area = 0.22 sq.cm, Asc.Ao. to L.V.: additional aortic insufficiency ruled out

Cineangiocardiography of L.V.: wide flow-empty effect in the left ventricle, valves readily movable, pronounced regurgitation into slightly enlarged left atrium (MI-II)

Extracardiac phonocardiogram:

Cardiac apex (Fig. 11)

Intracardiac phonocardiograms:

a) L.A.-ts; b) L.V.-rg outflow tract;
c) L.V.-rg center; d) L.V.-rg apex (Fig. 12)

Murmurs: The typical holosystolic murmur is found both in the left atrium and above the cardiac apex and with smaller amplitudes in the left ventricle, too. Minimum diastolic vibrations were observed also in the left ventricle.

Sounds: The extracardiac finding equalled that made in the left atrium, in that the first and second sounds were included in the systolic murmur. However, in the left ventricle, too, vibrations in terms of the first sound were only indicated, while the aortic component of the second sound (IIA) was pronounced. In the region of the outflow tract, IIA was followed by another sound which was interpreted as mitral opening snap (MOS) for its frequency, time behaviour, and relation with

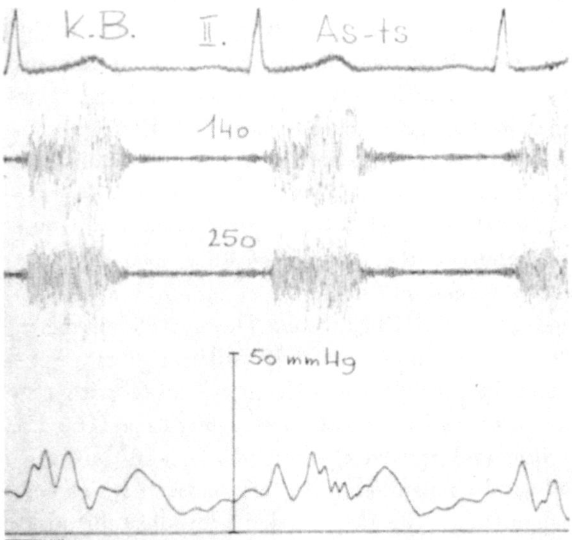

Abb. 12a/Fig. 12a

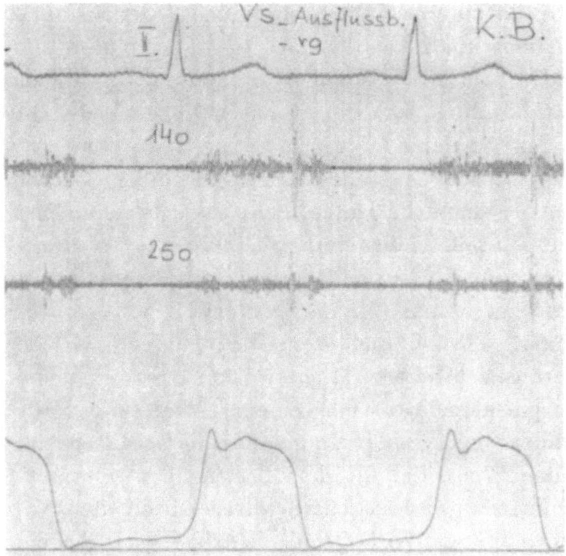

Abb. 12b/Fig. 12b

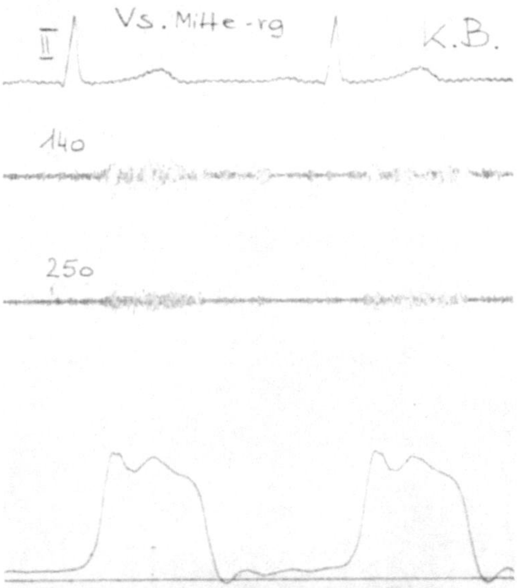

Abb. 12c/Fig. 12c

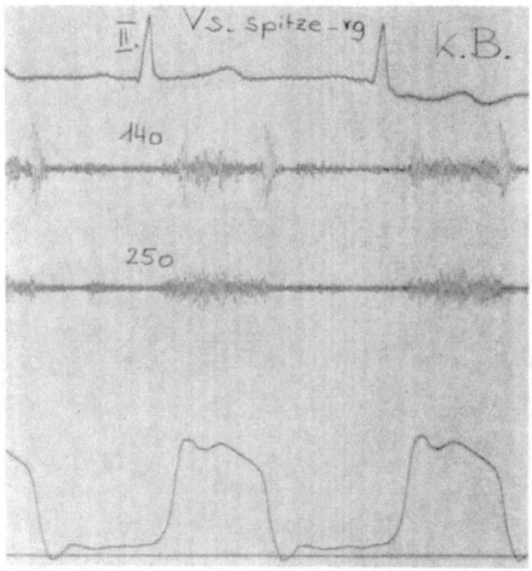

Abb. 12d/Fig. 12d

ist extrakardial nicht zu erkennen. Über der Brustwand findet sich aber viel später nach IIA ein III. Ton, der intrakardial nicht beobachtet werden konnte. Bemerkenswert ist auch das unterschiedliche Schallbild in den einzelnen Abschnitten des linken Ventrikels.

Zusammenfassung: Die untersuchten reinen Mitralinsuffizienzen zeigten folgende Zeitintervalle:

Q-Ia 0,06—0,10 (0,073) sec und
Ia-Ib 0,02—0,07 (0,05) sec im linken Herzen.

Teilweise konnte ein III. Ton im linken Ventrikel und/oder im linken Vorhof festgestellt werden: IIA-III 0,10—0,17 (0,15) sec. Unabhängig von der Schwere der MI fand sich bei allen Fällen ein

the ventricular pressure curve. In extracardiac procedure, this sound was not detectable. A third sound, not observed in intracardiac procedure, was recorded from the chest wall to follow IIA with considerable delay. The differentiated sound situations in the various sections of the left ventricle made another noteworthy observation.

Summary: The following time intervals were recorded from the isolated mitral insufficiencies examined:

Q-Ia 0.06 to 0.10 (0.073) s and
Ia-Ib 0.02 to 0.07 (0.05) s in the left heart.

In some cases, a third sound was found in the left ventricle and/or the left atrium, suggesting the

Mitralöffnungston (MOS) im linken Ventrikel bzw. zweimal im linken Vorhof: IIA-MOS 0,04—0,11 (0,076) sec. Ein IV. Ton war zweimal im linken Vorhof und gleichzeitig einmal im linken Ventrikel zu differenzieren.

Das typische Systolikum war im linken Vorhof nur bei einem Patienten nicht zu registrieren, bei dem ein sehr großer Vorhof bei absoluter Arrhythmie vorlag. Im linken Ventrikel wurde ebenfalls mit einer Ausnahme (MI im Stadium III mit großem linken Vorhof und Ventrikel) das systolische Geräusch differenziert, hatte dort aber geringere Amplituden. Bei etwa einem Drittel der Fälle fanden sich auch protodiastolische Geräusche im linken Ventrikel, die dem bestehenden volumenbedingten protodiastolischen Druckgradienten zwischen linkem Vorhof und Ventrikel entsprachen. In keinem Falle wurde ein Präsystolikum festgestellt.

following time interval: IIA-III 0.10 to 0.17 (0.15) s. Mitral opening snaps (MOS) were found in the left ventricle or twice in the left atrium in all cases of mitral insufficiency, no matter what the severities of the given cases were: IIA-MOS 0.04 to 0.11 (0.076) s. A fourth sound was differentiated simultaneously twice in the left atrium and once in the left ventricle. The typical systolic murmur of the left atrium was missed only in one patient whose excessively enlarged atrium was accompanied by atrial fibrillation. The systolic murmur was differentiated, although with smaller amplitudes, in the left ventricle in all cases, with one exception (mitral insufficiency in phase III with atrium and ventricle enlarged). In addition, protodiastolic murmurs in the left ventricle which corresponded to the flow-caused protodiastolic pressure gradients between the left atrium and ventricle were discovered in about one third of these cases.

Mitralstenose mit Mitralinsuffizienz (MS + MI)

Mitral Stenosis with Mitral Insufficiency (MS + MI)

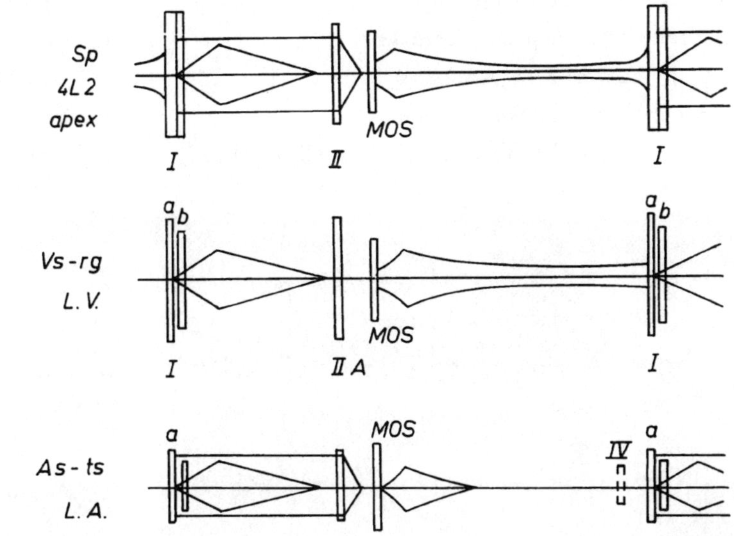

Phonokardiographisches Schema 4

Phonocardiographic scheme No. 4

Charakterstik: Bei kombinierten Mitralklappenfehlern wird die Stenosekomponente relativ verstärkt. Das in der Systole unter hohem Druckunterschied regurgitierte Blut muß zusammen mit dem eff. Herzminutenvolumen in der Diastole bei geringerem Druckgefälle in den Ventrikel zurückpendeln. Dadurch wird der Druckgradient zwischen linkem Vorhof und Ventrikel größer als es einer reinen Mitralstenose entsprechen würde. Entsprechend kommt es zur Drucksteigerung im linken Vorhof und im Pulmonalkreislauf.

Das Herzschallbild läßt demnach ein systolisches und diastolisches Geräusch über der Herzspitze bzw. im linken Herzen erkennen. Der I. Herzton ist meistens akzentuiert, wenn es sich um eine wesentliche Stenosekomponente handelt. Ein Mitralöffnungston ist vorhanden. Die pulmonale Komponente des II. Tons (IIP) kann betont sein, wenn es zur pulmonalen Hypertonie bereits gekommen ist. Manchmal wird auch ein niederfrequenter, wenig intensiver protodiastolischer III. Ton gefunden, der auf die frühe Ventrikelfüllung bezogen wird.

C. C., Frau, 34 Jahre, MS-I mit MS-II

Haemodynamik:

HMV 6,3 l/min, HI 4,35 l/min/m², MÖF 2,8 cm², RQ 0,40

Drucke: Adm 2, Vd 50/0/4, Ap 50/20 = 35 mm Hg, Asm 24, Vs 100/3/7, Aoa 100/60 = 84 mm Hg

Diastolischer Druckgradient 15 mm Hg (As-Vs)

Farbstoffdilution: Vs-As und Vs-Afs: MI-II°

Characterisation: In combined mitral valvular disease, the stenotic component is found to be relatively reinforced. The blood regurgitated under the high pressure difference in the systolic phase has to rependulate into the ventricle together with the effective cardiac output under the smaller pressure gradient in the diastolic phase. Then, the pressure gradient between the left atrium and ventricle would come to exceed the gradient existing in isolated mitral stenosis. The result is a corresponding pressure rise in the left atrium and the lesser circulatory system.

Consequently, a systolic and a diastolic murmur are recorded over the cardiac apex or in the left heart, respectively. The first heart sound is usually accentuated, if the stenotic component is essential. A mitral opening snap is present. The pulmonary component of the second sound (IIP) can be pronounced, if pulmonary hypertension has already occurred. In certain cases, a low-frequency and less intensive protodiastolic third sound is found and attributed to early ventricular filling.

C. C., female, 34, MS-I with MI-II

Hemodynamics:

C.O. 6.3 l/min, C.I. 4.35 l/min/sq.m, M.V.A. 2.8 sq.cm, R.R. 0.40

Pressures: R.A.m. 2, R.V. 50/0/4, P.A. 50/20 = 35 mm Hg, L.A.m. 24, L.V. 100/3/7, Asc.Ao. 100/60 = 84 mm Hg

diastolic pressure gradient 15 mm Hg (L.A.-L.V.)

Dye dilution methods: L.V. to L.A. and

bei RQ = 0,40, RV = 4,2 l/min, RF = 0,5 cm^2

Keine Angiokardiographie

Extrakardiale Phonokardiogramme:

a) 4L2, b) 3L2 (Abb. 13)

Intrakardiale Phonokardiogramme:

a) As-ts, b) Vs-rg 1, c) Vs-rg 2 (Abb. 14)

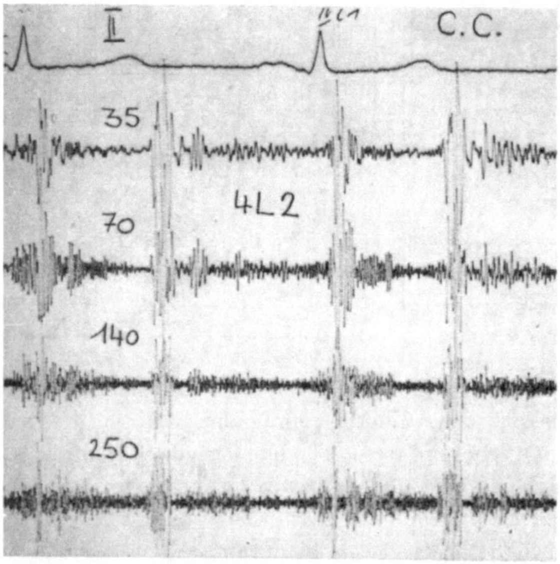

Abb. 13a/Fig. 13a

Geräusche: Das über der Brustwand (4L2) registrierte proto-meso-systolische Geräusch findet sich ähnlich im linken Vorhof. Das typische Diastolikum ist im linken Ventrikel (Vs-rg 1) erkennbar. Bei einer anderen Katheterlage, wobei der Katheter sich im linken Ventrikel retrograd anstemmt, ist im linken Ventrikel ein hochfrequentes Diastolikum (Vs-rg 2) festzustellen, das Decrescendo-Charakter hat und sich deutlich von dem Diastolikum der MS unterscheidet. Es handelt sich hierbei um eine artefizielle Aorteninsuffizienz, die nach Katheterkorrektur (Vs-rg 1) wieder verschwindet. Da die extrakardialen Phonokardiogramme zu einer anderen Zeit registriert wurden, ist dort das artefizielle AI-Diastolikum nicht dargestellt.

Töne: Gegenüber dem extrakardialen Befund zeigt besonders die erste hochfrequente Komponente des I. Tons (Ia) im linken Ventrikel eine wesentlich höhere Amplitude als die des II. Tons. Die Komponenten des I. Tons sind intrakardial auch besser zu differenzieren. Während extrakardial der Mitralöffnungston (MOS) in den höheren Frequenzen weniger hervortritt, ist er im linken Ventrikel ähnlich groß wie IIA; im linken Vorhof ist er eben angedeutet.

L.V. to A.f.s.: MI-II° with R.R. = 0.40, R.Vol. = 4.2 l/min, R.Area = 0.5 sq.cm

no angiocardiography

Extracardiac phonocardiograms:

a) 4L2; b) 3L2 (Fig. 13)

Intracardiac phonocardiograms:

a) L.A.-ts; b) L.V.-rg 1; c) L.V.-rg 2 (Fig. 14)

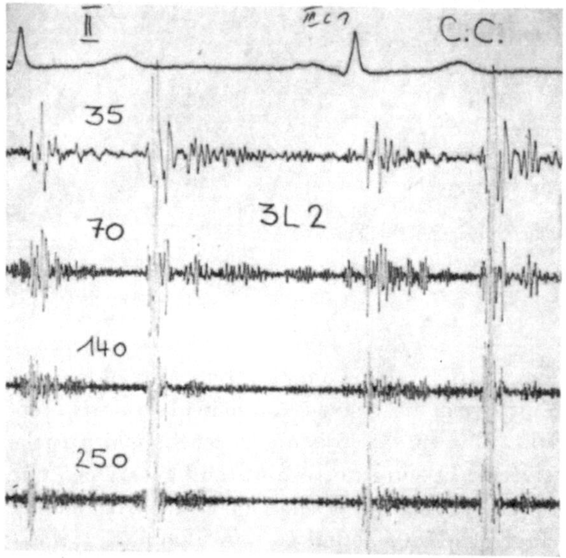

Abb. 13b/Fig. 13b

Murmurs: The proto-meso-systolic murmur recorded from the chest wall (4L2) was found similarly in the left atrium. The typical diastolic murmur was detectable in the left ventricle (L.V.-rg 1). A high frequency diastolic murmur (L.V.-rg 2) of decrescendo type which deviates clearly from the diastolic murmur of mitral stenosis was found in the left ventricle when the catheter was stemmed retrogradely against the latter. The finding was an artificial aortic insufficiency which disappeared when the position of the catheter was corrected (L.V.-rg 1). The extracardiac phonocardiograms were recorded at another time and, therefore, did not show the diastolic murmur of the artificial aortic insufficiency.

Sounds: The amplitude of the first, high frequency component of the first sound (Ia) in the left ventricle was found to be much higher than that of the second sound, which altogether differs from the extracardiac finding. In addition, intracardiac differentiation of the first sound components was better than extracardiac differentiation. While, in extracardiac procedure, the mitral opening snap (MOS) was less pronounced in the higher frequencies, its size in the left ventricle was similar to that of IIA, whereas it was indicated but vaguely in the left atrium.

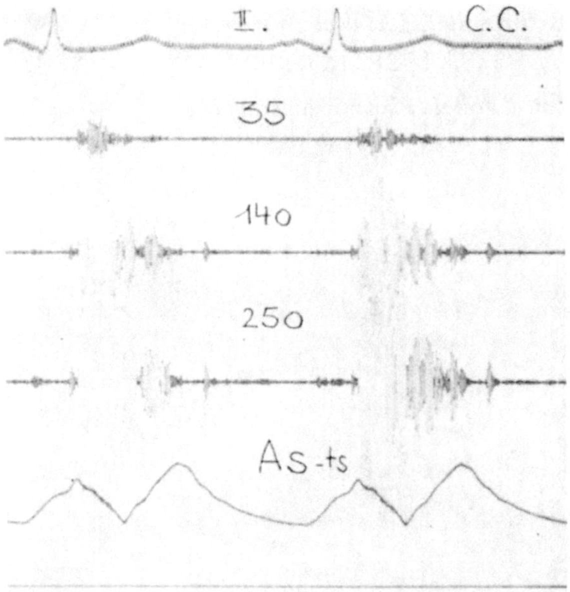

Fig. 14a/Abb. 14a

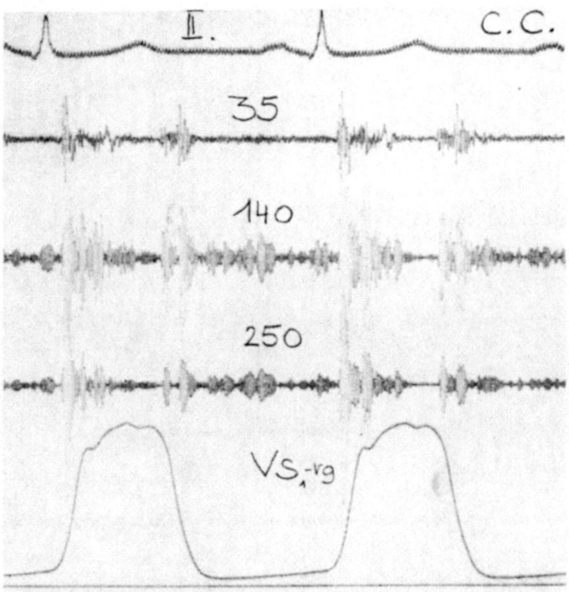

Abb. 14b/Fig. 14b

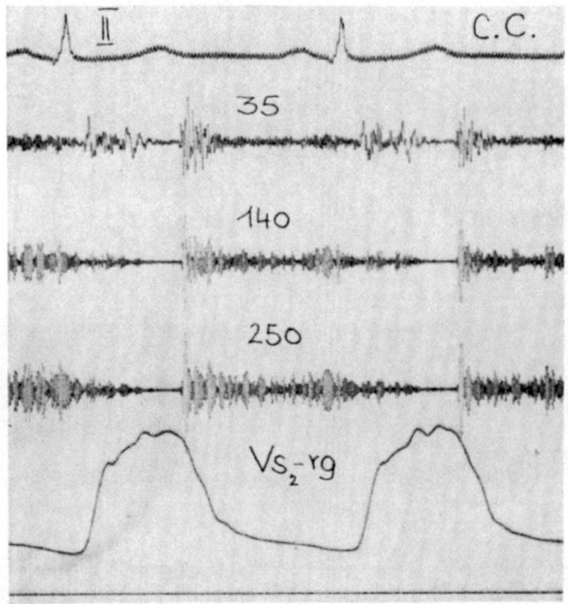

Abb. 14c/Fig. 14c

M. W., Frau, 35 Jahre, MS-I mit MI-III

Haemodynamik:

HMV 4,7 l/min, HI 3,0 l/min/m², MÖF 4,0 cm², RQ 0,58

Drucke: Adm 0, Vd 20/−2/2, Ap 19/6 = 10 mm Hg, Asm 6, Vs 92/2/6, Aoa 92/60 = 72 mm Hg

Mittlerer diastolischer DG = 3 mm Hg

Farbstoffdilution: Vs-As und Vs-Afs: MI-III⁰ bei RQ = 0,58, RV = 6,5 l/min, RF = 0,78 cm²

Keine Angiokardiographie

M. W., female, 35, MS-I with MI-III

Hemodynamics:

C.O. 4.7 l/min, C.I. 3.0 l/min/sq.m, M.V.A. 4.0 sq.cm, R.R. 0.58

Pressures: R.A.m. 0, R.V. 20/-2/2, P.A. 19/6 = 10 mm Hg, L.A.m. 6, L.V. 92/2/6, Asc.Ao. 92/60 = 72 mm Hg

mean diastolic P.G. = 3 mm Hg

Dye dilution methods: L.V. to L.A. and to A.f.s.: MI-III⁰ with R.R. = 0.58, R.Vol. = 6.5 l/min, R.Area = 0.78 sq.cm

no angiocardiography

Extrakardiale Phonokardiogramme:

a) Sp, b) 2L3 (Abb. 15)

Intrakardiale Phonokardiogramme:

a) As-ts, b) Vs-rg (Abb. 16)

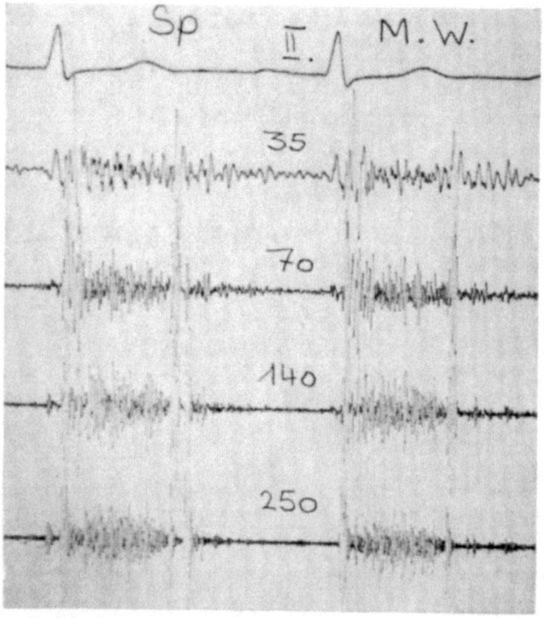

Abb. 15a/Fig. 15a

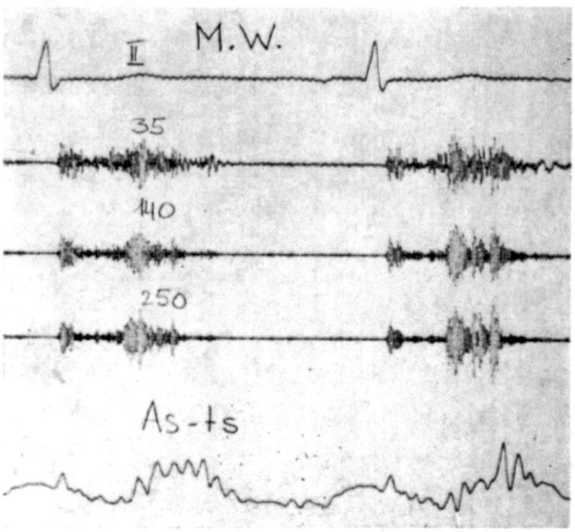

Abb. 16a/Fig. 16a

Geräusche: Das systolische Geräusch der MI wird extrakardial sowohl zur Herzspitze (Sp) als auch zur Basis (2L3) fortgeleitet. Der Crescendo-Charakter, der an der Basis deutlich wird, findet sich im linken Vorhof wieder. Die Form des Geräuschs über der Herzspitze entspricht dagegen

Extracardiac phonocardiograms:

a) apex; b) 2L3 (Fig. 15)

Intracardiac phonocardiograms:

a) L.A.-ts; b) L.V.-rg (Fig. 16)

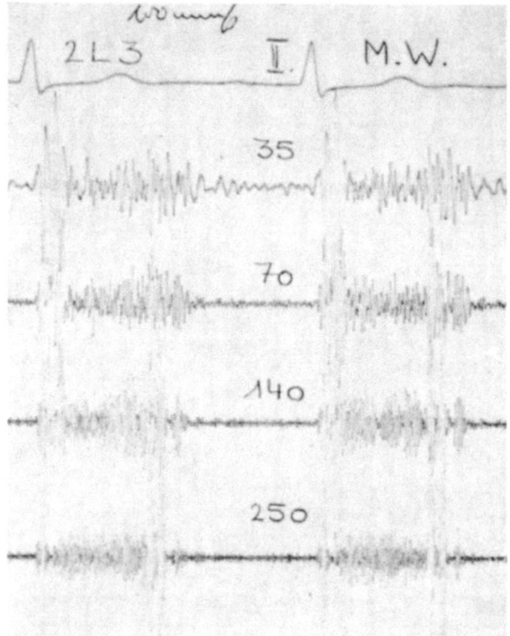

Abb. 15b/Fig. 15b

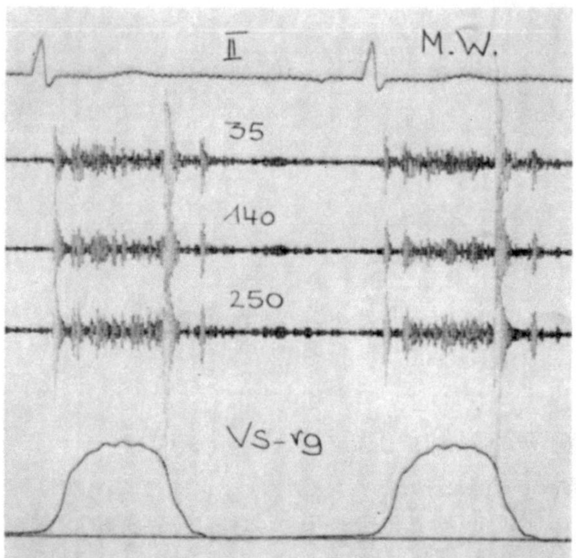

Abb. 16b/Fig. 16b

Murmurs: Extracardiac recording suggested the systolic murmur of the mitral insufficiency to be projected to both the cardiac apex and the base (2L3). The crescendo type of the murmur revealed on the base was re-detected in the left atrium. However, the shape of murmur above the cardiac

dem Verlauf, wie er sich im linken Ventrikel darstellt. In Anbetracht der Tatsache, daß die MI hier erheblich ist, müssen die protodiastolischen Schwingungen besonders über der Herzspitze und im linken Ventrikel auf die durch das große Pendelvolumen relativ verstärkte, morphologisch aber sonst geringe Stenosekomponente zurückgeführt werden.

Töne: Der I. Ton ist intrakardial hier bei „überwiegender" Insuffizienz wenig prominent. Obwohl keine pulmonale Hypertonie vorliegt, folgt der aortalen Komponente des II. Tons (IIA) extrakardial eine pulmonale Komponente. Darauf folgt extra- und intrakardial ein weiterer Ton, der im linken Ventrikel vor dem protodiastolischen Druckminimum einfällt. Unter Berücksichtigung seines zeitlichen Verhaltens und seines Frequenzgehalts kann er als Mitralöffnungston angesprochen werden. Ein dritter Ton (III) ist dagegen nicht zu beobachten.

Zusammenfassung: Die untersuchten Patienten mit kombinierten Mitralklappenfehlern (MS + MI) zeigten folgende Zeitintervalle:

Q-Ia 0,06—0,10 (0,08) sec und
Ia-Ib 0,02—0,08 (0,049) sec im linken Herzen.

Ein Mitralöffnungston (MOS) war im linken Ventrikel bei allen und im linken Vorhof auch meistens zu beobachten: IIA-MOS 0,06—0,11 (0,079) sec. Dieses Intervall ließ sich aber genausowenig wie das Intervall Q-Ia mit der Schwere der Stenose-Komponente korrelieren, auch nicht wenn in die Berechnung der Mitralöffnungsfläche die Größe des Pendelvolumens mit einbezogen wurde, wie es bei uns regelmäßig geschieht. Vereinzelt war ein III. Ton im linken Ventrikel abgrenzbar. IV. Herztöne wurden dagegen nur im linken Vorhof nachgewiesen. Teilweise waren mesosystolische Klicks zu beobachten.
Entsprechende MS-Diastolika waren bei fast allen Patienten im linken Ventrikel festzustellen, während Präsystolika nur bei etwa 1/5 der Fälle beobachtet werden konnten. Im linken Vorhof wurden nur vereinzelt diastolische Schwingungen differenziert, wohingegen das typische Systolikum nur bei minimalen MI oder bei sehr großem linken Vorhof in Einzelfällen vermißt wurde. Wie bei den reinen Mitralinsuffizienzen zeigten auch die kombinierten Mitralfehler fast ausnahmslos systolische Schwingungen geringer Amplitude auch im linken Ventrikel.

apex was found to be in agreement with the course observed from the left ventricle. In view of the severity of the mitral insufficiency in this case the protodiastolic vibrations, mainly those over the cardiac apex and in the left ventricle, have to be attributed to the stenotic component which, although being small morphologically, was relatively reinforced by high regurgitated flow.

Sounds: In the intracardiac record, the first sound was less prominent, as insufficiency was the "predominant" finding. In the extracardiac record, the aortic component of the second sound (IIA) was followed by a pulmonary component, although no pulmonary hypertension was present. Then followed another sound, in both extracardiac and intracardiac regions, which appeared prior to the protodiastolic pressure minimum in the left ventricle. Considering the latter's time order and frequency, it can be interpreted as mitral opening snap. However, no third sound was recorded.

Summary: The following time intervals were recorded from the examined patients having combined mitral valvular disease (MS + MI):

Q-Ia 0.06 to 0.10 (0.08) s and
Ia-Ib 0.02 to 0.08 (0.049) s in the left heart.

A mitral opening snap (MOS) was observed in the left ventricle of all and in the left atrium of most cases: IIA-MOS 0.06 to 0.11 (0.079) s. Yet, neither the latter nor the Q-Ia interval could be correlated with the severity of the stenotic component, not even by approaches where the regurgitation volume was included into the calculation of the mitral valve area which in our group is done regularly. In some cases, a third sound was distinguishable in the left ventricle. Fourth heart sounds, however, were recorded from the left atrium only. Mesosystolic clicks were observed in some cases. Diastolic murmurs of mitral stenosis were found in the left ventricle of almost all patients, while presystolic murmurs were found only in about one fifth of all cases. In the left atrium, diastolic vibrations were differentiated but rarely, whereas the typical systolic murmur was missing only in certain cases of minimum mitral insufficiency or with greatly enlarged left atrium. The combined mitral diseases equalled the cases of isolated mitral insufficiency, in that systolic vibrations of small amplitudes were recorded also from the left ventricle of almost all cases.

Mitralstenose mit Aorteninsuffizienz (MS + AI)

Mitral Stenosis with Aortic Insufficiency (MS + AI)

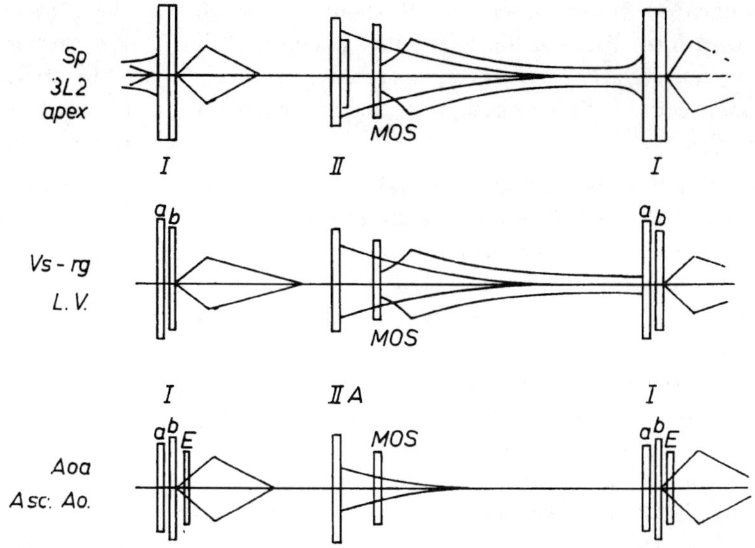

Phonokardiographisches Schema 5

Phonocardiographic scheme No. 5

Charakteristik: Die relativ häufige Kombination Mitralstenose mit Aorteninsuffizienz ist haemodynamisch dadurch gekennzeichnet, daß ein diastolischer Druckgradient zwischen linkem Vorhof und Ventrikel besteht, der von der Größe des Durchflusses (Herzminutenvolumen) und der Füllungszeit des Ventrikels abhängig ist. Nachfolgend kann es zur pulmonalen und rechtsventrikulären Hypertonie kommen. Außerdem kommt es zum diastolischen Rückfluß aus der Aorta in den linken Ventrikel, so daß der linke Ventrikel neben dem effektiven Herzminutenvolumen das durch die Aorteninsuffizienz bedingte Pendelvolumen fördern muß.

Im linken Ventrikel muß sich demnach das Diastolikum der Mitralstenose mit dem Diastolikum der Aorteninsuffizienz überdecken, was über der Brustwand meistens durch die unterschiedliche Lokalisation und Frequenz der Geräusche zu differenzieren ist. Ein Systolikum ist prinzipiell nicht zu erwarten, kann jedoch bei entsprechend großer Aorteninsuffizienz als Ausdruck einer relativen Aortenstenose bestehen. (Andere Ursachen von systolischen Geräuschen siehe bei Mitralstenose!) Der I. Ton ist wie bei der isolierten Mitralstenose paukend. Ein Mitralöffnungston ist stets zu erwarten, manchmal aber wegen des besonders protodiastolisch nach der Aortenkomponente des II. Tons einsetzenden diastolischen Geräuschs der Aorteninsuffizienz schlecht abzugrenzen. Bei pulmonaler und rechtsventrikulärer Hypertonie kann die Pulmonalkomponente des II. Tons akzentuiert sein.

Characterisation: The presence of a diastolic pressure gradient between the left atrium and ventricle depending on the cardiac output and ventricular filling time is a hemodynamic characteristic of mitral stenosis with aortic insufficiency, a frequently diagnosed combination. Hypertension in the lesser circulatory system and the right ventricle can be a result. Furthermore, there are a diastolic backflow from the aorta into the left ventricle, so that the latter has to eject not only the effective cardiac output, but also the regurgitated volume caused by aortic insufficiency.

There would, consequently, be in the left ventricle an overlapping of the diastolic murmur of the mitral stenosis with that caused by the aortic insufficiency, the overlapping being differentiated over the chest wall usually by different localisation and frequency of the murmurs. Basically, no systolic murmur is expected, but it can be present as an expression of a relative aortic stenosis, provided that the aortic insufficiency is more severe. (For other causes of systolic murmurs, see Mitral Stenosis!) The first sound is beating just as in isolated mitral stenosis. A mitral opening snap is expected in all cases, but sometimes problems of delimitation are faced due to the diastolic murmur of the aortic insufficiency which appears protodiastolically following to the aortic component of the second sound. If hypertension is present in the pulmonary artery and the right ventricle, the pulmonary component of the second sound may be accentuated.

F. G., Frau, 45 Jahre, MS-II + AI-I-II

Haemodynamik:

HMV 2,7 l/min, HI 1,7 l/min/m², MÖF 1,3 cm², RQ 0,25

Drucke: Adm 2, Vd 23/0/2, Ap 23/12 = 18 mm Hg, Asm 11, Vs 92/0/3, Aoa 92/48 = 76, Ai 100/48 = 72 mm Hg

Mittlerer diastolischer DG = 4 mm Hg (As-Vs)

Farbstoffdilution: Aoa-Vs und Aoa-Afs: AI-I-II° bei RQ = 0,25, RV = 0,9 l/min, RF = 0,07 cm²; Vs-As: Ausschluß einer Mitralinsuffizienz.

Keine Angiokardiographie

Extrakardiale Phonokardiogramme:

a) Sp, b) 3M (Abb. 17)

Intrakardiale Phonokardiogramme:

a) As-ts, b) Vs-rg (Abb. 18)

F. G., female, 45, MS-II + AI-I-II

Hemodynamics:

C.O. 2.7 l/min, C.I. 1.7 l/min/sq.m, M.V.A. 1.3 sq.cm, R.R. 0.25

Pressures: R.A..m 2, R.V. 23/0/2, P.A. 23/12 = 18 mm Hg, L.A.m. 11, L.V. 92/0/3, Asc.Ao. 92/48 = 76, A.i. 100/48 = 72 mm Hg.Mean diastolic P.G. = 4 mm Hg (L.A.-L.V.)

Dye dilution methods: Asc.Ao. to L.V. and Asc.Ao. to A.f.s.: AI-I-II° with R.R. = 0.25, R.Vol. = 0.9 l/min, R.Area = 0.07 sq.cm; L.V. to L.A.: mitral insufficiency ruled out

no angiocardiography

Extracardiac phonocardiograms:

a) apex; b) 3M (Fig. 17)

Intracardiac phonocardiograms:

a) L.A.-ts; b) L.V.-rg (Fig. 18)

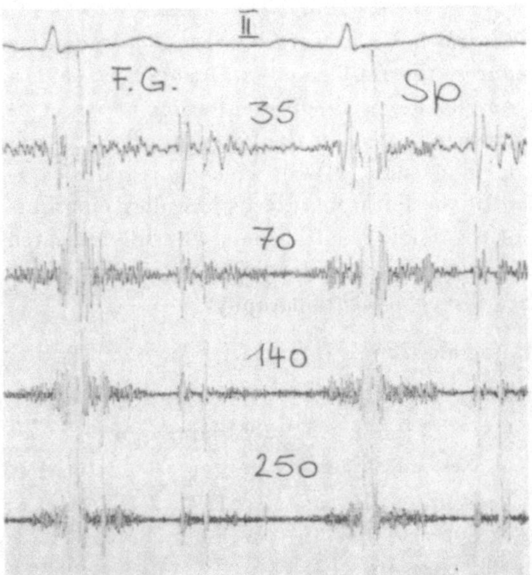

Abb. 17a/Fig. 17a

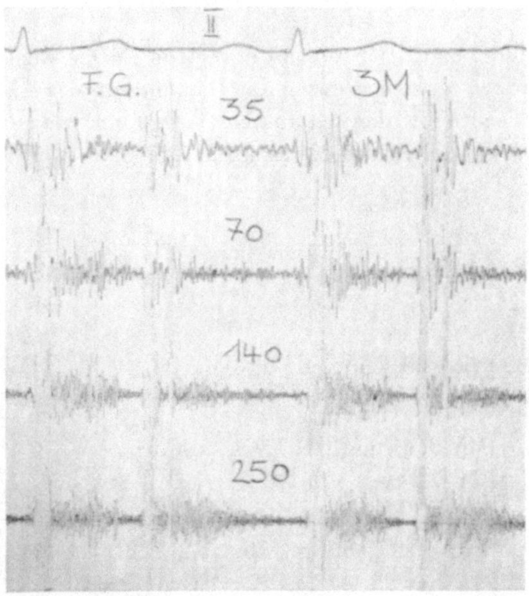

Abb. 17b/Fig. 17b

Geräusche: Über der Herzspitze ist das typische Diastolikum der MS zu erkennen. In Höhe des 3. ICR. mediosternal (3M) findet sich das typische hochfrequente diastolische Decrescendo der AI. Beide Geräusche überlappen sich im linken Ventrikel. Außerdem ist intra- und extrakardial ein Protosystolikum dargestellt, das wahrscheinlich seinen Ursprung an der Aortenklappe hat (relative AS), da eine MI durch Farbstoffdilution sicher ausgeschlossen wurde.

Töne: Der I. Ton ist extra- und intrakardial auffällig durch seine hohe Amplitude, wobei seine Komponenten im linken Ventrikel besser zu diffe-

Murmurs: The diastolic murmur typical of mitral stenosis was observed over the cardiac apex. The high frequency diastolic decrescendo typical of aortic insufficiency was recorded on the level of the 3rd ICS mediosternal (3 M). The two murmurs came to overlap one another in the left ventricle. In addition, a protosystolic murmur was found by both intracardiac and extracardiac procedures. It had probably originated from the aortic valve (relative aortic stenosis), since mitral insufficiency had been ruled out safely by dye dilution techniques.

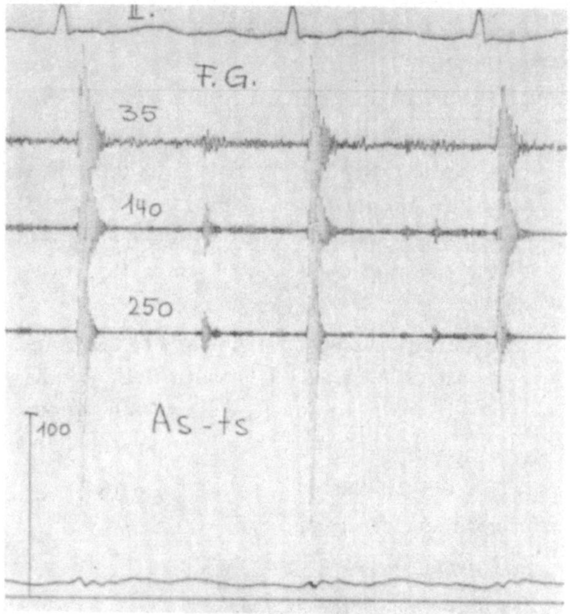

Abb. 18a/Fig. 18a

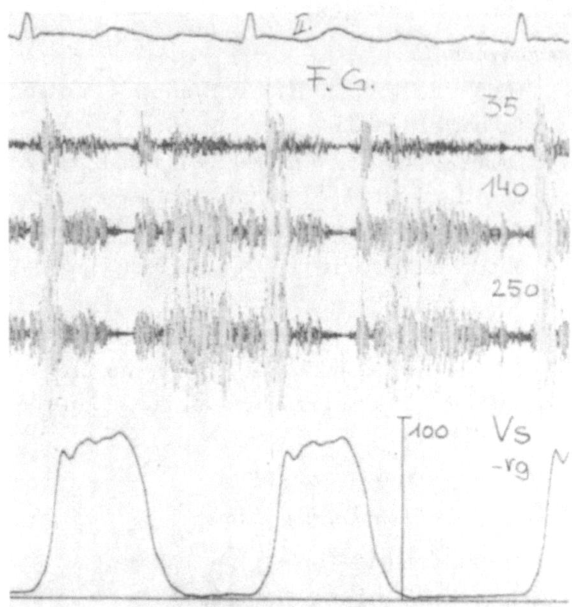

Abb. 18b/Fig. 18b

renzieren sind. Der Mitralöffnungston (MOS) wird im linken Ventrikel durch das Diastolikum der AI überdeckt, ist aber im linken Vorhof gut abzugrenzen, ähnlich wie extrakardial.

J. M., Frau, 28 Jahre, MS-IV + AI-I

Haemodynamik:

HMV 3,3 l/min, HI 1,97 l/min/m², MÖF 0,8 cm²

Drucke: Adm 7, Vd 74/7/9, Ap 62/26 = 38 mm Hg, PCm 18, Vs 128/4/8, Aoa 124/72 = 98, Ai 140/62 = 92 mm Hg

Mittlerer diastolischer DG 12 mm Hg (PC-Vs)

Farbstoffdilution: Vci-Afs: Kurve aufgespreizt

Angiokardiographie von der Aoa: Klappen verdickt, Regurgitation in die linksventrikuläre Ausflußbahn (AI-I°)

Extrakardiale Phonokardiogramme:

a) Sp, b) 2R2 (Abb. 19)

Intrakardiale Phonokardiogramme:

a) Vs-ts, b) Aoa (Abb. 20)

Geräusche: Im Gegensatz zum extrakardialen Befund sind die entsprechenden Geräusche im Herzen gut dargestellt. Im linken Ventrikel überlappen sich in typischer Weise die Diastolika der

Sounds: In both extracardiac and intracardiac procedures, the first sound was noted to have a high amplitude, with differentiation of its components being easier in the left ventricle. The mitral opening snap (MOS), which was quite overlapped in the left ventricle by the diastolic murmur of the aortic insufficiency, was differentiated readily in the left atrium, a finding similar to the extracardiac phonocardiography.

J. M., female, 28, MS-IV + AI-I

Hemodynamics:

C.O. 3.3 l/min, C.I. 1.97 l/min/sq.m, M.V.A. 0.8 sq.cm

Pressures: R.A.m. 7, R.V. 74/7/9, P.A. 62/26 = 38 mm Hg, W.P.m. 18, L.V. 128/4/8, Asc.Ao. 124/72 = 98, A.i. 140/62 = 92 mm Hg, mean diastolic P.G. = 12 mm Hg (W.P.-L.V.)

Dye dilution methods: V.c.i. to A.f.s.: curve spread out

Angiocardiography from the Asc.Ao.: thikkening of valve, regurgitation in the outflow tract of left ventricle (AI-I°)

Extracardiac phonocardiograms:

a) apex; b) 2R2 (Fig. 19)

Intracardiac phonocardiograms:

a) L.V.-ts; b) Asc.Ao. (Fig. 20)

Murmurs: Murmur reproduction in the intracardiac recording was better than that achieved by the extracardiac procedure. In the left ventricle, there was a typical overlapping of the dia-

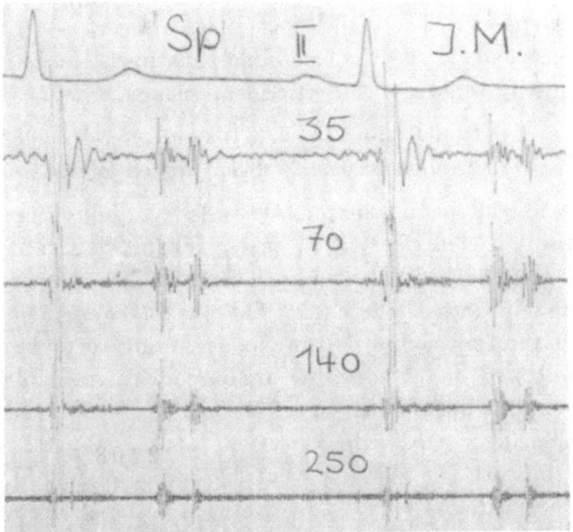

Abb. 19a/Fig. 19a

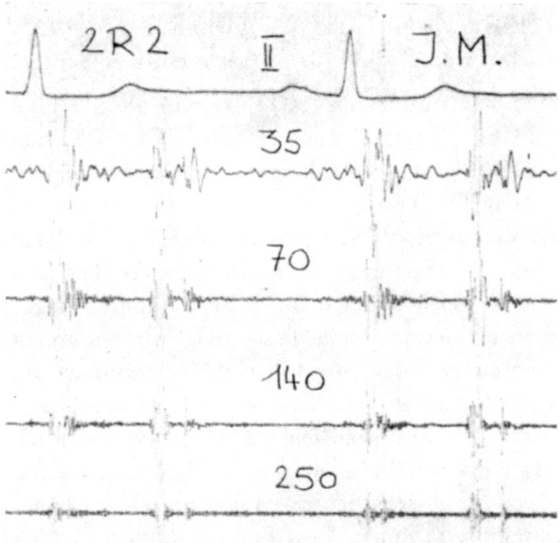

Abb. 19b/Fig. 19b

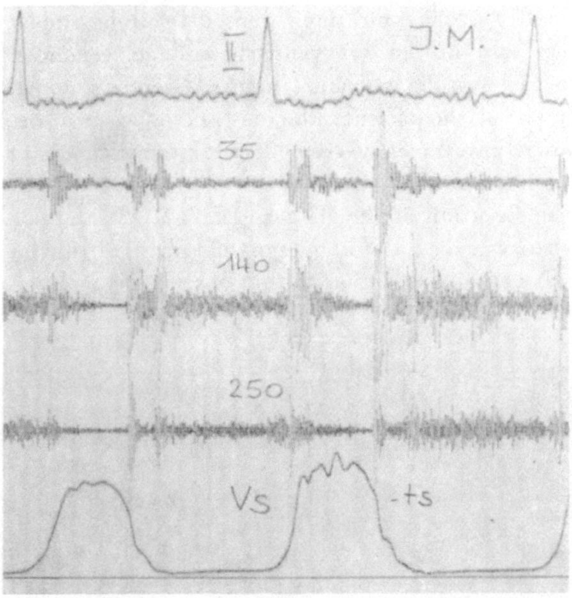

Abb. 20a/Fig. 20a

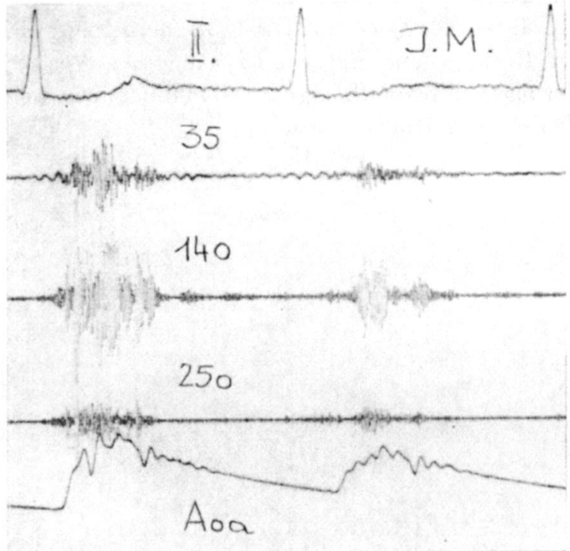

Abb. 20b/Fig. 20b

MS und der AI. In der Ao ascendens kommt außerdem ein spindelförmiges Proto-meso-systolikum zur Abbildung, das bei den angiokardiographisch als verändert dargestellten Aortenklappen und bei dem zusätzlichen Pendelvolumen als relative oder Aortenstenose Grad 0 gedeutet werden kann (Geräusch ohne Druckgradient).

Töne: Im Vergleich zum extrakardialen Befund über der Herzspitze hat der I. Ton im linken Ventrikel eine kleinere Amplitude als IIA. Der Mitralöffnungston (MOS) ist extra- und intrakardial gut zu differenzieren.

Zusammenfassung: Die untersuchten Patienten mit Mitralstenose + Aorteninsuffizienz zeigten folgende Zeitintervalle:

stolic murmurs caused by mitral stenosis with those of aortic insufficiency. Furthermore, a diamond-shaped proto-meso-systolic murmur was recorded from the ascending aorta and could be interpreted as relative aortic stenosis or grade 0 aortic stenosis (murmur without pressure gradient) in view of the additional regurgitated flow and the fact that in angiocardiography the aortic valves were shown to be changed.

Sounds: The finding differed from the extracardiac result recorded from the cardiac apex, in that the amplitude of the first sound in the left ventricle was smaller than that of IIA. The mitral opening snap (MOS) was clearly differentiated in both the extracardiac and intracardiac procedures.

Q-Ia 0,07—0,11 (0,087) sec und

Ia-Ib 0,04—0,11 (0,057) sec im linken Herzen.

Ein Mitralöffnungston (MOS) war in allen Fällen im linken Ventrikel nachweisbar: IIA-MOS 0,05 bis 0,10 (0,083) sec. Bei keinem der Fälle wurde ein III. oder IV. Ton beobachtet. Wiederholt konnte nach der zweiten Komponente des I. Tons (Ib) in der Ao. ascendens noch ein weiterer Ton abgegrenzt werden, der 0,03—0,05 sec später folgte und in die Austreibungsphase fiel. Nur bei einem Patienten wurden diastolische Vibrationen im linken Ventrikel vermißt. Bei ihm bestand eine schwere MS und eine leichte AI; wahrscheinlich erfolgte die Schallabnahme zu wenig klappennahe. Geringe systolische Schwingungen waren auch fast regelmäßig im linken Ventrikel erkennbar, die den Systolika in der Ao.ascendens entsprachen. Bei einem Patienten schien das Diastolikum der AI auf den linken Vorhof mitgeteilt zu sein.
Die Intervalle Q-Ia und IIA-MOS verhielten sich im Hinblick auf die haemodynamischen Veränderungen (Mitralöffnungsfläche) ähnlich wie bei den reinen Mitralstenosen.

Summary: The following time intervals were recorded from the examined patients having mitral stenosis with aortic insufficiency:

Q-Ia 0.07 to 0.11 (0.087) s and

Ia-Ib 0.04 to 0.11 (0.057) s in the left heart.

A mitral opening snap (MOS) was recordable from the left ventricle of all cases: IIA-MOS 0.05 to 0.10 (0.083) s. No third or fourth sound was recorded in any of the cases. The second component of the first sound (Ib) in the ascending aorta was followed repeatedly by another distinguishable sound which occurred after 0.03 to 0.05 s and coincided with the ejection phase. Diastolic vibrations in the left ventricle were missing in one patient only. This patient suffered from severe mitral stenosis with slight aortic insufficiency. It is assumed that the sound was recorded not sufficiently close to the valve. In addition, small systolic vibrations were detectable almost regularly in the left ventricle and corresponded to the systolic murmurs in the ascending aorta. In one of the patients, the diastolic murmur of the aortic insufficiency seemed to be transmitted to the left atrium.
The situation of the Q-Ia and IIA-MOS intervals with regard to the hemodynamic changes (mitral valve area) was similar to that observed in isolated mitral stenosis.

Mitralstenose mit Tricuspidalinsuffizienz (MS + TI)

Mitral Stenosis with Tricuspid Insufficiency (MS + TI)

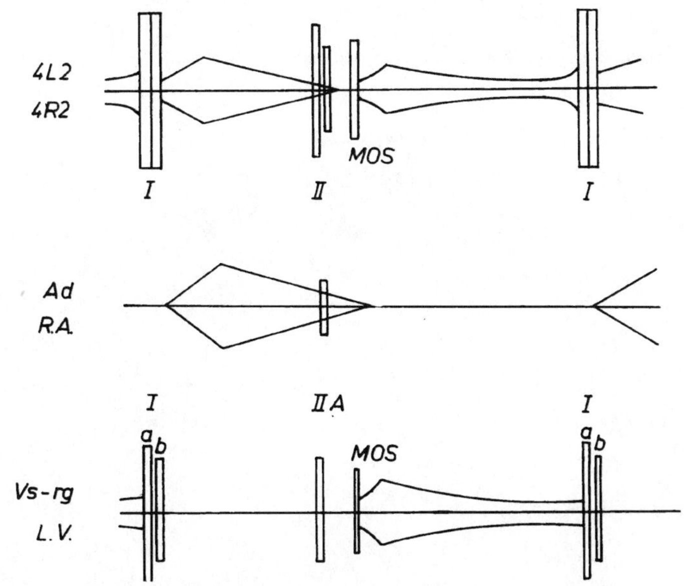

Phonokardiographisches Schema 6

Phonocardiographic scheme No. 6

Charakteristik: Bei Mitralstenosen (und kombinierten Mitralklappenfehlern) kommt es vielfach zur pulmonalen und rechtsventrikulären Hypertonie, wenn der Durchfluß durch die Mitralklappe soweit behindert ist, daß der Druck im linken Vorhof wesentlich ansteigt. Die Druckbelastung des rechten Ventrikels kann zu einer Erweiterung des Klappenrings führen, so daß die Tricuspidalklappe nicht mehr vollständig schließt (relative TI). Neben den typischen haemodynamischen Veränderungen der MS besteht nun ein systolischer Rückfluß vom rechten Ventrikel in den rechten Vorhof, der beide Herzabschnitte auch volumenbelastet.

Auskultatorisch und im linken Herzen ist das Diastolikum der Mitralstenose, der paukende I. Ton und ein Mitralöffnungston zu erwarten. Im rechten Vorhof besteht daneben ein systolisches Geräusch, das sich über der Brustwand etwa in Höhe des 4. ICR. (4L2, 4R2, 4M) abgrenzen läßt.

B. E., Frau, 40 Jahre, MS-IV + TI

Haemodynamik:

HMV 3,0 l/min, HI 1,8 l/min/m², MÖF 0,7 cm²

Drucke: Adm 6, Vd 50/-1/7, Ap 50/26 = 38 mm Hg, Asm 30, Vs 152/5/11, Aoa 152/80 = 89mm Hg

Mittlerer diastolischer DG = 20 mm Hg (As-Vs)

Farbstoffdilution: Vs-As: Ausschluß einer MI; Vd-Ad: Nachweis einer TI

Characterisation: If in mitral stenosis (and combined mitral valvular disease) the flow through the mitral valve is obstructed to an extent that an essential pressure rise takes place in the left atrium, the result would often be pulmonary and right ventricular hypertension. Such pressure load upon the right ventricle may lead to an enlargement of the valvular ring and, thus, impair the sealing capacity of the tricuspid valve (relative TI). The resulting hemodynamic changes, beside these of mitral stenosis, would then be supplemented by a systolic backflow from the right ventricle to the right atrium, inflicting upon the two cardiac chambers also a volume stress.

In chest wall auscultation and in the left heart, the accentuated first sound, the diastolic murmur of mitral stenosis, and a mitral opening snap are to be expected. A systolic murmur which may be differentiated from the chest wall on the level of the 4th ICS (4L2, 4R2, 4M) is present in the right atrium.

B. E., female, 40, MS-IV + TI

Hemodynamics:

C.O. 3.0 l/min, C.I. 1,8 l/min/sq.m, M.V.A. 0.7 sq.cm

Pressures: R.A.m. 6, R.V. 50/-1/7, P.A. 50/26 = 38 mm Hg, L.A.m. 30, L. V. 152/5/11, Asc. Ao. 152/80 = 98 mm Hg, mean diastolic P.G. = 20 mm Hg (L.A.-L.V.)

Dye dilution methods: L.V. to L.A.: MI ruled out; R.V. to R.A.: TI confirmed;

Kineangiokardiographie vom As: Enge Mitralklappe, aortales Segel gut, dorsales gering beweglich, Mitralkalk

Extrakardiales Phonokardiogramm:

Sp (Abb. 21)

Intrakardiale Phonokardiogramme:

a) Vs-rg, b) Ad (Abb. 22)

Cineangiocardiography of L.A.: narrow mitral valve, aortic leaflet good, dorsal leaflet less mobile, mitral calcification

Extracardiac phonocardiogram:

apex (Fig. 21)

Intracardiac phonocardiograms:

a) L.V.-rg; b) R.A. (Fig. 22)

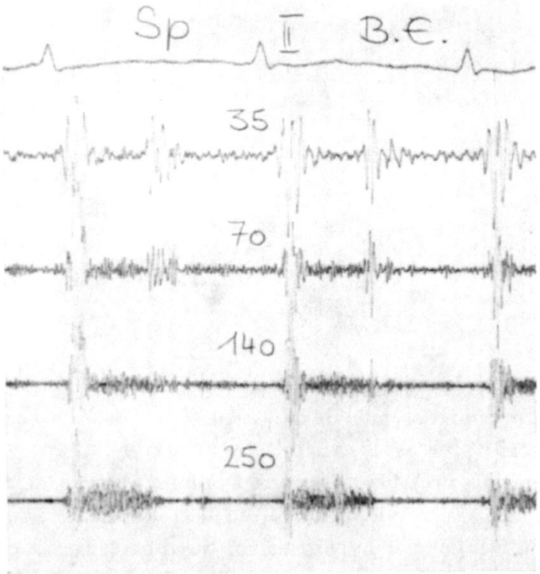

Abb. 21/Fig. 21

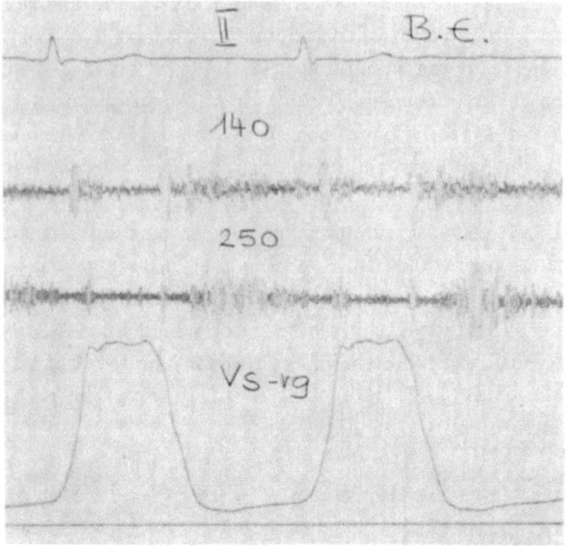

Abb. 22a/Fig. 22a

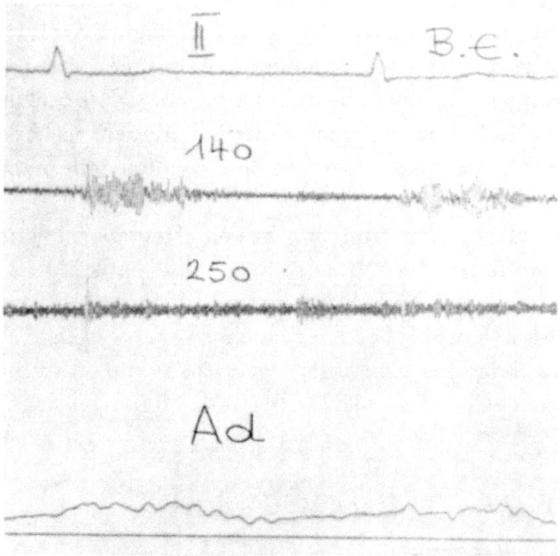

Abb. 22b/Fig. 22b

Geräusche: Das systolische Geräusch über der Herzspitze (Sp) entspricht dem im rechten Vorhof. Während das Diastolikum der MS extrakardial nicht sehr deutlich registriert werden konnte, ist es im linken Ventrikel (Vs-vg) besonders protodiastolisch gut dargestellt.

Murmurs: The systolic murmur recorded over the cardiac apex corresponded to that in the right atrium. While in the extracardiac procedure the diastolic murmur of mitral stenosis was recorded not very clearly, it was fairly presented in the left ventricle (L. V.-rg), mainly in the protodiastolic phase.

Töne: Der I. Ton ist über der Herzspitze typisch verstärkt. Seine Amplitude ist aber im linken Ventrikel gegenüber der aortalen Komponente des II. Tons (IIA) vermindert. Dieser Befund kann auf die Mitralklappenverkalkung und die Starrheit des Klappenapparats zurückgeführt werden. Deshalb ist der Mitralöffnungston auch nur eben angedeutet, extra- und intrakardial.

Zusammenfassung: Bei einem extrakardial nicht exakt definierbaren Systolikum kann sein Ursprungsort intrakardial ermittelt werden. Der Nachweis einer Trikuspidalinsuffizienz ist allerdings für die operative Behandlung unerheblich, wenn zur Frage der Mitralinsuffizienz eindeutig Stellung genommen werden kann, wie es hier durch die selektive Farbstoffdilution zwischen linkem Ventrikel und Vorhof garantiert ist.

Sounds: Over the cardiac apex, the first sound was typically reinforced. Its amplitude in the left ventricle, however, was smaller than the aortic component of the second sound (IIA). This findings may be attributed to the mitral valvular calcification and to the rigidity of the valvular mechanism. Therefore, the mitral opening snap was indicated but vaguely in both the extracardiac and intracardiac recordings.

Summary: If a systolic murmur cannot be defined accurately by extracardiac phonocardiography, its site of origin can be detected by the intracardiac catheterisation. However, detection of tricuspid insufficiency would be of little importance to surgical treatment, if the question for mitral insufficiency could be answered safely as was guaranteed in the above case by selective dye dilution technique between the left ventricle and atrium.

Mitralstenose mit Mitralinsuffizienz und Aorten-insuffizienz (MS + MI + AI)

Mitral Stenosis with Mitral Insufficiency plus Aortic Insufficiency (MS + MI + AI)

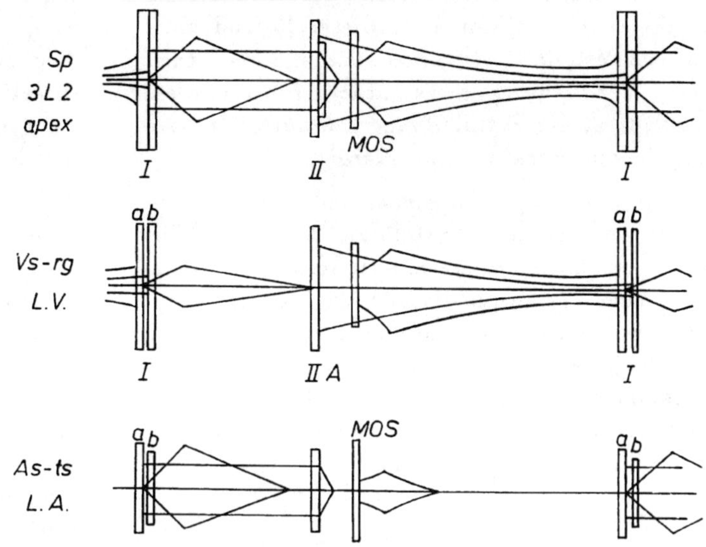

Phonokardiographisches Schema 7

Phonocardiographic scheme No. 7

Charakteristik: Bei der Kombination eines kombinierten Mitralkappenfehlers mit einer Aorteninsuffizienz besteht ein diastolischer Druckgradient zwischen linkem Vorhof und Ventrikel in Abhängigkeit vom Durchfluß und von der Füllungszeit. Dieser Druckgradient wird durch das durch die Mitralinsuffizienz bedingte Pendelvolumen verstärkt. Die Drucksteigerung im linken Vorhof kann zur pulmonalen und rechtsventrikulären Hypertonie führen. Gleichzeitig mit dem effektiven Herzminutenvolumen fließt in der Diastole in den linken Ventrikel das mitrale Pendelvolumen und das aortale Regurgitationsvolumen ein.
Es ist also zu erwarten, daß im linken Ventrikel sich das Diastolikum der (relativ verstärkten) Mitralstenose mit dem Diastolikum der Aorteninsuffizienz überdeckt, während die Geräusche nach Lokalisation und Frequenz über der Brustwand meistens gut zu differenzieren sind. Bei wesentlicher Stenosekomponente ist der I. Ton akzentuiert. Der Mitralöffnungston ist vorhanden, kann aber durch das Diastolikum der Aorteninsuffizienz über dem Herzen und im linken Ventrikel verdeckt sein. Die aortale Komponente des II. Tons (IIA) kann bei ungenügendem Aortenklappenschluß abgeschwächt sein. Die pulmonale Komponente kann betont sein, wenn es zur pulmonalen und rechtsventrikulären Hypertonie gekommen ist.

R. G., Mann, 35 Jahre, Restenose-I, MI-I, AI-O-I

Haemodynamik:

HMV 6,9 l/min, MÖF 2,6 cm^2

Characterisation: A diastolic pressure gradient depending on flow and filling time is found to be present between the left atrium and ventricle in combined mitral valvular disease with aortic insufficiency. This pressure gradient is reinforced by the regurgitated volume caused by the mitral insufficiency. The pressure rise in the left atrium may lead to hypertension in the pulmonary artery and the right ventricle. In the diastolic phase, it is not only the effective flow which goes into the left ventricle, but, at the same time, also the mitral regurgitated volume and the aortic regurgitant volume. Hence, in the left ventricle the diastolic murmur of the (relatively reinforced) mitral stenosis may be expected to overlap with that of the aortic insufficiency, whereas the localisations and frequencies of the murmurs recorded from the chest wall are usually easier to differentiate. An essential stenotic component results in an accentuation of the first sound. The mitral opening snap, although present, may be overlapped over the heart and in the left ventricle by the diastolic murmur of the aortic insufficiency. In such cases of insufficient aortic valve closing, the aortic component of the second sound (IIA) can be moderated. The pulmonary component (IIP) can be pronounced, if hypertension has already taken place in the pulmonary artery and the right ventricle.

R. G., male, 35, residual MS-I, MI-I, AI-O-I

Hemodynamics:

C.O. 6.9 l/min, M.V.A. 2.6 sq.cm

Drucke: Adm 3, Vd 30/2/5, Ap 24/9 = 14 mm Hg, Asm 10, Vs 103/3/8, Aoa 104/68 = 84 mm Hg

Farbstoffdilution: Vs-As: MI-I⁰; Aoa-Vs: AI-O-I⁰

Kineangiokardiographie vom As: Mitralklappe beweglich, linker Ventrikel unauffällig, kein Klappenkalk

Extrakardiale Phonokardiogramme:

a) Sp, b) 3L2 (Abb. 23)

Intrakardiale Phonokardiogramme:

a) As-ts, b) Vs-rg (Abb. 24)

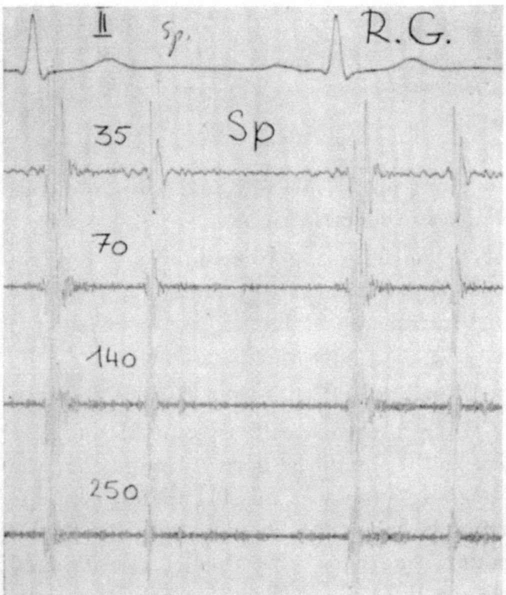

Abb. 23a/Fig. 23a

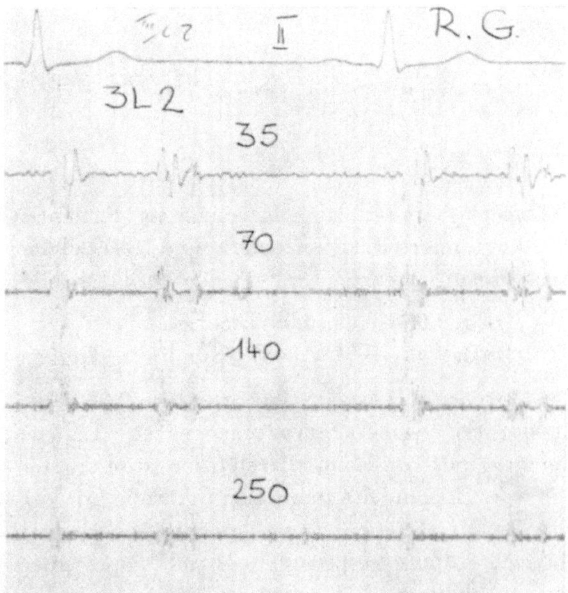

Abb. 23b/Fig. 23b

Geräusche: Im linken Ventrikel (Vs-rg) findet sich das diastolische Geräusch der Aorteninsuffizienz, das mit dem Aortenklappenschluß (IIA) beginnt und wegen der geringen Regurgitation kleine Amplituden aufweist. Extrakardial ist es weniger gut zur Darstellung gekommen, wie auch das Systolikum der Mitralinsuffizienz, das im linken Vorhof (As-ts) gut beobachtet werden kann. Das Diastolikum der Mitralstenose wird im linken Ventrikel teilweise durch das Diastolikum der Aorteninsuffizienz überdeckt, tritt dann aber im Verlauf der Diastole deutlicher hervor.

Töne: Obwohl der I. Ton extrakardial hohe Amplituden aufweist, ist er im linken Ventrikel kleiner als die aortale Komponente des II. Tons (IIA) und zeigt nur eine Komponente (Ia). Nach IIA ist deutlich der Mitralöffnungston (MOS) im linken Ventrikel zu differenzieren, der sich angedeutet auch im linken Vorhof findet.

Pressures: R.A.m. 3, R.V. 30/2/5, P.A. 24/9 = 14 mm Hg, L.A.m. 10, L.V. 103/3/8, Asc.Ao. 104/68 = 84 mm Hg

Dye dilution methods: L.V. to L.A.: MI-I⁰, Asc.Ao. to L.V.: AI-O-I⁰

Cineangiocardiography of L.A.: mitral valve mobile, left ventricle unsuspicious, no valvular calcification

Extracardiac phonocardiograms:

a) apex; b) 3L2 (Fig. 23)

Intracardiac phonocardiograms:

a) L.A.-ts; b) L.V.-rg (Fig. 24)

Murmurs: The diastolic murmur of aortic insufficiency, beginning with the closing of the aortic valve (IIA) and having small amplitudes because of low regurgitation, was found in the left ventricle (L.V.-rg). Its extracardiac reproduction was less good just as that of the systolic murmur produced by mitral insufficiency, the latter being, however, fairly well recorded from the left atrium (L.A.-ts). The diastolic murmur of the mitral stenosis in the left ventricle was to some extent overlapped by the diastolic murmur produced by aortic insufficiency, but it then appeared more clearly in the course of the diastolic phase.

Sounds: Although high amplitudes were exhibited by the first sound in the extracardiac phonocardiogram it was smaller than the aortic component of the second sound (IIA) in the left ventricle and had one component only (Ia). In the left ventricle, IIA was followed clearly distinguishable by the

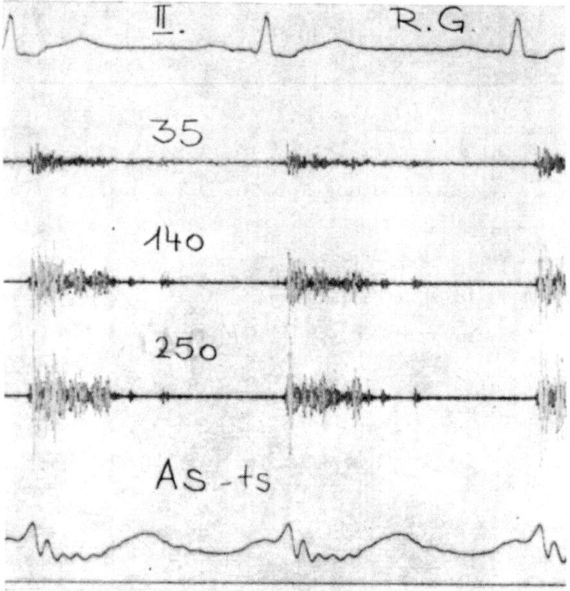

Abb. 24a/Fig. 24a

Zusammenfassung: Die untersuchten Patienten mit kombinierten Mitralfehlern und zusätzlicher Aorteninsuffizienz zeigten folgende Zeitintervalle:

Q-Ia 0,05—0,09 (0,08) sec und
Ia-Ib 0,03—0,07 (0,046) sec im linken Herzen.

Das Intervall IIA-MOS lag zwischen 0,05—0,11 (0,088) sec, wobei hervorzuheben ist, daß bei wenigen Patienten kein Mitralöffnungston erkennbar war. Es handelte sich dabei um Fälle mit verkalkter Mitralklappe, aber auch gut instrumentell (Logan-Tubbs) gesprengter Mitralklappe sowie einmal um einen Fall mit stark dilatiertem linken Vorhof und Ventrikel. Einmal war ein Mitralöffnungston auch in der Ao. ascendens nachweisbar. III. Töne wurden nicht festgestellt. Ein IV. Ton wurde einmal im linken Ventrikel und im linken Vorhof beobachtet.

Systolische Schwingungen konnten nahezu regelmäßig mit größerer Amplitude im linken Vorhof und mit geringerer Amplitude auch im linken Ventrikel und in der Ao. ascendens festgestellt werden. Die entsprechenden Diastolika (MS, AI) waren stets im linken Ventrikel registrierbar. Diastolische Schwingungen wurden aber auch vereinzelt im linken Vorhof oder in der Ao. ascendens nachgewiesen. Manchmal war im linken Ventrikel auch ein Präsystolikum festzustellen.

Wie bei den Patienten mit kombinierten Mitralklappenfehlern ohne Aorteninsuffizienz erwiesen sich die Intervalle Q-Ia und IIA-MOS hier als ungeeignet, die Mitralstenose-Komponente quantitativ einzuschätzen.

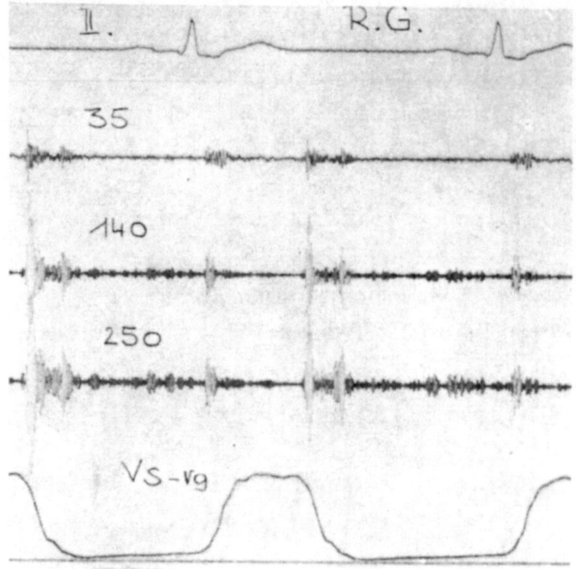

Abb. 24b/Fig. 24b

mitral opening snap (MOS) which was found indicated also in the left atrium.

Summary: The following time intervals were recorded from the patients examined and having combined mitral disease plus aortic insufficiency:

Q-Ia 0.05 to 0.09 (0.08) s and
Ia-Ib 0.03 to 0.07 (0.046) s in the left heart.

The IIA-MOS interval was between 0.05 and 0.11 (0.088) s, and it should be borne in mind that the mitral opening snap was missing in few patients only, among them those having mitral valvular calcification, one case with the left atrium and ventricle strongly dilated, and some others who had undergone successful instrumental commissurotomy (Logan-Tubbs). No third sounds were detected. A fourth sound was recorded from the left ventricle and left atrium in one case, and in another case the mitral opening snap was detectable also in the ascending aorta.

Systolic vibrations were recorded almost regularly, having higher amplitudes in the left atrium and lower amplitudes in the left ventricle and in the ascending aorta. Diastolic murmurs typical of mitral stenosis and aortic insufficiency were recorded from the left ventricle of all cases under review. In some cases, diastolic vibrations were found also in the left atrium or in the ascending aorta. Sometimes a presystolic murmur, too, was detected in the left ventricle.

The Q-Ia and IIA-MOS intervals of the above cases proved to be unsuitable for a quantitative assessment of the mitral stenosis component which had also been the case with the patients suffering from combined mitral valvular disease without aortic insufficiency.

Mitralstenose und Aortenstenose mit Aorteninsuffizienz (MS + AS + AI)

Mitral Stenosis plus Aortic Stenosis with Aortic Insufficiency (MS + AS + AI)

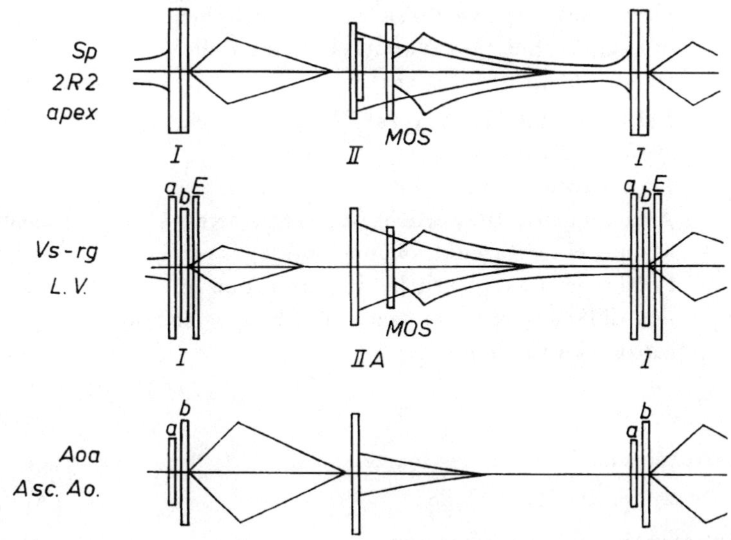

Phonokardiographisches Schema 8

Phonocardiographic scheme No. 8

Charakteristik: Durch die Mitralstenose besteht ein diastolischer Druckgradient zwischen linkem Vorhof und Ventrikel, der vom Durchfluß und von der Füllungszeit abhängt und der zur pulmonalen Hypertonie führen kann. Gleichzeitig besteht ein systolischer Druckgradient im Bereich der Aortenklappe, der durch das Pendelvolumen der Aorteninsuffizienz noch verstärkt wird.

Im linken Ventrikel ist demnach das Diastolikum der Mitralstenose und das Diastolikum der Aorteninsuffizienz zu erwarten, was sich über der Brustwand nach Lokalisation und Frequenz der Geräusche meistens gut differenzieren läßt. Gleichzeitig findet sich aber in der Ao. ascendens und über der Herzbasis ein systolisches Geräusch, das auf die Aortenstenose bezogen wird und das durch das aortale Pendelvolumen noch verstärkt werden kann. Der I. Ton ist meistens akzentuiert, da die Mitralstenose überwiegt. Die aortale Komponente des II. Tons (IIA) kann abgeschwächt sein. Der Mitralöffnungston kann durch das Diastolikum der Aorteninsuffizienz im linken Ventrikel und präkordial überdeckt sein, ist aber meistens abzugrenzen. Bei sekundärer pulmonaler Drucksteigerung kann die pulmonale Komponente des II. Tons (IIP) betont sein.

Characterisation: On one hand mitral stenosis results in a diastolic pressure gradient between left atrium and ventricle, depending on flow and filling time, which may lead to pulmonary hypertension. On the other hand there is a systolic pressure gradient in the region of the aortic valve which is further aggravated by the regurgitated volume due to aortic insufficiency.

Hence, the diastolic murmurs of both mitral stenosis and aortic insufficiency, which may usually be well differentiated over the chest wall by localization and frequency of the murmurs, have to be expected in the left ventricle. At the same time, however, a systolic murmur related to aortic stenosis and possibly reinforced by the aortic insufficiency flow is found to occur in the ascending aorta and above the cardiac base. The first sound is usually accentuated due to the predomination of mitral stenosis. The aortic component of the second sound (IIA) may be attenuated. The mitral opening snap may be overlapped by the diastolic murmur of the aortic insufficiency in the left ventricle as well as precordially, but in most cases it can be delimitated. The pulmonary component of the second sound (IIP) may be pronounced, if secondary pulmonary pressure rise is present.

D. K.-H., Mann, 36 Jahre, Rest-MS-I, AS-II, AI-II

Haemodynamik:

HMV 8,8 l/min, HI 4,86 l/min/m², MÖF über 4 cm²

D.K.-H., male, 36, residual MS-I, AS-II, AI-II

Hemodynamics:

C.O. 8.8 l/min, C.I. 4.86 l/min/sq.m, M.V.A. more than 4 sq.cm

Drucke: Adm 3, Vd 28/2/4, Ap 28/11 = 14 mm Hg, Asm 7, Vs 184/4/9, Aoa 108/72 = 84, Ai 124/68 = 84 mm Hg
Kein mittlerer diastolischer DG zwischen linkem Vorhof und Ventrikel. Systolischer DG = 76 mm Hg (Vs-Aoa) .

Farbstoffdilution: Aoa-Vs: Nachweis einer größeren AI
Angiokardiographie von der Aoa: Weite Ao.ascendens, Beweglichkeit der Aortenklappe eingeschränkt, Kuppelbildung, Aortenklappenkalk, deutliche Regurgitation in den linken Ventrikel mit Anfärbung der ganzen Ausflußbahn

Intrakardiale Phonokardiogramme:

a) Sp, b) 1R3 (Abb. 25)

Intrakardiale Phonokardiogramme:

a) Vs-ts 1, b) Vs-ts 2, c) Aoa-rg (Abb. 26)

Pressures: R.A.m. 3, R.V. 28/2/4, P.A. 28/11 = 14 mm Hg, L.A.m. 7, L.V. 184/4/9, Asc.Ao. 108/72 = 84, A.i. 124/68 = 84 mm Hg
no mean diastolic P.G. between left atrium and ventricle; systolic P.G. = 76 mm Hg (L.V. — Asc.Ao.)

Dye dilution methods: Asc. Ao. to L.V.: confirmation of somewhat severe aortic insufficiency
Angiocardiography of Asc.Ao.: Ascending aorta dilated, movability of aortic valve restricted, spherical vaulting, aortic valvular calcification, distinct regurgitation into the left ventricle with staining of the entire outflow tract

Extracardiac phonocardiograms:

a) apex; b) 1R3 (Fig. 25)

Intracardiac phonocardiograms:

a) L.V.-ts 1; b) L.V.-ts 2;
c) Asc.Ao.-rg (Fig. 26)

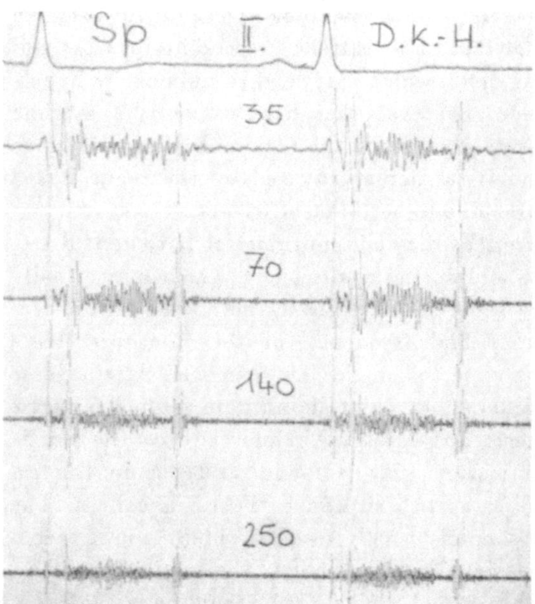

Abb. 25 a/Fig. 25 a

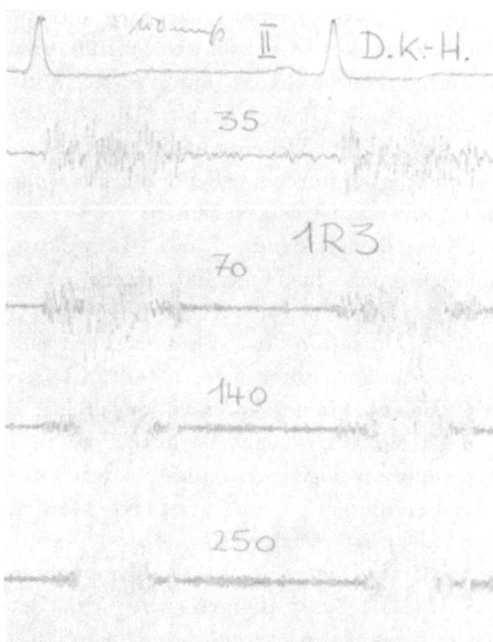

Abb. 25 b/Fig. 25 b

Geräusche: Das systolische Geräusch der Aortenstenose ist entsprechend dem extrakardialen Befund über der Basis (1R3) und über der Spitze (Sp) am besten in der Ao.ascendens abgebildet und zeigt den gleichen Verlauf. Die diastolischen Schwingungen der Aorteninsuffizienz sind über 1R3 extrakardial nur angedeutet, im linken Ventrikel (über transseptalen Katheter) jedoch gut dargestellt (Vs-ts 1). Nach Veränderung der Lage des Katheters (Vs-ts 2) erkennt man dann eine

Murmurs: In the extracardiac record, the systolic murmur of the aortic stenosis was best reproduced over the base (1R3) and apex as well as in the ascending aorta following an equal course througthout. Over 1R3 the diastolic vibrations related to aortic insufficiency were only indicated in the extracardiac finding, while they were fairly well imaged in the left ventricle (through transseptal catheter) (L. V.-ts 1). A significant decline of the diastolic amplitudes was recorded after the posi-

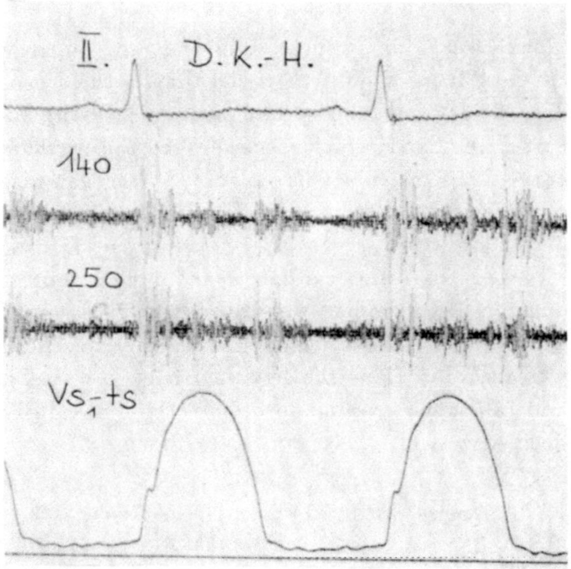

Abb. 26a/Fig. 26a

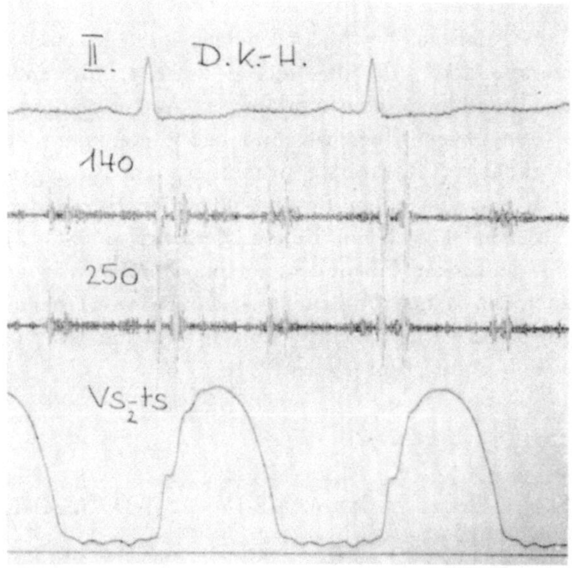

Abb. 26b/Fig. 26b

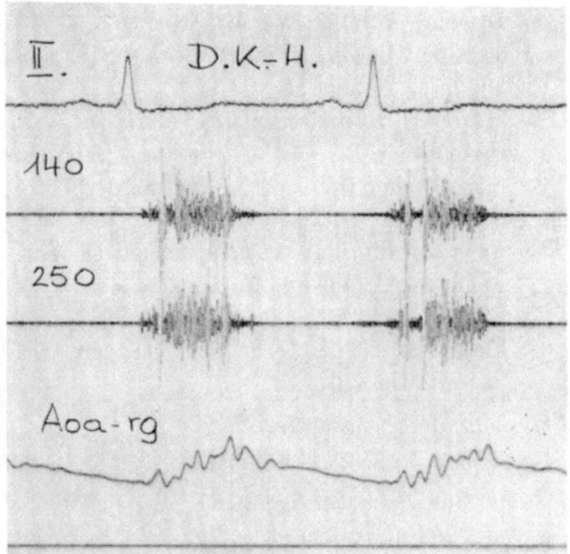

Abb. 26c/Fig. 26c

deutliche Abnahme der diastolischen Amplituden, weil nun die Katheterspitze mehr zur Ventrikelspitze dirigiert ist. Dies entspricht dem angiokardiographischen Bild, wo das Kontrastmittel bei Füllung auf die Aortenklappe vor allem die linksventrikuläre Ausflußbahn anfärbt und nicht ganz bis zur Ventrikelspitze dringt. Das Diastolikum der gut gesprengten Mitralstenose wird teilweise durch das AI-Diastolikum überdeckt, ist aber zum Ende der Diastole doch abzugrenzen (Vs-ts).

Töne: Die extrakardial (Sp) deutlich erkennbare weite Spaltung des I. Tons findet sich im linken Ventrikel (Vs-ts 2) wieder. Hervorzuheben ist

tion of the catheter had been changed (L.V.-ts 2) to the effect that the catheter tip showed more toward the ventricle tip. This finding was in agreement with the angiocardiographic result where the contrast medium, when filled onto the aortic valve, dyed mainly the outflow tract of the left ventricle and did not quite advance up to the ventricle tip. The diastolic murmur of mitral stenosis after successful commissurotomy was, to some extent, overlapped by the diastolic murmur of aortic insufficiency, but it still was distinguishable toward the end of the diastolic phase (L.V.-ts).

Sounds: The wide splitting of the first sound clearly recordable by extracardiac phonocardiography

dabei, daß in der Ao. ascendens nur die zweite Komponente (Ib) regelmäßig auftritt, die entsprechend dem Druckverlauf der Aortenklappenöffnung zuzuordnen ist, und daß diese über der Herzbasis (1R3) wenig prominent ist. Entgegen dem extrakardialen Befund über der Herzspitze (Sp) findet sich im linken Ventrikel (Vs-ts 2) ein deutlicher Mitralöffnungston, ähnlich wie er auch bei reinen Mitralinsuffizienzen (s. o.) nachgewiesen werden konnte, und obwohl die Klappe offenbar gut gesprengt ist.

K. L., Frau, 33 Jahre, MS-IV, AS-I-II, AI-O-I, (TS + TI)

Haemodynamik:

HMV 2,4 l/min, HI 1,6 l/min/m^2, MÖF 0,8 cm^2

Drucke: Adm 11, Vd 37/3/10, Ap 37/29 = 33 mm Hg, Asm 25, Vs 140/5/10, Aoa 100/80 = 84 mm Hg

Mittlerer diastolischer DG = 12 (As-Vs), systolischer DG = 40 (Vs-Aoa), mittlerer diastolischer DG = 3 (Ad-Vd) an der Tikuspidalklappe

Farbstoffdilution: Aoa-Vs: Nachweis einer geringen AI; Vd-Ad: Nachweis einer TI

Kineangiokardiographie vom As: Mitralklappe starr und erheblich verdickt, sehr enges Ostium

Extrakardiale Phonokardiogramme:

a) 4L3, b) 2R2 (Abb. 27)

Intrakardiale Phonokardiogramme:

a) Vs-ts, b) Aoa (Abb. 28)

Geräusche: Das über Herzbasis (2R2) und Spitze (4L3) typisch dargestellte Systolikum der Aortenstenose findet sein Pendant in der Ao. ascendens und mit geringerer Amplitude auch im linken Ventrikel. Das diastolische Geräusch der Aorteninsuffizienz, das extrakardial kaum zur Darstellung kommt, ist im linken Ventrikel und in der Ao. ascendens erkennbar, wobei es bildlich im linken Ventrikel mit dem Diastolikum der Mitralstenose konkurriert.

Töne: Die erste Komponente des I. Tons (Ia) zeigt gegenüber dem extrakardialen Befund intrakardial eine hohe Amplitude, was trotz starrem Klappenapparats auf die schwere MS zurückzuführen ist. Ähnlich wie extrakardial kommt aber der Mitralöffnungston im linken Ventrikel nicht zur Darstellung, ist überraschenderweise aber in der Ao. ascendens zu differenzieren!

(apex) was found repeated in the left ventricle (L.V.-ts 2). It should be noted that in the ascending aorta only the second component (Ib) occurred regularly which, according to the pressure curve, was attributable to the aortic valvular opening and less prominent over the cardiac base (1R3). In contrast to the extracardiac finding recorded from the cardiac apex, a clear mitral opening snap similar to that found in cases of isolated mitral insufficiency (as described earlier), was recorded from the left ventricle (L.V.-ts 2), and although commissurotomy had obviously been successful.

K. L., female, 33, MS-IV, AS-I-II, AI-O-I, (TS + TI)

Hemodynamics:

C.O. 2.4 l/min, C.I. 1.6 l/min/sq.m, M.V.A. 0.8 sq.cm

Pressures: R.A.m. 11, R.V. 37/3/10, P.A. 37/29 = 33 mm Hg, L.A.m. 25, L.V. 140/5/10, Asc.Ao. 100/80 = 84 mm Hg

mean diastolic P.G. = 12 (L.A. — L.V.), systolic P.G. = 40 (L.V. — Asc.Ao.), mean diastolic P.G. = 3 (R.A. — R.V.) at tricuspid valve

Dye dilution methods: Asc.Ao. to L.V.: confirmation of slight AI, R.V. to R.A.: confirmation of TI

Cineangiocardiography of L.A.: mitral valve rigid and considerably thickened, very narrow ostium

Extracardiac phonocardiograms:

a) 4L3; b) 2R2 (Fig. 27)

Intracardiac phonocardiograms:

a) L.V.-ts b) Asc.Ao. (Fig. 28)

Murmurs: The systolic murmur typical of aortic stenosis and recorded from the cardiac base (2R2) and apex (4L3) had its counterparts in the ascending aorta and, with somewhat lower amplitude, in the left ventricle. The diastolic murmur of aortic insufficiency, which was hardly found by extracardiac approach, was detectable in the left ventricle and in the ascending aorta, its pattern in the left ventricle being found in competition with the diastolic murmur of mitral stenosis.

Sounds: The amplitude of the first component of the first sound (Ia) in the intracardiac finding was found to be higher than that established by the extracardiac procedure, which, notwithstanding the rigidity of the valvular mechanism, was to be attributed to the severity of the mitral ste-

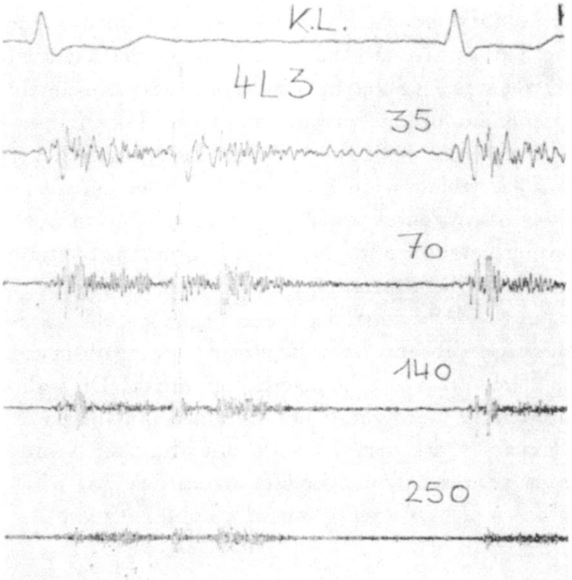

Abb. 27a/Fig. 27a

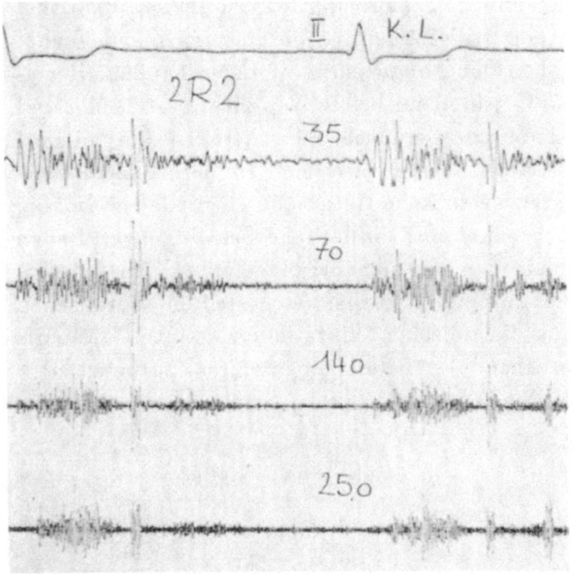

Abb. 27b/Fig. 27b

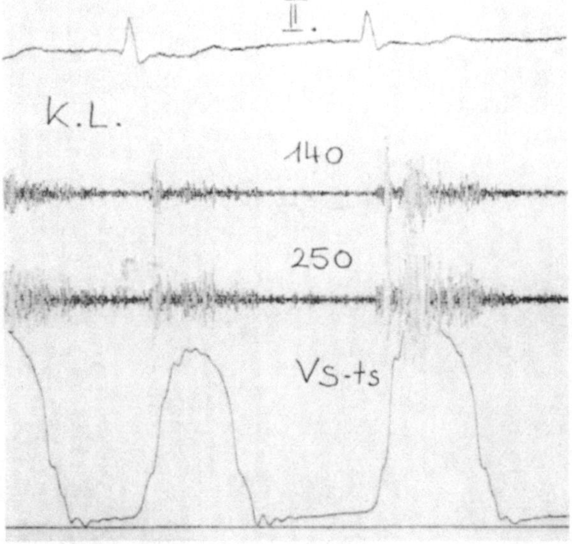

Abb. 28a/Fig. 28a

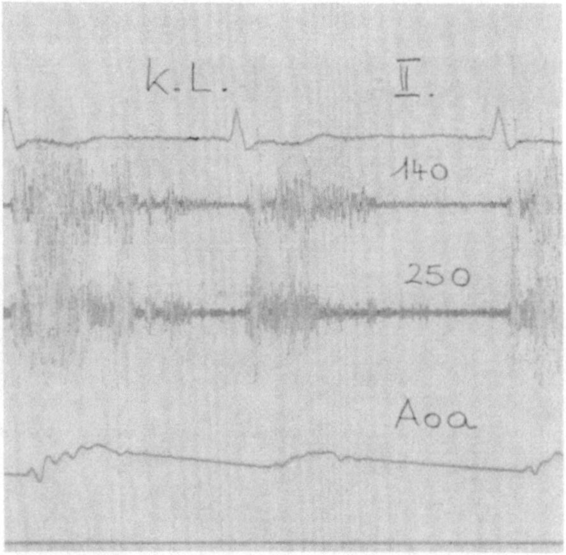

Abb. 28b/Fig. 28b

Zusammenfassung: Die Patienten, bei denen ein kombinierter Mitral-Aortenfehler mit den Vitien MS + AS + AI oder MS + MI + AS + AI vorlag, zeigten folgende Zeitintervalle:

Q-Ia 0,05–0,10 (0,077) sec und
Ia-Ib 0,02–0,06 (0,045) sec im linken Herzen.

Nur bei einzelnen Fällen, wo sehr verdickte und unbewegliche oder auch verkalkte Klappen nachgewiesen wurden, wurde der Mitralöffnungston im linken Ventrikel vermißt. Sein Intervall zur aortalen Komponente des II. Tons betrug bei den anderen Fällen: IIA-MOS 0,05–0,11 (0,069) sec.

nosis. The intracardiac finding from the left ventricle was similar to the extracardiac result, in that no mitral opening snap was recordable; but it was surprisingly distinguishable in the ascending aorta!

Summary: The following time intervals were recorded from the patients suffering from combined mitral-aortic disease, the disorders being MS + AS + AI or MS + MI + AS + AI:

Q-Ia 0.05 to 0.10 (0.077) s and
Ia-Ib 0.02 to 0.06 (0.045) s in the left heart.

The mitral opening snap was missed in the left ventricle only of few cases where thickening and

III. und IV. Töne wurden im linken Ventrikel vereinzelt gefunden, waren aber im linken Vorhof und in der Ao.ascendens nicht vorhanden. Regelmäßig waren im linken Ventrikel systolische und diastolische Geräusche registrierbar, während Präsystolika vermißt wurden. In der Ao.ascendens waren systolische Geräusche ebenfalls regelmäßig zu beobachten; diastolische Schwingungen ließen sich jedoch dort nicht bei allen Fällen differenzieren. Die im linken Vorhof festgestellten systolischen und diastolischen Vibrationen konnten auf entsprechende Mitralklappenfehler zurückgeführt werden.

immobility or calcification were established for the valves. In all the other cases, the interval between the mitral opening snap and the aortic component of the second sound was IIA-MOS = 0.05 to 0.11 (0.069) s. Third and fourth heart sounds, which were recorded from the left ventricle of few cases, however, were missing in both the left atrium and the ascending aorta. Systolic and diastolic murmurs were recordable regularly from the left ventricle, whereas presystolic murmurs were absent. Systolic murmurs were observed regularly also in the ascending aorta. Diastolic vibrations, however, were not distinguishable in all cases there. The systolic and diastolic vibrations recorded from the left atrium were attributable to corresponding mitral valvular diseases.

Aortenklappenstenose (AS)

Valvular Aortic Stenosis (AS)

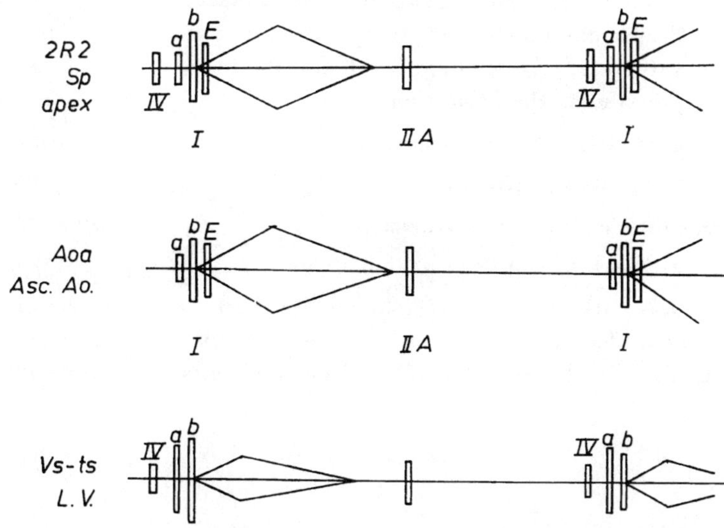

Phonokardiographisches Schema 9

Phonocardiographic scheme No. 9

Charakteristik: Haemodynamisch ist die Aortenstenose dadurch gekennzeichnet, daß ein systolischer Druckgradient zwischen linkem Ventrikel und Ao.ascendens besteht, der in Abhängigkeit vom Durchflußvolumen in der Systole die Verengung der Klappe angibt. Die Austreibungszeit kann verlängert sein.

Demnach ist ein systolisches Geräusch über der Herzbasis und in der Ao.ascendens zu erwarten. Das regelmäßig mit geringerer Amplitude über der Herzspitze nachweisbare Systolikum läßt auch eine retrograde Schallfortleitung in den linken Ventrikel vermuten. Durch die Einschränkung der Klappenbeweglichkeit kann die aortale Komponente des II. Tons (IIA) abgeschwächt und bei verlängerter Austreibungszeit verzögert sein. Im Komplex der Schwingungen des I. Tons ist vielfach gerade dann eine Komponente zu differenzieren, die zeitlich mit der Aortenklappenöffnung koinzidiert, wenn es sich um bewegliche (nicht verkalkte) Klappen handelt. Oft wird auch ein IV. Ton ("Vorhofton") beobachtet, besonders wenn es sich um schwerere Stenosen handelt.

W. B., Mann, 18 Jahre, AS-III

Haemodynamik:

HMV 5,9 l/min, HI 3,96 l/min/m², AÖF 0,52 cm²

Drucke: Adm 4, Vd 25/—1/3, Ap 24/10 = 15 mm Hg, Asm 9, Vs 180/4/8, Aoa 88/64 = 76, Ai 100/60 = 72 mm Hg

Systolischer Druckgradient DG = 92 mm Hg (Vs-Aoa)

Farbstoffdilution: Aoa-Vs: Ausschluß einer AI

Characterisation: Hemodynamically, aortic stenosis is characterised by the presence of a systolic pressure gradient between the left ventricle and the ascending aorta in dependence on the flow rate in the systolic phase. The ejection time may be prolonged.

A systolic murmur is to be expected accordingly over the cardiac base and in the ascending aorta. In addition, a retrograde murmur projection into the left ventricle is assumed to take place, since a lower amplitude systolic murmur is detectable regularly over the cardiac apex. The aortic component of the second sound (IIA) can be attenuated due to restricted valvular mobility and delayed, with the ejection time being prolonged. A component coinciding with aortic valvular opening is differentiated frequently in the vibration complex of the first sound if the valves are mobile (with no calcification). A fourth sound ("atrial sound") is often observed, mainly in cases of severe stenosis.

W. B., male, 18, AS-III

Hemodynamics:

C.O. 5.9 l/min, C.I. 3.96 l/min/sq.m, A.V.A. 0.52 sq. cm

Pressures: R.A.m. 4, R.V. 25/-1/3, P.A. 24/10 = 15 mm Hg, L.A.m. 9, L.V. 180/4/8, Asc.Ao. 88/64 = 76, A.i. 100/60 = 72 mm Hg,

systolic P.G. = 92 mm Hg (L.V.-Asc.Ao.)

Dye dilution methods: Asc.Ao. to L.V.: aortic insufficiency ruled out

Angiokardiographie vom Vs: Links-Hypertrophie, keine Einengung der Ausflußbahn, Preßstrahl durch hochgradig verengte und verdickte Aortenklappe, Kuppelbildung, poststenotische Dilatation

Extrakardiale Phonokardiogramme:

a) Sp, b) 2R2 (Abb. 29)

Intrakardiale Phonokardiogramme:

a) Vs-ts, b) Aoa-rg (Abb. 30)

Geräusche: Das typische Systolikum der Aortenstenose findet sich extrakardial mit hoher Amplitude über der Herzbasis (2R2) und mit kleineren

Angiocardiography of L.V.: hypertrophy of the left ventricle, no constriction of outflow tract, press jet through highly constricted and thickened aortic valve, spherical vaulting, poststenotic dilatation

Extracardiac phonocardiograms:

a) apex; b) 2R2 (Fig. 29)

Intracardiac phonocardiograms:

a) L.V.-ts; b) Asc.Ao-rg (Fig. 30)

Murmurs: Extracardially, the typical systolic murmur of aortic stenosis was found with high amplitude over the cardiac base (2R2) and with

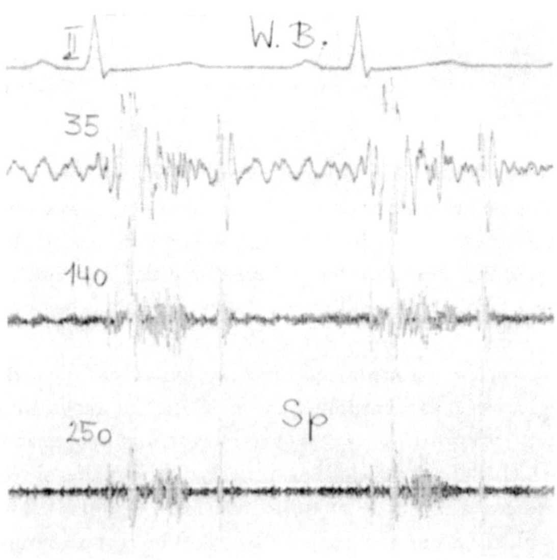

Abb. 29a/Fig. 29a

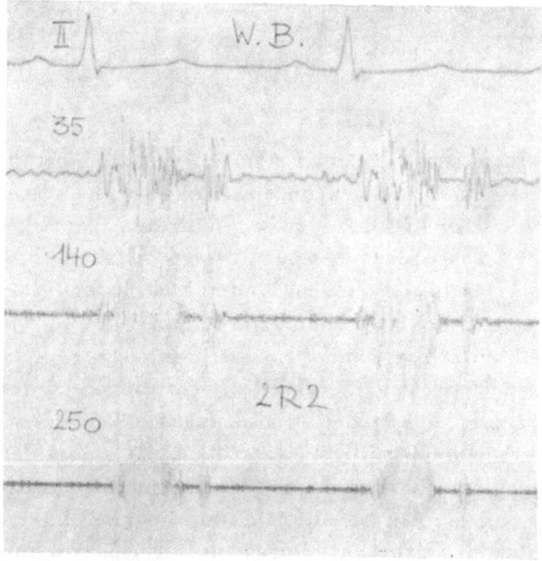

Abb. 29b/Fig. 29b

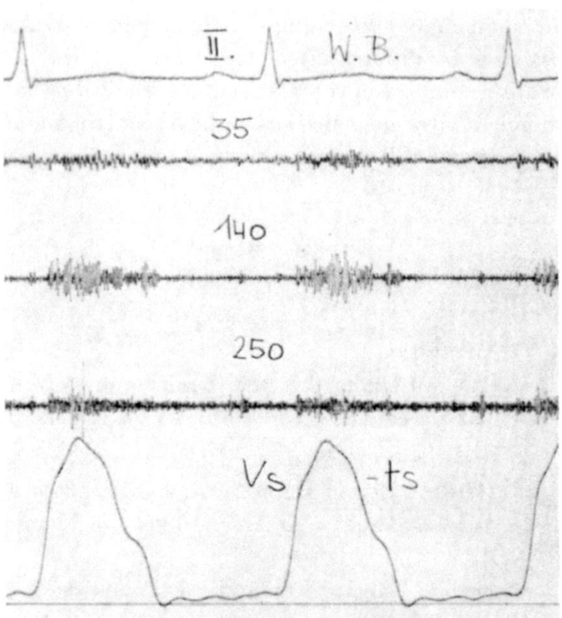

Abb. 30a/Fig. 30a

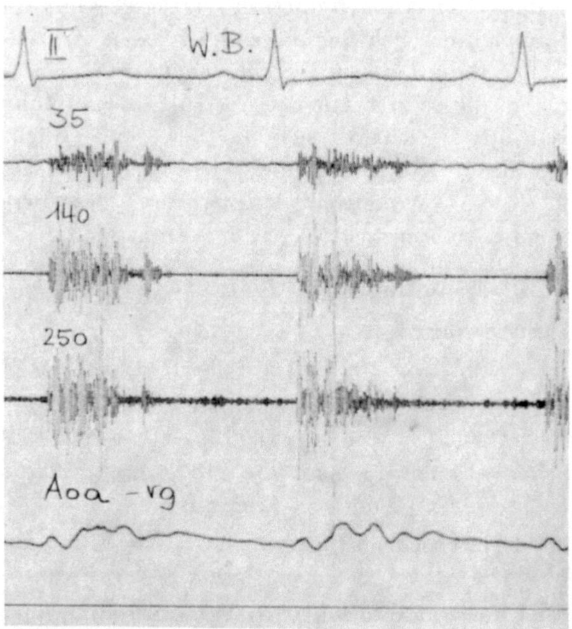

Abb. 30b/Fig. 30b

Amplituden über der Herzspitze (Sp). Dementsprechend ist ein Systolikum hoher Amplitude in der Ao.ascendens nachweisbar, das auch in der Form dem extrakardialen Geräusch entspricht und das mit niederer Amplitude (über den transseptal liegenden Katheter) auch aus dem linken Ventrikel registriert werden kann.

Töne: Das Systolikum über dem 2. ICR. rechts parasternal (2 R2) beginnt mit einem klickartigen Ton, der auch über der Herzspitze festzustellen ist. Zur gleichen Zeit beginnt das Geräusch auch in der Aorta, synchron mit dem aortalen Druckanstieg. Es liegt nahe, diesen Ton als Aortenöffnungston aufzufassen, der hier relativ spät nach dem Mitralklappenschluß auftritt. Im linken Ventrikel sind die Töne im Vergleich zu den Mitralfehlern deutlich abgeschwächt. In der Ao. ascendens ist die aortale Komponente des II. Tons jedoch wie über der Brustwand zu differenzieren. Ein IV. Ton findet sich im linken Ventrikel.

Zusammenfassung: Die untersuchten reinen Aortenklappenstenosen zeigten folgende Zeitintervalle:

Q-Ia 0,03—0,06 (0,047) sec und
Ia-Ib 0,04—0,07 (0,056) sec im linken Herzen.

Einmal wurde im linken Ventrikel ein weiterer Ton festgestellt, der in die Austreibungsphase fiel (Ib—Ic 0,05 sec). Ein III. Ton wurde nicht beobachtet. IV. Töne waren im linken Ventrikel nahezu regelmäßig vorhanden.

In der Ao.ascendens war Ia eben angedeutet oder fehlte. Die zweite Komponente des I. Tons (Ib) fehlte nur bei einem Patienten mit deutlicher Klappenverkalkung. 0,15—0,22 (0,18) sec nach Q-Beginn war regelmäßig zu Beginn des Systolikums ein weiterer Ton erkennbar, der in die Austreibungsphase fiel und deshalb mit E (Ejection sound) bezeichnet wurde.

In der Ao.ascendens wurden ebenfalls regelmäßig systolische Geräusche festgestellt, wie sie auch über der Herzbasis zu hören sind. Obwohl der Herzschall aus dem linken Ventrikel über den transseptalen Katheter abgenommen wurde, der Katheter damit alse nicht in der Aortenklappe lag, fanden sich entsprechende systolische Schwingungen kleinerer Amplitude auch im linken Ventrikel. Diastolische Geräusche waren weder im linken Ventrikel, noch in der Ao.ascendens nachweisbar, was verständlich ist, da eine begleitende Aorteninsuffizienz in jedem Falle mittels Farbstoffdilution oder Angiokardiographie ausgeschlossen worden war.

smaller amplitudes over the cardiac apex. A systolic murmur of high amplitude which corresponds to the extracardiac murmur also by its form and which could be recorded with lower amplitude (through transseptal catheter) also from the left ventricle was detectable accordingly in the ascending aorta.

Sounds: The systolic murmur over the 2nd right parasternal ICS (2R2) started with a click-like sound which was recordable also over the cardiac apex. At the same time, the murmur started also in the aorta, synchronously with the aortic pressure rise. This sound may probably be assumed to be an aortic opening snap which occurs relatively late after the closing of the mitral valve. The sounds in the left ventricle were much weaker than those usually observed in mitral disease. The aortic component of the second sound, however, was differentiated in the ascending aorta and over the chest wall. A fourth sound was found in the left ventricle.

Summary: The following time intervals were recorded from the patients examined and having isolated valvular aortic stenosis:

Q-Ia 0.03 to 0.06 (0.047) s and
Ia-Ib 0.04 to 0.07 (0.056) s in the left heart.

An additional sound which occurred within the ejection phase was recorded from the left ventricle of one of the cases (Ib-Ic 0.05 s). No third sound was observed. Fourth sounds were present almost regularly in the left ventricle.

Ia was slightly indicated or missing at all in the ascending aorta. The second component of the first sound (Ib) was missed only in one patient having pronounced valvular calcification. An additional sound was detectable regularly in the Aoa at the beginning of the systolic murmur, 0.15 to 0.22 (0.18) s after Q-start, and was designated E (ejection sound) as it coincided with the ejection phase. The systolic murmurs recordable from the cardiac basis were found regularly in the ascending, aorta, too. Although the cardiac murmurs of the left ventricle were recorded through the transseptal catheter, which means that the catheter was not applied to the aortic valve, corresponding systolic vibrations of smaller amplitudes were found also in the left ventricle. Diastolic murmurs were recordable neither from the left ventricle nor from the ascending aorta, which was not surprising as accompanying aortic insufficiency had been ruled out safely by dye dilution techniques or angiocardiography.

Aorteninsuffizienz (AI)

Aortic Insufficiency (AI)

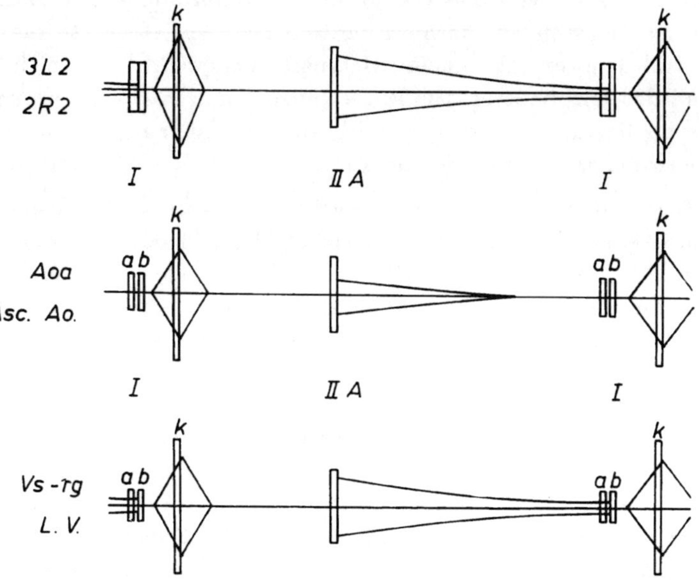

Phonokardiographisches Schema 10

Phonocardiographic scheme No. 10

Charakteristik: Das haemodynamische Bild der Aorteninsuffizienz ist dadurch gekennzeichnet, daß ein Teil des in die Aorta ausgeworfenen Blutes in der Diastole in den linken Ventrikel regurgitiert. Dieses Rückflußvolumen kann bei schwereren Insuffizienzen wesentlich größer sein als das effektive Herzminutenvolumen. Dieser Ventildefekt kann in der Aorta zu einem diastolischen Druckabfall und zu einer Aufspreizung der peripheren Druckamplitude führen. In Extremfällen kann sich der Aorten- und Ventrikeldruck am Ende der Diastole angleichen. Außerdem führt aber das Pendelvolumen bei größeren Aorteninsuffizienzen zu einer relativen Aortenstenose mit geringen volumenbedingten systolischen Druckgradienten zwischen linkem Ventrikel und Ao.ascendens.

Es ist also im linken Ventrikel ein diastolisches Regurgitationsgeräusch und in der Ao.ascendens ein systolisches Austreibungsgeräusch zu erwarten. Die aortale Komponente des II. Tons (IIA) kann abgeschwächt sein, da der Aortenklappenschluß unvollständig ist. Vielfach findet sich auch ein abgeschwächter I. Ton. Hervorzuheben ist, daß das Diastolikum der Aorteninsuffizienz mit dem Aortenklappenschluß beginnt, während das Diastolikum einer Pulmonalinsuffizienz erst mit dem Pulmonalklappenschluß einsetzt (Das Diastolikum der Mitralstenose beginnt — wie erwähnt — erst nach dem Mitralklappenöffnungston).

L. H.-P., Mann, 19 Jahre, AI-III, relative AS

Haemodynamik:

HMV 5,6 l/min, HI 3,2 l/min/m²

Characterisation: The hemodynamic picture of aortic insufficiency is characterised by a situation where a part of the blood ejected into the aorta regurgitates in the left ventricle in the diastolic phase. In cases of severe insufficiency, this backflow rate can be much higher than the effective cardiac output. Such valvular defect may lead to diastolic pressure drop in the aorta and to an expansion of the peripheral pressure amplitude. In extreme cases, the aortic and left ventricular pressures may come adapted to each other at the end of the diastolic phase. The regurgitated volume observed in severe aortic insufficiency, however, would, furthermore, lead to relative aortic stenosis with smaller flow-caused systolic pressure gradients between the left ventricle and the ascending aorta.

Hence, a diastolic regurgitation murmur is to be expected in the left ventricle and a systolic ejection murmur in the ascending aorta. The aortic component of the second sound (IIA) may be attenuated, since the aortic valve closing is incomplete. In many cases, an attenuated first sound is found, too. It should be noted that in aortic insufficiency the diastolic murmur does not start, until the aortic valve is incompleteley closed, while in pulmonary insufficiency the diastolic murmur would not start, until the pulmonary valve is incompleteley closed. (The diastolic murmur of mitral stenosis starts only after the mitral opening snap, as indicated earlier.)

L. H.-P., male, 19, AI-III, relative AS

Hemodynamics:

C.O. 5.6 l/min, C.I. 3.2 l/min/sq.m

Drucke: Adm 1, Vd 23/0/3, Ap 23/8 = 12 mm Hg, PCm 14, Vs 120/0/10, Aoa 120/48 = 84, Ai 156/44 = 80 mm Hg

Kein systolischer Druckgradient, periphere Druckamplitude 112 mm Hg

Angiokardiographie von der Aoa: Ao.ascendens erweitert, deutliche Kontrastmittelregurgitation mit Anfärbung des ganzen Ventrikelcavums

Extrakardiales Phonokardiogramm:

3L2 (Abb. 31)

Intrakardiale Phonokardiogramme:

a) Vs-rg, b) Aoa-klappennahe, c) Aoa (Abb. 32)

Geräusche: Das typische hochfrequente diastolische Decrescendo, das über dem Mesokard (3L2) festgestellt wird, findet sich in der gleichen Weise im linken Ventrikel (Vs-rg) wieder. Daneben ist ein proto-mesosystolisches Geräusch mit klickartigem Maximum besonders in der Ao.ascendens nachweisbar, das auf die volumenbedingte relative Aortenstenose (ohne Druckgradient) zurückzuführen ist. Man muß dabei bedenken, daß bei einer AI diesen Schweregrads in der Systole neben dem eff. Herzminutenvolumen von 5,6 l/min zusätzlich ein Pendelvolumen von etwa 10 l/min durch die Aortenklappe befördert wird. Bemerkenswert ist noch, daß das Rückflußvolumen der AI auch zu diastolischen Schwingungen in der Ao. ascendens führt. Bei Kontakt des Katheters mit der Klappe (Abbildung 32b) erscheint das systolische Geräusch wie durch Töne artefiziell zerhackt.

Pressures: R.A.m. 1, R.V. 23/0/3, P.A 23/8 = 12 mm Hg, W.P.m. 14, L.V. 120/0/10, Asc.Ao. 120/48 = 84, A.i. 156/44 = 80 mm Hg; no systolic pressure gradient, peripheral pressure amplitude 112 mm Hg

Angiocardiography of Asc.Ao.: ascending aorta dilated, pronounced regurgitation of contrast medium with opacification of the entire ventricular cavity

Extracardiac phonocardiogram:

3L2 (Fig. 31)

Intracardiac phonocardiograms:

a) L.V.-rg; b) Asc.Ao.-close to valve; c) Asc. Ao. (Fig. 32)

Murmurs: The typical high frequency diastolic decrescendo murmur found over the mesocardium (3L2) was detected equally in the left ventricle (L.V.-rg). In addition, a proto-mesosystolic murmur with click maximum attributable to the flow-dependent relative aortic stenosis (without pressure gradient) was recordable from the ascending aorta. It should be borne in mind that in aortic insufficiency of such severity a regurgitated volume of about 10 l/min is conveyed through the aortic valve in the systolic phase, in addition to the cardiac output which is 5.6 l/min. Another remarkable finding is that in aortic insufficiency the regurgitation results in diastolic vibrations also in the ascending aorta. The systolic murmur recorded when the catheter gets into contact with the valve (Fig. 32) appears somewhat chopped by "sounds".

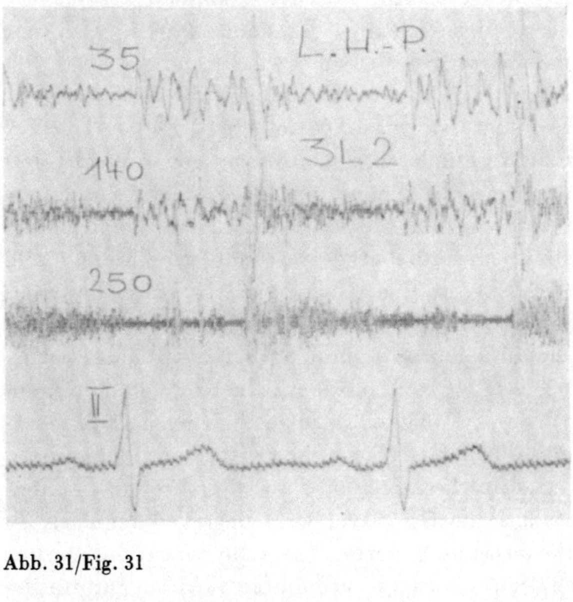

Abb. 31/Fig. 31

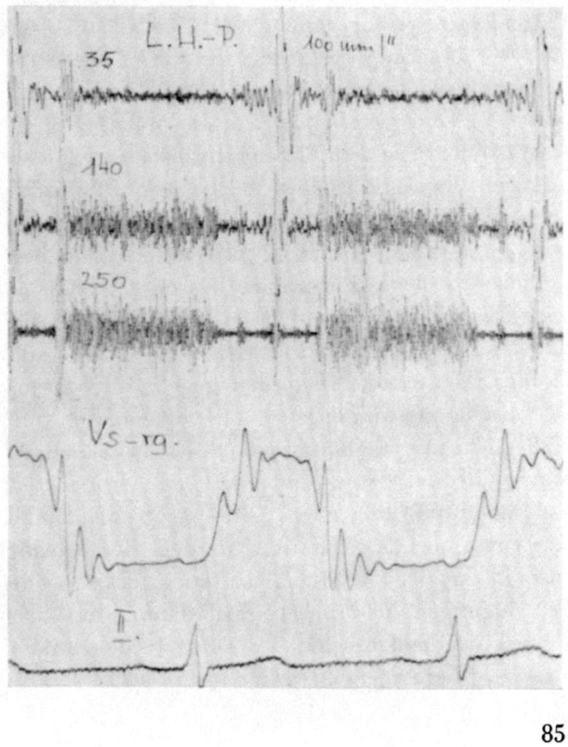

Abb. 32a/Fig. 32a

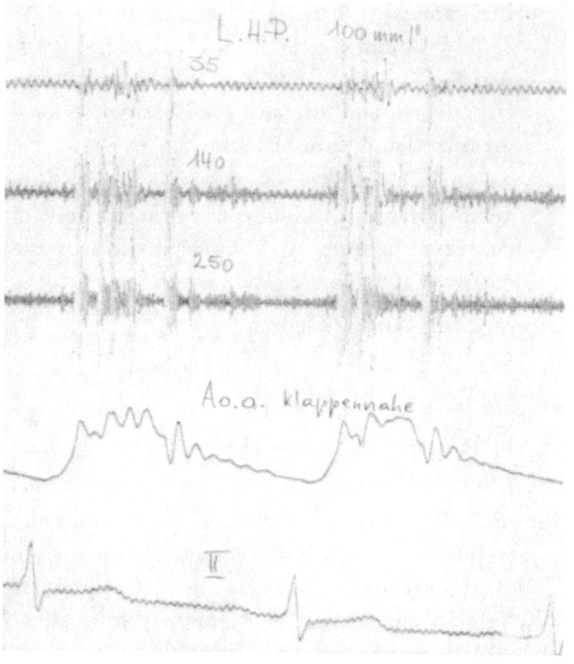

Abb. 32b/Fig. 32b

Töne: Wie extrakardial ist der I. Ton im linken Ventrikel kaum zu differenzieren. Die aortale Komponente des II. Tons (IIA) markiert sich jedoch extrakardial und im linken Ventrikel mit Beginn des Diastolikums deutlich und ist auch klappennahe noch in der Ao.ascendens erkennbar. Nur etwa 1 cm von der Aortenklappe entfernt ist sie dann aber nicht mehr nachweisbar (Abbildung 32c).

Zusammenfassung: Die untersuchten Patienten mit Aorteninsuffizienz zeigten im linken Herzen ein Q-Ia-Intervall von etwa 0,06 sec, wobei ein Patient mit Verlängerung der PQ-Zeit auf 0,29 sec eine Verlängerung des Intervalls auf 0,13 sec erkennen ließ. Ia-Ib 0,04–0,06 (0,050) sec. III. oder IV. Töne wurden im linken Ventrikel nicht festgestellt; bei einem Patienten wurde ein IV. Ton aber in der Ao.ascendens beobachtet. Typische Diastolika mit Decrescendo-Charakter waren regelmäßig im linken Ventrikel vorhanden. Daneben fanden sich aber auch geringere systolische Schwingungen, wobei zu bedenken ist, daß der Katheter dabei mit seinem Schaft in der Aortenklappe lag. In der Ao.ascendens wurden regelmäßig mesosystolische Schwingungsgruppen beobachtet, die 0,22–0,25 sec nach Q-Beginn ein klickartiges Maximum aufwiesen und auf den vermehrten Volumendurchfluß durch die nicht-stenotische Aortenklappe zurückgeführt werden. Wiederholt wurden in der Ao.ascendens auch diastolische Schwingungen beobachtet, die offenbar auf den Regurgitationsstrom aus der Aorta in den linken Ventrikel bezogen werden können.

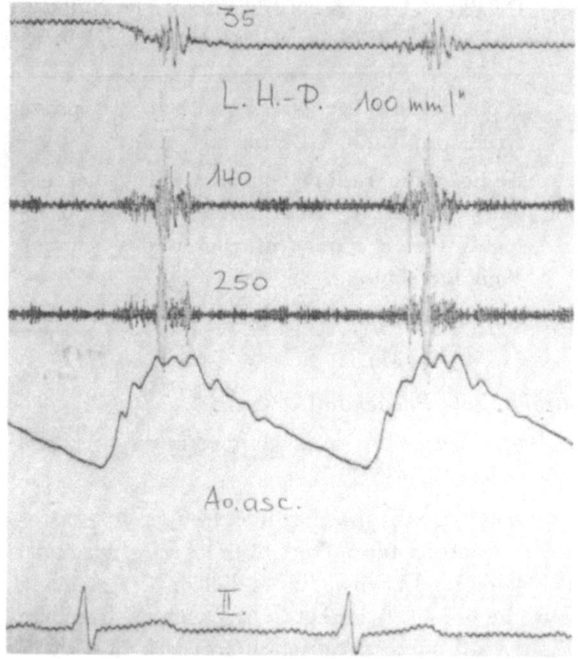

Abb. 32c/Fig. 32c

Sounds: The finding was equal to the extracardiac procedure, in that the first sound was hardly differentiated in the left ventricle. The aortic component of the second sound (IIA), however, was marked in the extracardiac procedure, being quite clear in the left ventricle at the beginning of the diastolic murmur and recordable from a location close to the valve in the ascending aorta, too. It was no longer detectable in a distance of 1 cm from the aortic valve (Fig. 32c).

Summary: The Q-Ia interval recorded from the left heart of the patients examined and having aortic insufficiency was about 0.06 s, with one patient whose PQ-time was prolonged to 0.29 s exhibiting an interval prolongation to 0.13 s. The Ia-Ib interval was 0.04 to 0.06 (0.050) s. Third or fourth sounds were not recorded from the left ventricle but in one patient a fourth sound was recorded from the ascending aorta. Typical diastolic murmurs of decrescendo type were found regularly in the left ventricle. While, however, some smaller systolic vibrations were found, it should be borne in mind that the shaft of the catheter was located inside the aortic valve. Groups of mesosystolic vibrations, showing a click maximum 0.22 to 0.25 s after Q-start and being attributed to the increased flow rate through the non-stenotic aortic valve, were observed regularly in the ascending aorta. Diastolic vibrations, which could obviously be attributed to the regurgitation flow from the aorta to the left ventricle, were also observed repeatedly in the ascending aorta.

Aortenklappenstenose mit Aorteninsuffizienz (AS + AI)

Valvular Aortic Stenosis with Aortic Insufficiency (AS + AI)

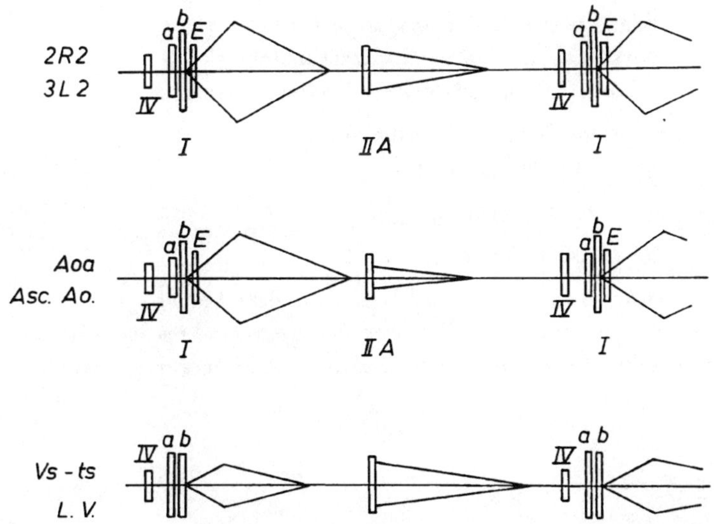

Phonokardiographisches Schema 11

Phonocardiographic scheme No. 11

Charakteristik: Beim kombinierten Aortenklappenfehler findet sich ein systolischer Druckgradient zwischen linkem Ventrikel und Ao.ascendens, der durch das durch die Aorteninsuffizienz bedingte Pendelvolumen noch verstärkt wird. Unter Berücksichtigung dieses Einflusses kann bei bekanntem Durchflußvolumen und bekannter Systolendauer die Aortenklappenöffnungsfläche berechnet werden, die genau die Stenosekomponente angibt. Der linke Ventrikel hat neben dem effektiven Herzminutenvolumen das in der Diastole regurgitierte Volumen durch die verengte Klappe hindurch zu befördern.

Demnach ist anzunehmen, daß im linken Ventrikel ein diastolisches Geräusch gefunden wird, das dem präkordialen Befund entspricht. In der Ao.ascendens ist andererseits ein systolisches Geräusch zu erwarten wie es über der Herzbasis beobachtet wird. Die Aortenkomponente des II. Tons (IIA) kann besonders bei rigiden Klappen abgeschwächt und bei verlängerter Austreibung verspätet sein. Der I. Ton wird manchmal ebenfalls abgeschwächt gefunden. Ein IV. Ton ist möglich, kann aber nicht immer von den Schwingungen des Diastolikums unterschieden werden.

S. H., Mann, 31 Jahre, AS-II, AI-II-III

Haemodynamik:

HMV 6,8 l/min, HI 3,5 l/min/m^2, AÖF 1,2 cm^2

Drucke: Adm 6, Vd 20/-2/2, Ap 20/9 = 12 mm Hg,
Asm 9, Vs 176/4/12, Aoa 96/64 = 88
Systolischer DG = 80 mm Hg

Characterisation: Combined valvular aortic diseases are characterised by the presence of a systolic pressure gradient between the left ventricle and the ascending aorta, which is reinforced by the regurgitation volume typical of aortic insufficiency. This influence taken into consideration, the aortic valve area which indicates accurately the stenotic component can be calculated, provided that both the flow rate and the duration of the systolic phase are known. The left ventricle has to convey through the stenotic valve not only the effective cardiac output, but also the flow regurgitated in the diastolic phase.

A diastolic murmur, corresponding to the precordial finding, therefore can, be expected in the left ventricle. A systolic murmur, as observed over the cardiac base, may then be expected in the ascending aorta. The aortic component of the second sound (IIA) can be attenuated mainly in the case of rigid valves and delayed in the case of prolonged ejection. Sometimes, the first sound is attenuated, too. A fourth sound is possible, but it cannot always be differentiated from the vibrations of the diastolic murmur.

S. H., male, 31, AS-II, AI-II-III

Hemodynamics:

C.O. 6.8 l/min, C.I. 3.5. l/min/sq.m, A.V.A. 1.2 sq.cm

Pressures: R.A.m. 6, R.V. 20/-/2/2, P.A. 20/9 = 12 mm Hg, L.A.m. 9, L.V. 176/4/12, Asc.Ao. 96/64 = 88
systolic pressure gradient = 80 mm Hg

Farbstoffdilution: Aoa-Vs: mittelgradige Regurgitation
Angiokardiographie von der Aoa: Ao.ascendens erweitert, Aortenklappe verdickt, starr, verkalkt, deutlicher Kontrastmittelrückfluß mit Anfärbung des ganzen linken Ventrikels

Extrakardiale Phonokardiogramme:

a) Sp, b) 2R3 (Abb. 33)

Intrakardiale Phonokardiogramme:

a) Vs-ts, b) Aoa-rg (Abb. 34)

Geräusche: Das systolische Geräusch der AS ist über der Herzbasis (2R3) wie in der Ao.ascendens in gleicher Form vorhanden und ist mit kleinerer

Dye dilution methods: Asc.Ao. to L.V.: medium regurgitation
Angiocardiography of Asc.Ao.: ascending aorta dilated, arotic valve thickened, rigid, calcificated, clearly detectable backflow of contrast medium with opacification of the entire left ventricle

Extracardiac phonocardiograms:

a) apex; b) 2R3 (Fig. 33)

Intracardiac phonocardiograms:

a) L.V.-ts; b) Asc.Ao-rg (Fig. 34)

Murmurs: The systolic murmur of the valvular aortic stenosis was present over the cardiac base

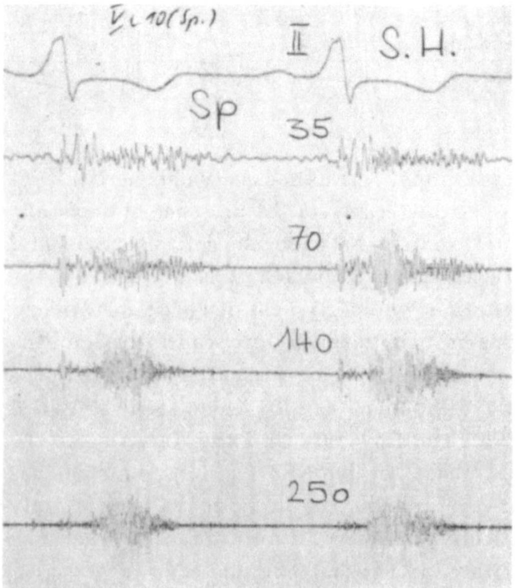

Abb. 33a/Fig. 33a

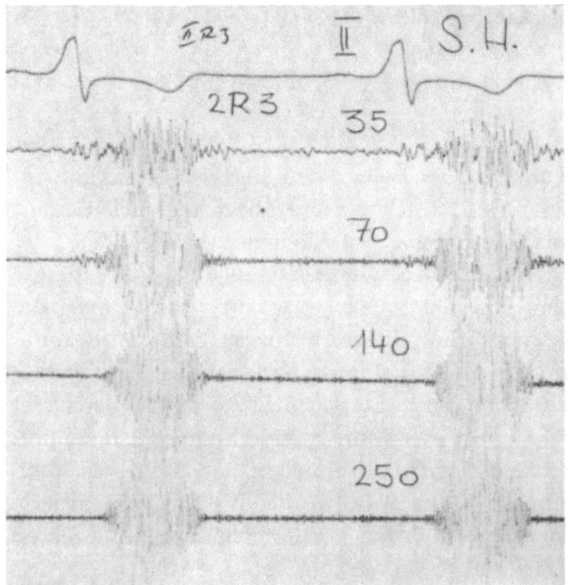

Abb. 33b/Fig. 33b

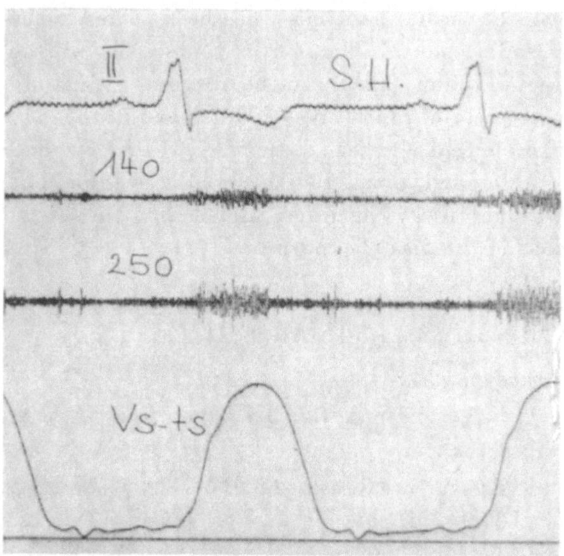

Abb. 34a/Fig. 34a

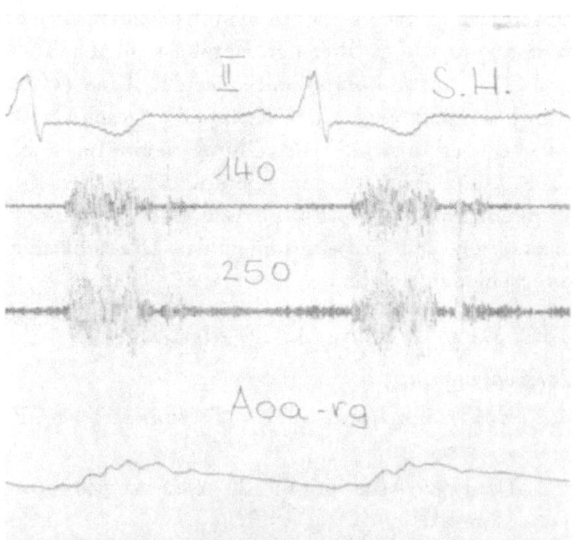

Abb. 34b/Fig. 34b

Amplitude (über den transseptalen Katheter) auch aus dem linken Ventrikel registrierbar. Trotz der haemodynamisch bedeutsamen Begleitinsuffizienz ist das typische Diastolikum weder extra- noch intrakardial deutlich erkennbar. Nur im Bereich der Ao.ascendens (Aoa) finden sich hochfrequente diastolische Schwingungen, die gegen das laute Systolikum abgegrenzt werden können.

Töne: Der I. Ton ist extra- und intrakardial abgeschwächt. Auch ist kein Aortenklappenöffnungston differenzierbar, was damit zusammenhängt, daß die Klappe angiokardiographisch nachgewiesen starr, verdickt und verkalkt ist. Die aortale Komponente des II. Tons (IIA) kommt extrakardial und im linken Ventrikel ebenfalls kaum zur Darstellung. Sie ist aber in der Ao.ascendens deutlich nachweisbar.

Zusammenfassung: Die untersuchten Patienten mit kombinierten Aortenklappenfehlern zeigten folgende Zeitintervalle:

Q-Ia 0,04—0,07 (0,063) sec und
Ia-Ib 0,03—0,08 (0,055) sec im linken Herzen.

Teilweise waren 0,04—0,07 (0,049) sec danach besonders in der Ao. ascendens weitere Schwingungsgruppen erkennbar, die ton-förmig (E) den Beginn der größeren Amplituden des Systolikums anzeigten. Bei einem Patienten wurde 0,15 sec nach IIA eine Schwingungsgruppe im linken Ventrikel beobachtet, die als III. Ton gedeutet wurde (AS-II^0 + AI-I^0). Bei einem Drittel der Fälle waren außerdem im linken Ventrikel und/oder in der Ao.ascendens IV. Herztöne erkennbar. Systolische Geräusche waren regelmäßig in der Ao.ascendens festzustellen, die dem extrakardialen Befund über der Herzbasis entsprachen. Gleichzeitig waren aber auch im linken Ventrikel systolische Schwingungen geringerer Amplituden nachweisbar. Nur bei einem Viertel der Fälle waren die erwarteten Diastolika der Aorteninsuffizienzen im linken Ventrikel zu registrieren, was damit zusammenhängen dürfte, daß es sich in dieser Gruppe vorwiegend um leichte Regurgitationen handelte (I-II^0). Bei diesen Fällen fließt auch das auf die Aortenklappe injizierte Kontrastmittel nur bis in die linksventrikuläre Ausflußbahn zurück und färbt nicht den ganzen Ventrikel an. In der Ao.ascendens war nur einmal ein Diastolikum bei einem Patienten festzustellen, bei dem eine Aorteninsuffizienz zweiten Grades vorlag.

(2R3) and in the ascending aorta, having one and the same form in either location, and it was recordable with somewhat smaller amplitude (through transseptally applied catheter) also from the left ventricle. Neither extracardially nor intracardially the typical diastolic murmur of aortic insufficiency was recorded clearly, although the hemodynamic importance of the accompanying aortic insufficiency had been established. High frequency diastolic vibrations, which were differentiated from the loud systolic murmur, were found only in the region of the ascending aorta.

Sounds: The first sound was attenuated in both the extracardiac and the intracardiac procedures. No aortic opening snap was differentiated either which was attributable to the fact that rigidity, thickening, and calcification of the valve were established by angiocardiography. Neither was the aortic component of the second sound (IIA) recorded clearly by extracardiac approach nor in the left ventricle. It was clearly detectable, however, in the ascending aorta.

Summary: The following time intervals were recorded from the patients examined and having combined valvular aortic disease:

Q-Ia 0.04 to 0.07 (0.063) s and
Ia-Ib 0.03 to 0.08 (0.055) s in the left heart.

Further vibrations like sounds (E) were detectable in the ascending aorta of some patients 0.04 to 0.07 (0.049) s thereafter indicating the initiation of higher amplitudes of the systolic murmur. A group of vibrations was observed in the left ventricle of one patient, 0.15 s after IIA, which was interpreted as a third sound (AS-II^0 + AI-I^0). In addition, fourth heart sounds were detectable in the left ventricle and/or in the ascending aorta of one third of the cases examined.
Systolic murmurs were recorded regularly from the ascending aorta and found to be in agreement with the extracardiac findings made over the cardiac base. At the same time, systolic vibrations of smaller amplitudes, however, were detectable also in the left ventricle. The expected diastolic murmurs of aortic insufficiency were recordable from the left ventricle of only one fourth of all cases, which may possibly be explained by the fact that this group included mainly cases of minor regurgitation (I-II^0), where the contrast medium injected to the aortic valve flowed back only into the outflow tract of the left ventricle, not opacificating the ventricle as a whole. A diastolic murmur in the ascending aorta was recorded only from one patient who suffered from second-degree aortic insufficiency.

Supravalvuläre Aortenstenose (Supravalv. AS)

Supravalvular Aortic Stenosis (Supravalv. AS)

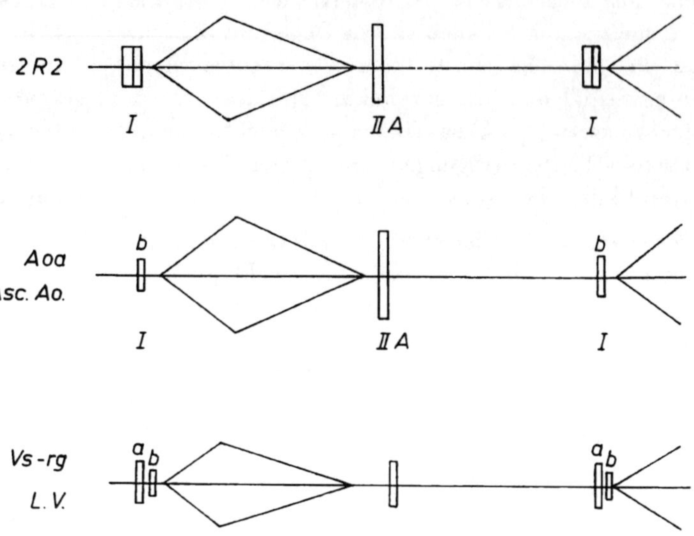

Phonokardiographisches Schema 12

Phonocardiographic scheme No. 12

Charakteristik: Die haemodynamischen Veränderungen sind bei der valvulären und supravalvulären Aortenstenose prinzipiell ähnlich. Im Gegensatz zur Aortenklappenstenose besteht aber bei der supravalvulären Enge ein systolischer Druckgradient zwischen dem Anfangsteil der Ao.ascendens und dem Arcus aortae.
Es liegt nahe, dementsprechend anzunehmen, daß das Geräuschmaximum des Systolikums im Arcusbereich poststenotisch zu finden ist, daß aber auch in der ganzen Ao. ascendens und descendens systolische Schwingungen gefunden werden. Die Aortenkomponente des II. Tons (IIA) muß ähnlich wie bei einer Hypertonie oder bei einer Aortenisthmusstenose laut sein.

R. D., Mädchen, 8 Jahre, supravalv. AS-I

Haemodynamik:

Drucke: Adm 7, Vd 35/0/5, Ap 32/15 = 23 mm Hg, Vs 155/8/20, Aoa 156/90 und 125/90 mm Hg

Systolischer DG = 34 mm Hg intraaortal

Angiokardiographie vom Vs: Linker Ventrikel hypertrophiert und vergrößert, Aortenklappe normal angelegt, aber etwas verdickt mit Kuppelbildung, supravalvuläre kegelförmige Enge, Arcus aortae normal weit

Extrakardiales Phonokardiogramm:

1R2 mit Vs-Druckkurve (Abb. 35)

Intrakardiale Phonokardiogramme:

a) Vs-rg, b) Aoa prästenotisch (Abb. 36)

Geräusche: Der retrograde Katheter liegt mit seiner Spitze im linken Ventrikel (Vs-rg) und mit seinem Schaft in der Aortenklappe und in der postval-

Characterisation: The hemodynamic changes in supravalvular aortic stenosis are basically similar to those observed in valvular aortic stenosis. Yet, the former differs from the latter by the presence of a systolic pressure gradient between the initial part of the ascending aorta and the aortic arch.
It might, therefore, be assumed that in the arch region the maximum of the systolic murmur should be found poststenotically, that systolic vibrations, however, can be found throughout the ascending and descending aorta, too. The aortic component of the second sound (IIA) should be loud, similar to hypertension or coarctation of the aorta.

R. D., female, 8, supravalv. AS-I

Hemodynamics:

Pressures: R.A.m. 7, R.V. 35/0/5, P.A. 32/15 = 23 mm Hg, L.V. 155/8/20, Asc.Ao. 156/90 and 125/90 mm Hg

systolic intra-aortic pressure gradient = 34 mm Hg

Angiocardiography of L.V.: left ventricle hypertrophic and enlarged, aortic valve set in normal condition, but somewhat thickened with spherical vaulting, supravalvular conical stenosis, normal width of aortic arch

Extracardiac phonocardiogram:

1R2 with L.V.-pressure curve (Fig. 35)

Intracardiac phonocardiograms:

a) L.V.-rg; b) Asc.Ao. prestenotic (Fig. 36)

Murmurs: The tip of the catheter, applied retrogradely, came to lie in the left ventricle (L.V.-rg) while its shaft was located in the aortic valve and

Abb. 35/Fig. 35

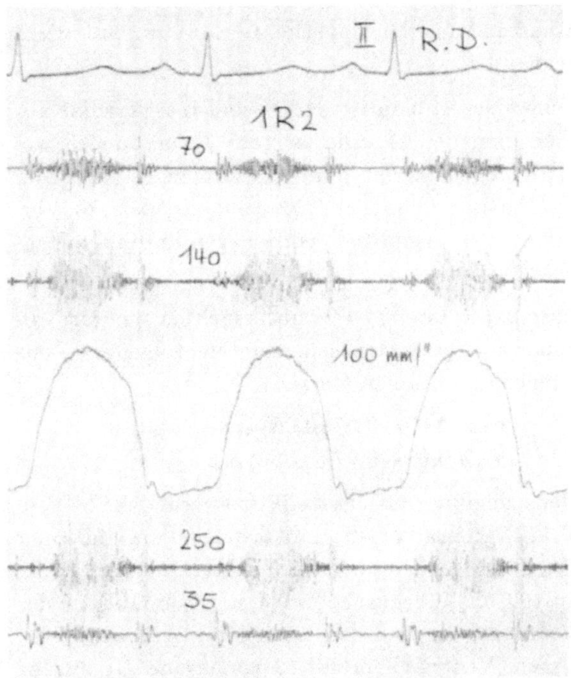

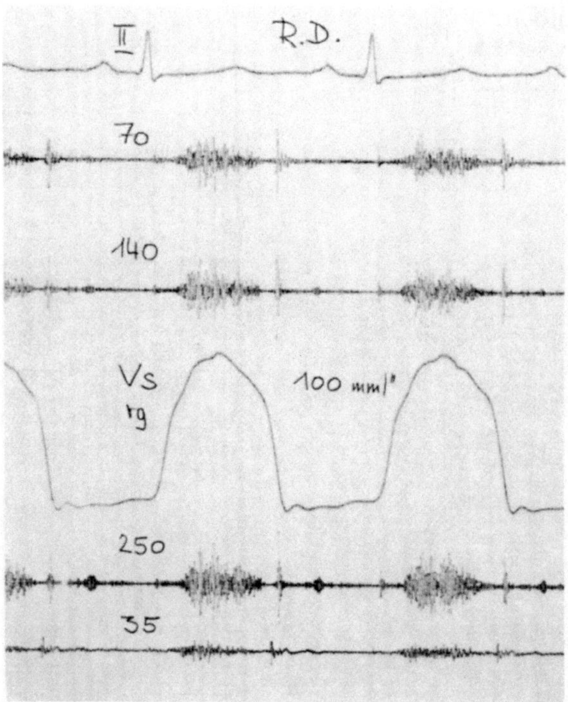

Abb. 36a/Fig. 36a

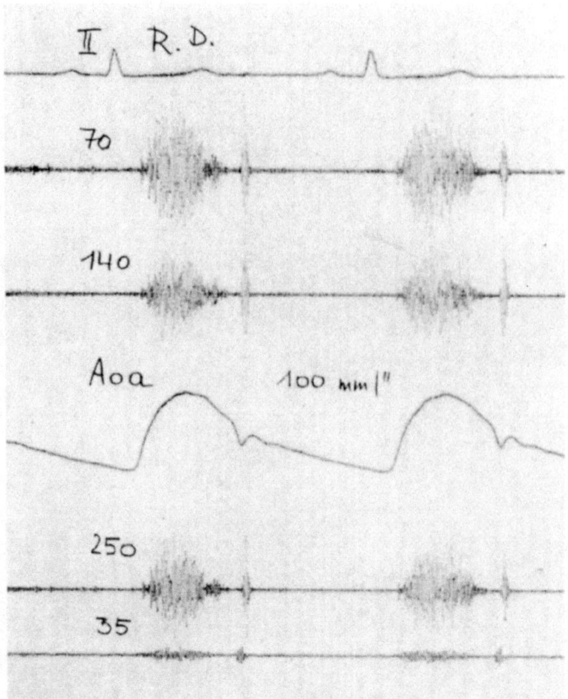

Abb. 36b/Fig. 36b

vulären Stenose. Das im linken Ventrikel registrierte Schallbild ist ganz ähnlich wie das in der Ao. ascendens festgestellte, wobei allerdings die Amplituden des Systolikums im linken Ventrikel kleiner sind, das heißt, besonders die mittelfrequenten Anteile (70 und 140 Hz). Geräuschform und zeitliches Verhalten ist extrakardial wie in der

the postvalvular stenosis. The sound pattern recorded from the left ventricle was similar to that found in the ascending aorta, with the amplitudes of the systolic murmur in the left ventricle, however, being smaller, i. e. mainly the medium frequency parts of them (70 c/s and 140 c/s) Shape and time of the murmurs recorded by the

Ao.ascendens. Diastolische Geräusche sind nicht vorhanden.

Töne: Der I. Ton ist extra- und intrakardial nur eben angedeutet. Die aortale Komponente des II. Tons (IIA) ist deutlich und zeigt über der Herzbasis und in der Ao.ascendens gleiches Verhalten, ihre Amplitude ist dagegen im linken Ventrikel geringer.

Zusammenfassung: Die untersuchten 4 supravalvulären Aortenstenosen zeigten folgende Zeitintervalle im linken Herzen:

Q-Ia 0,05—0,07 (0,06) sec
Ia-Ib 0,05—0,07 (0,062) sec

Der Beginn des Systolikums war 0,12—0,13 (0,122) sec nach Q-Beginn festzustellen. III. oder IV. Töne wurden nicht beobachtet.
Systolische Geräusche wurden regelmäßig in der Ao.ascendens und mit geringerer Amplitude im linken Ventrikel erfaßt. Diastolische Geräusche waren nicht vorhanden.

extracardiac procedure were equal to those found in the ascending aorta. No diastolic murmurs were present.

Sounds: The first sound was just indicated weakly in both the extracardiac and intracardiac phonocardiograms. The aortic component of the second sound (IIA) was clearly recordable, its behaviour being the same over the cardiac base and in the ascending aorta, its amplitude, however, being smaller in the left ventricle.
Summary: The following time intervals were recorded from the left heart of four patients examined and having supravalvular aortic stenosis:

Q-Ia 0.05 to 0.07 (0.06) s
Ia-Ib 0.05 to 0.07 (0.062) s

The systolic murmur started 0.12 to 0.13 (0.122) s after the beginning of the Q wave. No third or fourth sounds were recorded. Systolic murmurs were recorded regularly from the ascending aorta and the left ventricle, their amplitudes in the latter being smaller. Diastolic murmurs were absent.

Subvalvulär-fibrotische Aortenstenose mit Aorteninsuffizienz (FSS + AI)

Fibrous Subaortic Stenosis with Aortic Insufficiency (FSS + AI)

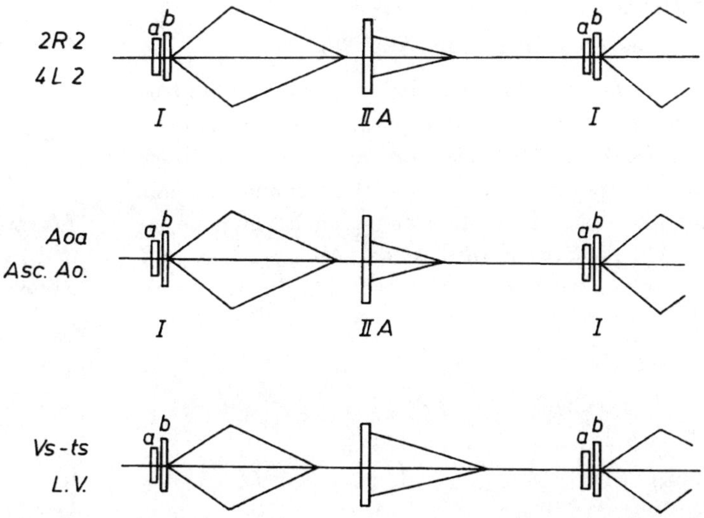

Phonokardiographisches Schema 13

Phonocardiographic scheme No. 13

Charakteristik: Bei der subvalvulären fibrotischen Aortenstenose besteht ein systolischer Druckgradient zwischen dem linken Ventrikel und dem subvalvulären Raum im linken Ventrikel unmittelbar unter der Aortenklappe. Dies wirkt sich prinzipiell ähnlich aus wie eine Aortenklappenstenose. Auffallend ist aber, daß die poststenotische Dilatation der Ao.ascendens meist nicht entsteht; und bemerkenswert ist auch, daß meistens eine geringe begleitende Aorteninsuffizienz gefunden wird. Es ist also zu erwarten, daß wie über der Herzbasis ein Systolikum in der Ao.ascendens gefunden wird, daß aber daneben das systolische Geräusch auch subvalvulär gleichstark vorhanden ist. Schließlich müßte subvalvulär das Diastolikum der Aorteninsuffizienz festzustellen sein. Der I. und II. Herzton müßte unauffällig sein, wenn die Aorteninsuffizienz nur gering ist. Zusatztöne könnten präsystolisch (IV) auftreten.

R. I., Frau, 21 Jahre, FSS-III, AI-I

Haemodynamik:

HMV 3,9 l/min, HI 2,3 l/min/m², AÖF 0,32 cm²

Drucke: Adm—1, Vd 20/—3/1, Ap 20/6 = 10 mm Hg, Asm 7, Vs 240/0/5, Aoa 96/60 = 72, Ai 102/60 mm Hg

Systolischer DG = 140 mm Hg (Vs-Aoa)

Farbstoffdilution: Aoa-Vs: Nachweis einer geringen AI

Angiokardiographie vom Vs: Stark hypertrophierter linker Ventrikel, sehr enges Ventrikelcavum, 0,5 cm unter der Aortenklappe membranöse Aussparung, Aortenklappen verdickt, Ao. ascendens nicht erweitert

Characterisation: In fibrous subaortic stenosis, a systolic pressure gradient is found between the left ventricle and the subvalvular space of the left ventricle, its precise location being close beneath the aortic valve, its basic action being similar to that of valvular aortic stenosis. It is, however, conspicuous that no poststenotic dilatation of the ascending aorta exists and that an accompanying minor aortic insufficiency is found in most cases.

Hence, it can be expected that a systolic murmur is found over the cardiac base and in the ascending aorta and that, in addition, the systolic murmur is present with the same intensity in subvalvular location. The diastolic murmur of aortic insufficiency might be recordable from the subvalvular location, too. In case of minor aortic insufficiency, the first and second heart sounds should be noncontributory. Additional sounds might occur presystolically (IV).

R. I., female, 21, FSS-III, AI-I

Hemodynamics:

C.O. 3.9 l/min, C.I. 2.3 l/min/sq.m, A.V.A. 0.32 sq.cm

Pressures: R.A.m.—1, R.V. 20/—3/1, P.A. 20/6 = 10 mm Hg, L.A.m. 7, L.V. 240/0/5, Asc.Ao. 96/60 = 72, A.i. 102/60 mm Hg systolic pressure gradient = 140 mm Hg (L.V. — Asc.Ao.)

Dye dilution methods: Asc.Ao. to L.V.: detection of minor aortic insufficiency

Angiocardiography of L.V.: pronounced hypertrophy of left ventricle, ventricular cavity

Extrakardiale Phonokardiogramme:

a) Sp, b) 1R2 (Abb. 37)

Intrakardiale Phonokardiogramme:

a) Vs-ts, b) Aoa-rg (Abb. 38)

Geräusche: Ähnlich wie bei der Aortenklappenstenose findet sich das typische Systolikum über der Herzbasis (1R2), aber nur wenig schwächer über der Herzspitze (Sp). Dementsprechend ist der intrakardiale Befund: Das spindelförmige Austreibungsgeräusch wird in der Ao.ascendens und im linken Ventrikel beobachtet. Da das Geräusch

very narrow, membranous recess 0.5 cm beneath aortic valve, aortic valve thickened, ascending aorta not dilated

Extracardiac phonocardiograms:

a) apex; b) 1R2 (Fig. 37)

Intracardiac phonocardiograms:

a) L.V.-ts; b) Asc.Ao-rg (Fig. 38)

Murmurs: The finding was similar to that recorded from valvular aortie stenosis, in that the typical systolic murmur was recorded from above the

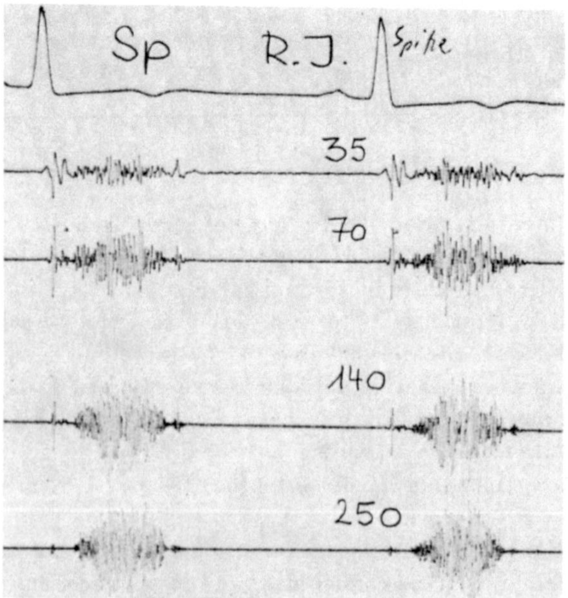

Abb. 37 a/Fig. 37 a

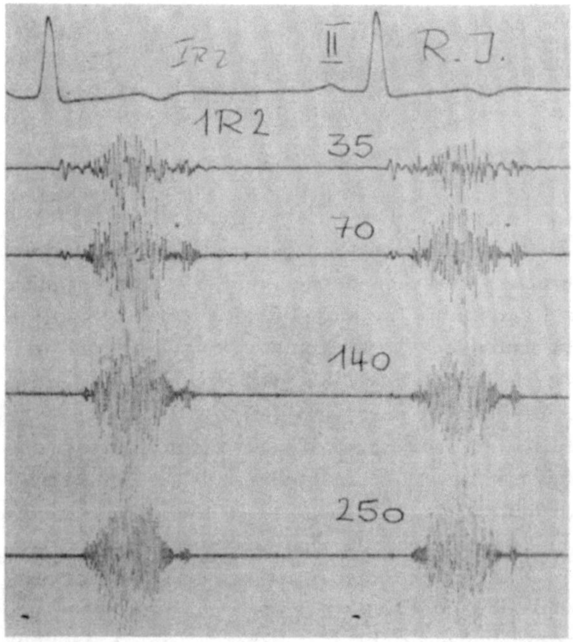

Abb. 37 b/Fig. 37 b

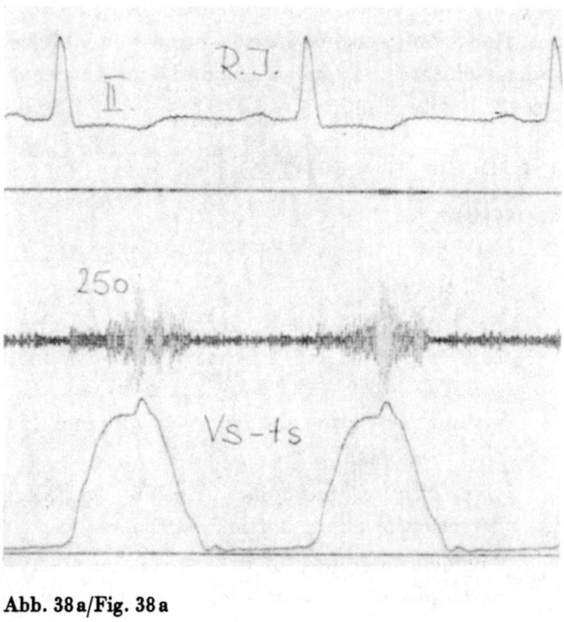

Abb. 38 a/Fig. 38 a

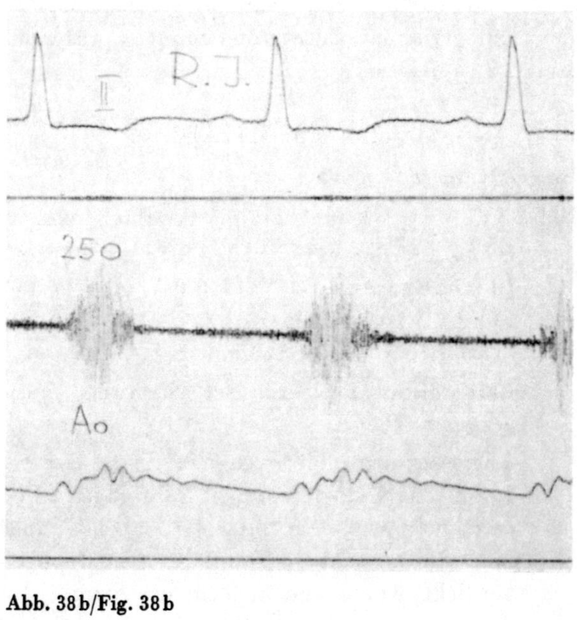

Abb. 38 b/Fig. 38 b

noch intraventrikulär (subvalvulär) entsteht, ist es verständlich, daß seine Amplituden im linken Ventrikel und über der Herzspitze nur wenig kleiner sind als in der Ao.ascendens und über der Herzbasis. Da die begleitende Aorteninsuffizienz sehr gering ist, wurde das entsprechende Diastolikum weder intra- noch extrakardial erfaßt.

Töne: I. und II. Ton (IIA) sind extra- und intrakardial stark abgeschwächt bzw. nicht erkennbar. Dieser Befund könnte so erklärt werden, daß neben der subvalvulären Membran die Klappenbeweglichkeit eingeschränkt ist und sogar zusätzlich eine haemodynamisch unbedeutende Aortenklappenstenose vorliegt. Die Angiokardiographie gibt dafür Hinweise.

Zusammenfassung: Die beiden Patienten mit subvalvulärer fibrotischer AS mit AI hatten eine Q-Ia-Zeit von 0,08 bzw. 0,07 sec. Eine zweite Komponente des I. Tons (Ib) war nicht zu differenzieren. III. oder IV. Töne wurden nicht festgestellt.
Systolische Geräusche waren sowohl im linken Ventrikel wie in der Ao.ascendens etwa mit gleicher Amplitude nachweisbar. Diastolika wurden trotz der begleitenden (geringen) AI nicht registriert.

cardiac base (1R2); yet, its record from the cardiac apex was but slightly attenuated. Here is, then, the intracardiac finding: The diamond-shaped ejection murmur was recorded from both the ascending aorta and the left ventricle. Since the origin of this murmur was intraventricular (subvalvular), it was not surprising that its amplitudes recorded from the left ventricle and the cardiac apex were only slightly smaller than those recorded from the ascending aorta and the cardiac base. Since the intensity of the accompanying aortic insufficiency was of very small degree, its diastolic murmur was recorded neither by intracardiac nor extracardiac procedures.

Sounds: The first and second sound in extracardiac and intracardiac procedures were strongly attenuated or not detectable at all. This finding might be explained by the facts that beside the subvalvular membrane valvular movability was limited and that, in addition, a hemodynamically insignificant valvular aortic stenosis might have been present, an assumption which was supported by angiocardiography.

Summary: The Q-Ia time intervals recorded from the two patients suffering from fibrous subaortic stenosis with aortic insufficiency were 0.08 or 0.07 s, respectively. No second component of the first sound (Ib) was differentiated. Third or fourth sounds were not recordable.
Systolic murmurs were recorded from both the left ventricle and the ascending aorta, their amplitudes being about the same. Diastolic murmurs were not recorded, in spite of accompanying (minor) aortic insufficiency.

Idiopathische Herzhypertrophie/idiopathische hypertrophische Subaortenstenose, muskuläre Subaortenstenose (IH/IHSS, MSS)

Idiopathic Hypertrophy / Idiopathic Hypertrophic Subaortic Stenosis, Muscular Subaortic Stenosis (IH/IHSS, MSS)

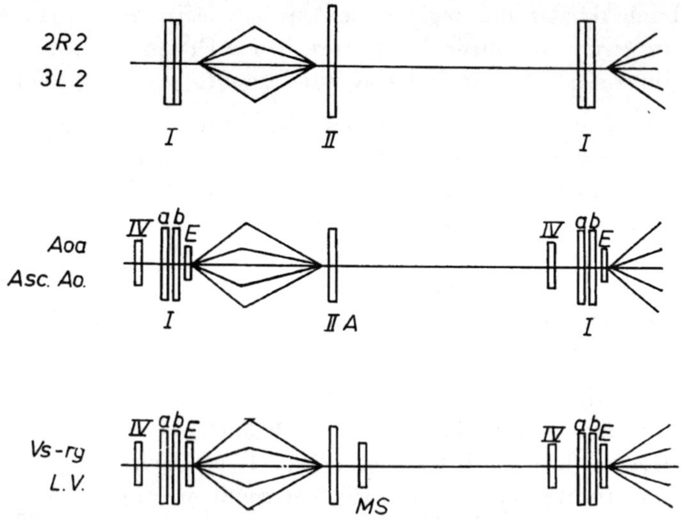

Phonokardiographisches Schema 14

Phonocardiographic scheme No. 14

Charakteristik: Die Fälle mit idiopathischer Herzhypertrophie im engeren Sinne (asymmetrische Form) weisen eine erhöhte Kontraktilität auf, wobei es mit zunehmender Kontraktion zu einer muskulären Stenosierung in der Ausflußbahn des linken Ventrikels kommen kann. Es gibt also Fälle ohne und mit subvalvulären intraventrikulären systolischen Druckgradienten. Außerdem kommt es durch die besonders septal angeordnete Hypertrophie vielfach auch zu einer Einengung der Ausflußbahn des rechten Ventrikels mit geringeren systolischen Druckgradienten in diesem Bereich. Schließlich werden oft begleitende Mitralinsuffizienzen festgestellt.

Dementsprechend sind systolische Geräusche im Bereich der Ausflußbahn des linken und rechten Ventrikels und im linken Vorhof zu erwarten. Diastolische Geräusche sind nicht anzunehmen. Die Herztöne I und II dürften unverändert sein. Im Hinblick auf die extreme Hypertrophie des linken Ventrikels kann es zu proto-diastolischen und präsystolischen Extratönen kommen.

F. H., Mann, 19 Jahre

Haemodynamik:

HMV 4,5 l/min, HI 2,46 l/min/m²

Drucke: Adm 3, Vd 27/0/4, Ap 27/10 = 17 mm Hg, PCm 12, Vs 104/4/12, Aoa 104/62 = 76 mm Hg

Keine intraventrikuläre Druckgradienten.

Farbstoffdilution: Vci-Afs: normal

Angiokardiographie: Rechtsherzhypertrophie besonders im Conus- und Septum-

Characterisation: The cases of idiopathic hypertrophy, in terms of a limited definition (asymmetric form), are characterised by increased contractility where increasing contraction may lead to muscular stenosis in the outflow tract of the left ventricle. Hence, there are cases without and those with subvalvular intraventricular systolic pressure gradients. In addition, there are often findings suggesting constriction of the outflow tract of the right ventricle with smaller systolic pressure gradients in this area, as a result of the septal location of hypertrophy. Accompanying mitral insufficiency is also recorded quite often.

Systolic murmurs may, therefore, be expected to appear in the outflow tract regions of the left and right ventricles as well as in the left atrium. Diastolic murmurs are not expected. The first and second heart sounds should be unchanged. Protodiastolic and presystolic extra sounds may result from the extreme hypertrophy of the left ventricle.

F. H., male, 19

Hemodynamics:

C.O. 4.5 /lmin, C.I. 2.46 l/min/sq.m

Pressures: R.A.m. 3, R.V. 27/0/4, P.A. 27/10 = 17 mm Hg, W.P.m. 12, L.V. 104/4/12, Asc.Ao. 104/62 = 76 mm Hg

no intraventricular pressure gradients

Dye dilution methods: V.c.i. to A.f.s.: normal

Angiocardiography: hypertrophy of the right heart, pronounced mainly in the cone and septal regions, left atrium of normal size,

bereich; linker Vorhof normal groß; linker Ventrikel deutlich hypertrophiert, aber ohne subvalvuläre Enge

pronounced hypertrophy of left ventricle, however, no subvalvular stenosis

Extrakardiale Phonokardiogramme:

a) 1R3, b) Spitze (Abb. 39)

Intrakardiale Phonokardiogramme:

a) Vs-rg, b) Aoa-rg, c) Vd, d) Ap (Abb. 40)

Geräusche: Über der Herzspitze und Herzbasis (Sp, 1R3) findet sich ein Protomesosystolikum geringer Amplitude. Ähnliche systolische Schwingungen sind im rechten Ventrikel und in der A. pulmonalis sowie im linken Ventrikel und in der Ao.ascendens festzustellen, wobei die Amplituden links größer sind als rechts. Diastolische Geräusche sind nicht zu beobachten.

Töne: Die erste große Schwingung des I. Tons (Ia) tritt im linken Ventrikel (Vs-rg) früher auf als im rechten (Vd). Eine zweite große Schwingung (Ib) ist nur im linken Ventrikel und in der Ao.ascendens zu beobachten. Sie erscheint mit Beginn des aortalen Drucksanstiegs. Die aortale Komponente des II. Tons (IIA) ist im linken Herzen deutlich und im rechten Herzen nur eben sichtbar, während eine pulmonale Komponente (IIP) nicht einmal im rechten Herzen nachweisbar ist. Im Gegensatz zum extrakardialen Befund kann im rechten Ventrikel ein IV. Ton beobachtet werden. der in zwei Komponenten (IV a und b) gespalten ist.

Extracardiac phonocardiograms:

a) 1R3, b) apex (Fig. 39)

Intracardiac phonocardiograms:

a) L.V.-rg; b) Asc.Ao.-rg; R.V.; d) P.A. (Fig. 40)

Murmurs: A protomesosystolic murmur of small amplitudes was recorded from both the cardiac apex and the cardiac base (apex, 1R3). Similar systolic vibrations were detectable in the right and left ventricles, the pulmonary artery, and the ascending aorta, with the amplitudes on the left being higher than those on the right. No diastolic murmurs were recorded.

Sounds: The occurrence of the first big vibration of the first sound (Ia) in the left ventricle (L.V.-rg) was earlier than that in the right ventricle (R.V.). A second vibration of greater extent (Ib) was observed only in the left ventricle and in the ascending aorta, and it coincided with the beginning of the aortic pressure rise. The aortic component of the second sound (IIA) was clearly detectable in the left heart, but just perceivable in the right heart, while a pulmonary component (IIP) was not even recordable from the right heart. Different from the extracardiac finding, a fourth sound, split into two components (IVa and IVb), was observed to be present in the right ventricle.

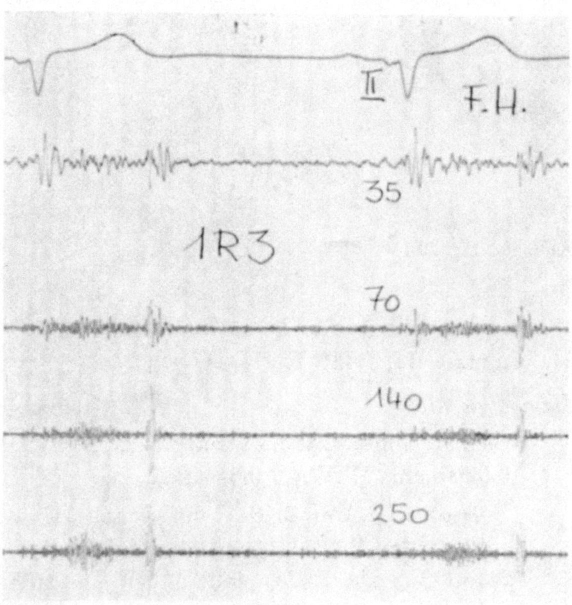

Abb. 39a/Fig. 39a

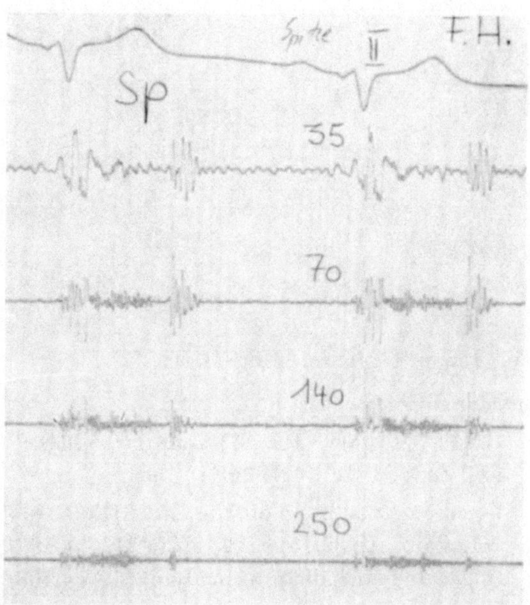

Abb. 39b/Fig. 39b

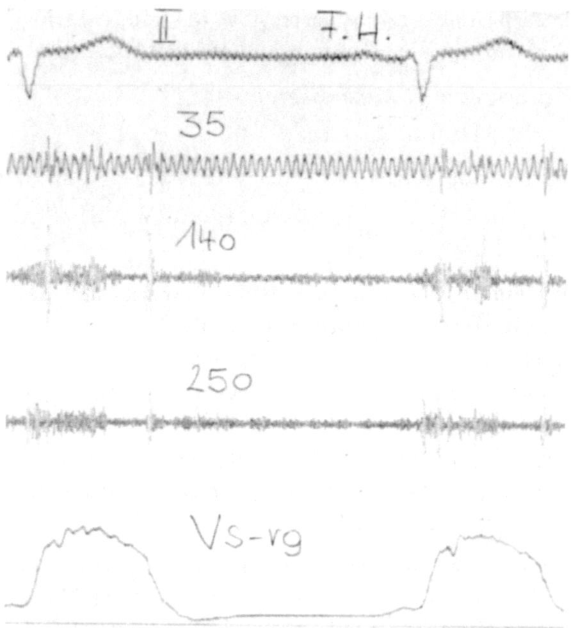

Abb. 40 a/Fig. 40 a

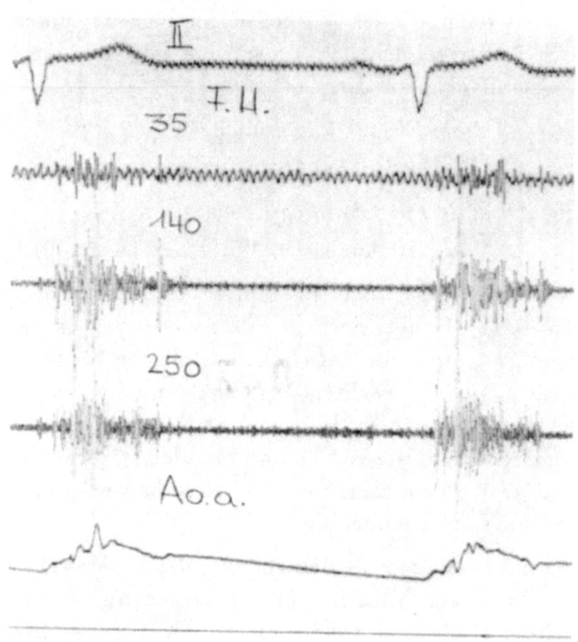

Abb. 40 b/Fig. 40 b

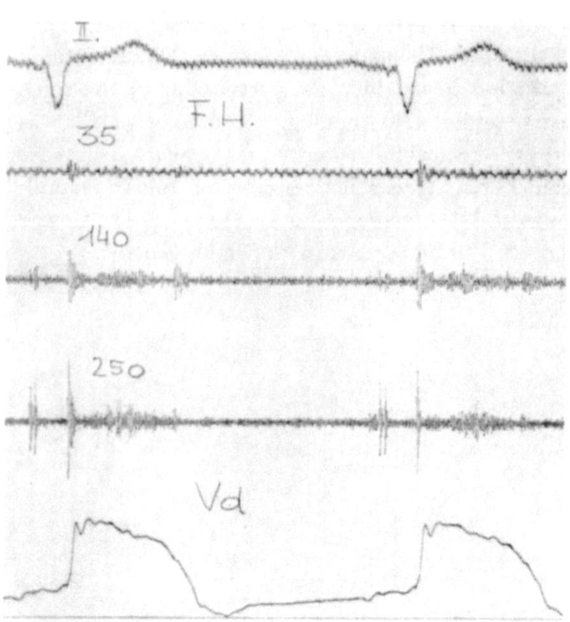

Abb. 40 c/Fig. 40 c

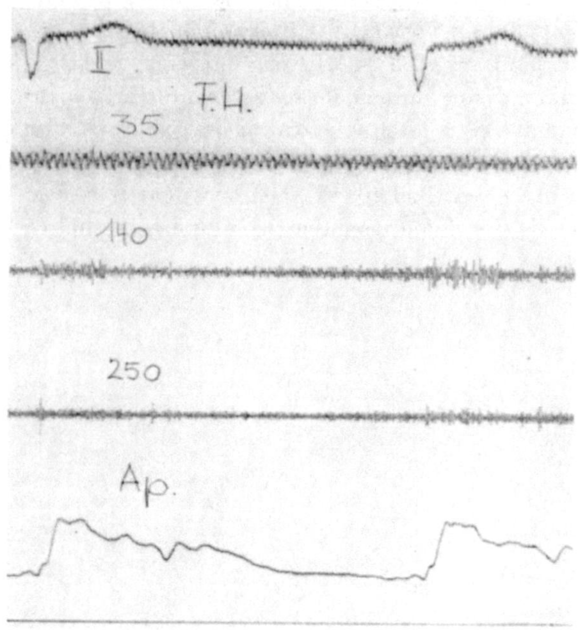

Abb. 40 d/Fig. 40 d

H. W., Junge, 14 Jahre, IHSS-II-III, MI-I

Haemodynamik:

HMV 5,7 l/min, HI 3,3 l/min/m², „AÖF“ 0,52 cm², „PÖF“ 0,84 cm²

Drucke: Adm 2, Vd 60/3/5 und 31/3/8 subvalvulär, Ap 31/14 = 19, PCm 21, Vs 188/16/24 und 108/16/16 subvalvulär, Aoa 108/80 = 90, Ai 110/62 mm Hg

Systolischer DG = 80 im linken Ventrikel,

H. W., male, 14, IHSS-II-III, MI-I

Hemodynamics:

C.O. 5.7 l/min, C.I. 3.3 l/min/sq.m, "A.V.A." 0.52 sq.cm, "P.V.A." 0.84 sq.cm

Pressures: R.A.m. 2, R.V. 60/3/5 and 31/3/8 subvalvular, P.A. 31/14 = 19 mm Hg, W.P.m. 21, L.V. 188/16/24 and 108/16/16 subvalvular, Asc.Ao. 108/80 = 90, A. i. 110/62 mm Hg

systolischer DG = 30 mm Hg im rechten Ventrikel

Farbstoffdilution: Vci-Afs: normal

Angiokardiographie: Ausgeprägte linksventrikuläre Hypertrophie besonders auch im Septumbereich, dadurch bedingte infundibuläre Einengung des rechten und linken Ventrikels, Kontrastmittelregurgitation vom linken Ventrikel in den linken Vorhof

Extrakardiales Phonokardiogramm:

Spitze (Abb. 41)

Intrakardiale Phonokardiogramme:

a) Vs-rg, Spitze, b) Vs-rg, subvalvulär, c) Ao. ascendens (Abb. 42)

systolic pressure gradient = 80 in the left ventricle, systolic pressure gradient = 30 mm Hg in the right ventricle

Dye dilution methods: V.c.i. to A.f.s.: normal

Angiocardiography: pronounced hypertrophy of the left ventricle, mainly in the septal region, causing conditional infundibular stenosis of the right and left ventricle, contrast medium regurgitation from left ventricle to left atrium

Extracardiac phonocardiogram:

apex (Fig. 41)

Intracardiac phonocardiograms:

a) L.V.-rg, apex; b) L.V.-rg, subvalvular; c) Asc.Ao (Fig. 42)

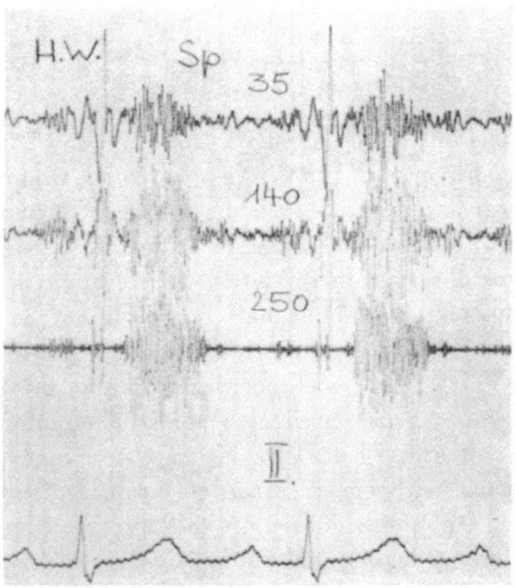

Abb. 41/Fig. 41

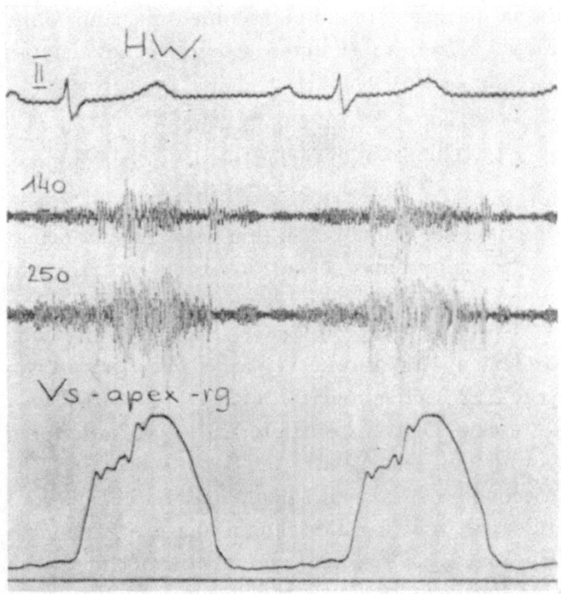

Abb. 42a/Fig. 42a

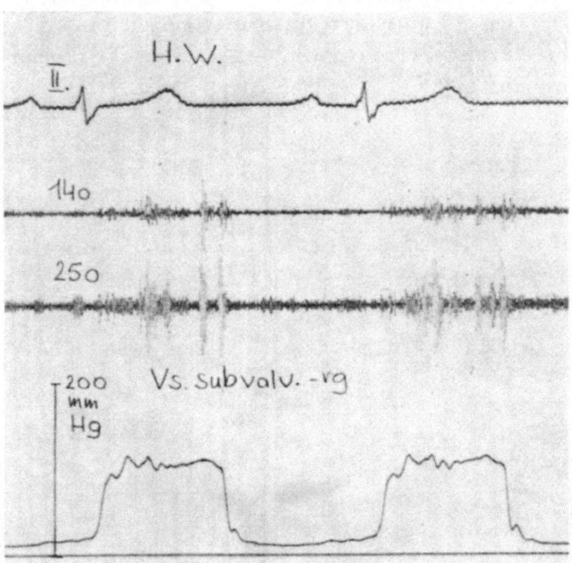

Abb. 42b/Fig. 42b

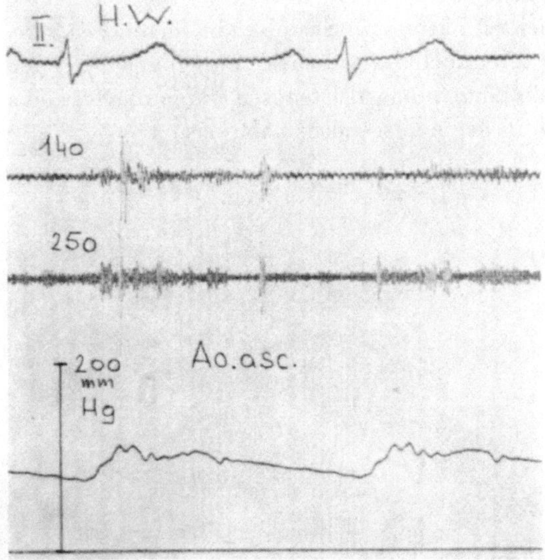

Abb. 42c/Fig. 42c

Geräusche: Im Spitzenbereich des linken Ventrikels findet sich das typische mesotelesystolische Intervallgeräusch, wie es extrakardial (Sp) zur Abbildung kommt. Obwohl extrakardial nicht sicher nachweisbar, sind im linken Ventrikel auch diastolische Schwingungen festzustellen, die auf die auch diastolisch bestehende intraventrikuläre Stenose zurückzuführen sein könnten.

Töne: Der I. Herzton ist im linken Herzen abgeschwächt. Die erste größere Schwingung tritt spät auf und dürfte zeitlich mit dem Beginn der Austreibungsphase zusammenfallen. Auch die aortale Komponente des II. Tons ist reduziert und verspätet. Schließlich findet sich im subvalvulären Raum ein telesystolischer Klick.

Zusammenfassung: Die untersuchten Patienten mit idiopathischer Herzhypertrophie mit und ohne subvalvulärer muskulärer Stenosierung zeigten folgende Zeitintervalle:

Q-Ia 0,05–0,10 (0,065) sec und
Ia-Ib 0,03–0,09 (0,059) sec im linken Herzen.

Ein inkonstanter III. Ton fand sich im linken Ventrikel bei einem Patienten, bei dem ein normales Herzminutenvolumen, normale Drucke und keine Druckgradienten gemessen wurden. Ein IV. Ton war etwa bei der Hälfte der Fälle vorhanden, der im linken Ventrikel oder in der Ao. ascendens beobachtet wurde: P-IV 0,08–0,13 sec. Bei einem Drittel der Fälle wurde außerdem ein protodiastolischer Extraton beobachtet, der entsprechend seinem zeitlichen und Frequenzverhalten sowie in seiner Beziehung zum intrakardialen Druck Ähnlichkeit mit einem Mitralöffnungston oder Perikardton hatte und der mit der Rigidität des hypertrophierten Myokards in Zusammenhang gebracht wird („Myokardton"). Bis auf einen Patienten hatten alle Systolika im linken Ventrikel und öfter auch diastolische Schwingungen. Bei den muskulären Subaortenstenosen waren die Systolika auch in der Ao.ascendens nachweisbar.

Murmurs: The typical mesotelesystolic interval murmur, recorded also in the extracardiac procedure (apex), was found in the apical region of the left ventricle. Diastolic vibrations hardly ever definable in extracardiac phonocardiograms are recordable possibly due to the also diastolic present intraventricular stenosis.

Sounds: In the left heart, the first heart sound was found to be attenuated. The first higher amplitude occurred late and probably coincided with the beginning of the ejection phase. The aortic component of the second sound, too, was reduced and delayed. A telesystolic click was recorded from the subvalvular space.

Summary: The following time intervals were recorded from the patients examined and having idiopathic hypertrophy with or without muscular subaortic stenosis:

Q-Ia 0.05 to 0.10 (0.065) s and
Ia-Ib 0.03 to 0.09 (0.059) s in the left heart.

A non-constant third sound was found in the left ventricle of one of the patients from whom normal cardiac output, normal pressures, and no pressure gradients had been recorded. A fourth sound was observed in the left ventricle or in the ascending aorta of about half the group of patients: P-IV 0.08 to 0.13 s. In addition, a protodiastolic extra sound was recorded from one third of the group, being similar to a mitral opening snap or pericardial sound for its time, frequency, and relation with the intracardiac pressure, and attributed to the rigidity of the hypertrophic myocardium ("myocardial sound"). All patients, except one, had systolic murmurs in the left ventricle and repeatedly also diastolic vibrations. In the cases of muscular subaortic stenosis, the systolic murmurs were recordable also from the ascending aorta.

Aortenisthmusstenose (CoA)

Coarctation of the Aorta (CoA)

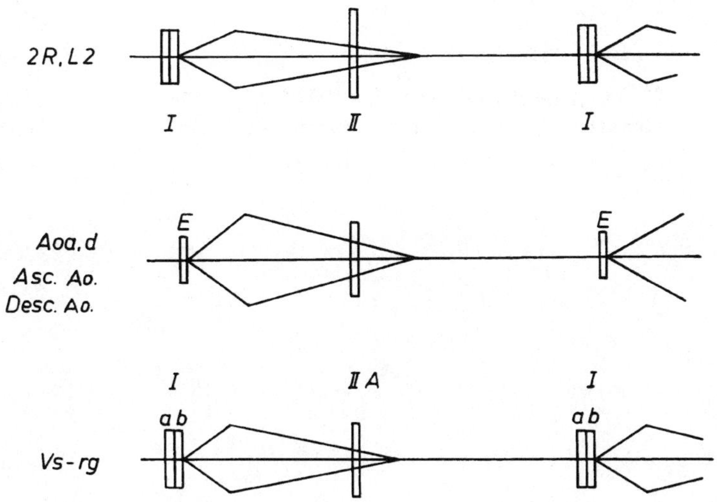

Phonocardiographic scheme No. 15

Phonokardiographisches Schema 15

Charakteristik: Durch die Stenosierung im Bereich der Ao.descendens kommt es zu einem systolischen Druckgradienten zwischen prä- und poststenotischer Aorta. Es ist typisch für diesen Fehler, daß sich meistens ein ausgeprägter Kollateralkreislauf entwickelt, so daß die Höhe des intraaortalen Druckgradienten kein Maß für die Schwere der Stenose ist. Auch bei kompletten Aortenisthmusstenosen kommt es kaum zu einer Verzögerung des Blutzuflusses zu den unteren Körperpartien. Der Durchfluß durch die Kollateralen muß also schneller stattfinden als in der Aorta. Hinzu kommt, daß bei der Aortenisthmusstenose besonders häufig andere Vitien beobachtet werden.

Wir erwarten also im Bereich der descendierenden Aorta ein systolisches Geräusch, das im Verlauf der Druckkurve in der Aorta entspricht und einen protodiastolischen Anteil aufweist. Daneben können die verschiedensten Kollateralgeräusche vorhanden sein. Begleitende andere Fehler (z. B. Aortenstenosen) können weitere Geräuschursachen sein.

F. K., Mann, 26 Jahre

Haemodynamik:

HMV 5,4 l/min, HI 3,2 l/min/m^2

Drucke: Adm 2, Vd 15/—1/1, Ap 15/6 = 8 mm Hg, PCm 5, Vs 120/2/3, Aoa 120/66 = 88, Aod 76/66 (poststenotisch) mm Hg

Farbstoffdilution: Vci-Afs: normal

Aortographie: Stenosierung 2 cm hinter dem Abgang der A.subclavia sinistra, Stenose 2 cm lang, konisch und 2 Katheterbreiten weit, poststenotische Dilatation; Ausschluß einer zusätzlichen Aorteninsuffizienz

Characterisation: The systolic pressure gradient between the prestenotic and poststenotic aorta is due to the presence of stenosis in the region of the descending aorta. Development of a pronounced collateral circulation is a most frequent characteristic of that malformation, so that the height of the intraaortic pressure gradient cannot be used as a criterion as to the severity of the stenosis. Blood supply to the lower parts of the body is hardly delayed in cases of complete coarctation of the aorta. Hence, the flow through the collaterals must take less time than that through the aorta. Coarctation of the aorta is most often accompanied by additional malformations.

A systolic murmur, its course corresponding to the pressure curve in the aorta, which has a certain protodiastolic portion, may then be expected to appear in the region of the descending aorta. Most various collateral murmurs may also be present. Accompanying malformations (e.g. aortic stenosis) may be the causes of additional murmurs.

F. K., male, 26

Hemodynamics:

C.O. 5.4. l/min, C.I. 3.2. l/min/sq.m

Pressures: R.A.m. 2, R.V. 15/—1/1, P.A. 15/6 = 8 mm Hg, W.P.m. 5, L.V. 120/2/3, Asc.Ao. 120/66 = 88, Dsc.Ao. 76/66 (poststenotic) mm Hg

Dye dilution methods: V.c.i. to A.f.s.: normal

Aortography: stenosis 2 cm behind bifurcation of the arteria subclavia sinistra, stenosis 2 cm in length, conical in shape, two catheter breadths in width, poststenotic dilatation, additional aortic insufficiency ruled out

Extrakardiale Phonokardiogramme:

a) Spitze, b) 2R2 (Abb. 43)

Intrakardiale Phonokardiogramme:

a) Vs-rg (transstenotisch), b) Aoa-rg (transstenotisch), c) Aod-rg (poststenotisch), d) Aod-rg 2 cm hinter der Stenose) (Abb. 44)

Extracardiac phonocardiograms:

a) apex; b) 2R2 (Fig. 43)

Intracardiac phonocardiograms:

a) L.V.-rg (transstenotic); b) Asc.-Ao.-rg (transstenotic); c) Dsc.Ao.-rg (poststenotic); d) Dsc.Ao-rg (2 cm behind stenosis) (Fig. 44)

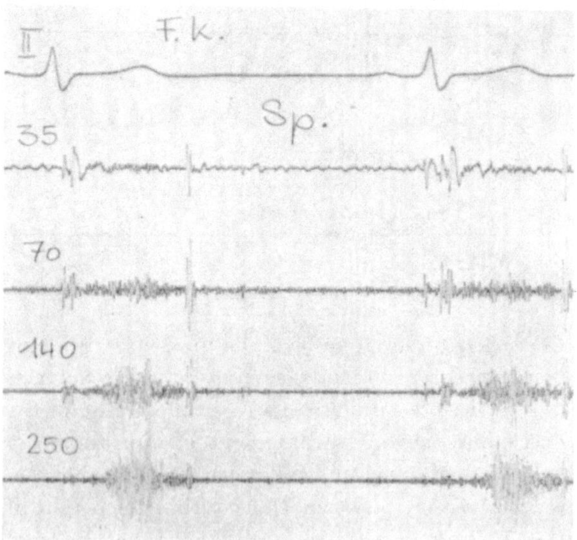

Abb. 43a/Fig. 43a

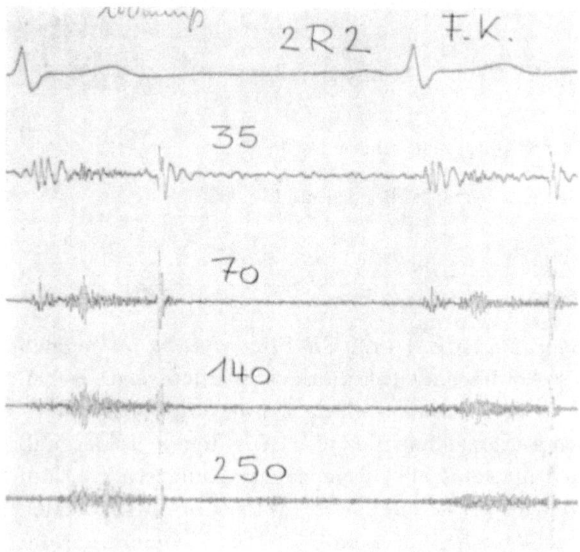

Abb. 43b/Fig. 43b

Geräusche: Bei transstenotischer retrograder Katheterlage findet sich ein Systolikum im linken Ventrikel, in der Ao.ascendens und in der Ao. descendens. Die Amplituden des Geräuschs sind im linken Ventrikel (Vs-rg) am geringsten, prästenotisch (Aoa-rg) am größten und poststenotisch (Aod) bereits wieder geringer. Auffallend ist, daß das Geräusch bereits 2 cm hinter der Stenose wesentlich an Intensität verloren hat. Der Verlauf des Geräuschs entspricht dem Druck in der Ao. ascendens; auch poststenotisch, wo der Druckablauf ein späteres Maximum zeigt! Der extrakardiale Befund ist über der Herzspitze (Sp) dem Geräusch im linken Ventrikel ähnlich, über der Basis (2R2) entspricht er mehr dem aortalen Geräuschverlauf. Präkordial und intrakardial finden sich protodiastolische Schwingungen, die dem intraaortalen Druckgradienten zuzuschreiben sind. (Eine zusätzliche Aorteninsuffizienz wurde sicher durch Angiographie ausgeschlossen.)

Töne: Der I. Ton zeigt extra- und intrakardial geringe Amplituden. Die Aortenkomponente des II. Tons (IIA) ist dagegen deutlich differenziert. Extratöne finden sich nicht.

Zusammenfassung: Die Patienten mit Aortenisthmusstenose hatten einmal gleichzeitig eine haemo-

Murmurs: Systolic murmurs were recorded from the left ventricle, the ascending aorta, and the descending aorta, the catheter being in transstenotic retrograde position. The amplitudes of the murmurs had their lowest level in the left ventricle (L.V.-rg), their highest level prestenotically (Asc. Ao.-rg), and they were found to redecline poststenotically (Dsc. Ao.). It is noticeable that much of the murmur's intensity was lost as early as 2 cm behind the stenosis. The course of the murmur was corresponding to the pressure in the ascending aorta, a finding made even poststenotically where a delayed maximum was reached by the pressure curve! The extracardiac finding recorded from the cardiac apex is similar to the murmur in the left ventricle, closer to the aortic murmur was that from the cardiac base (2R2). Protodiastolic vibrations attributable to the intraaortic pressure gradient were found precordially and intracardially. (Additional aortic insufficiency had been ruled out safely by angiocardiography.)

Sounds: The amplitudes of the first sound were small in both the extracardiac and intracardiac records. The aortic component of the second sound (IIA), however, was clearly differentiated. No extra sounds were found.

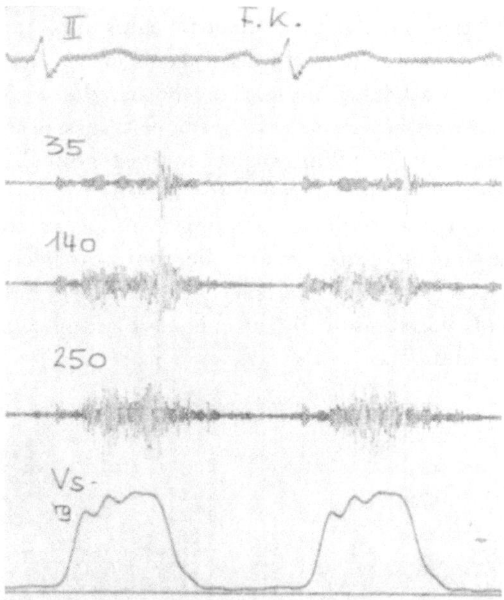

Abb. 44a/Fig. 44a

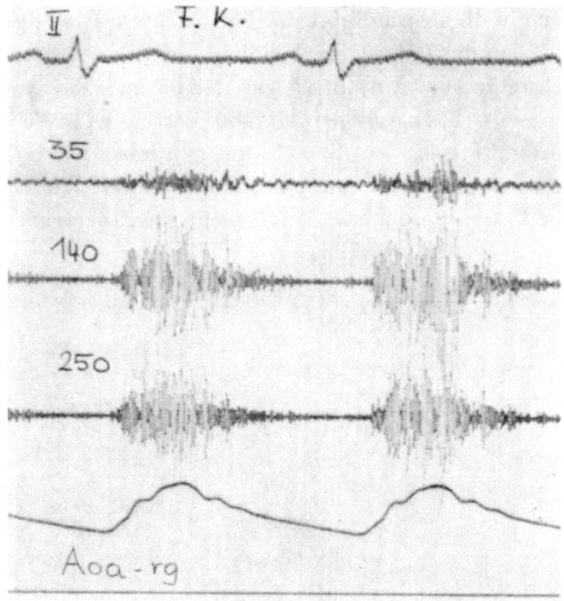

Abb. 44b/Fig. 44b

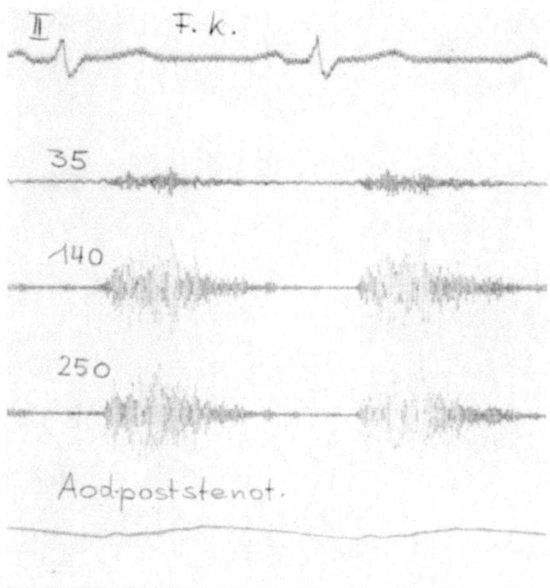

Abb. 44c/Fig. 44c

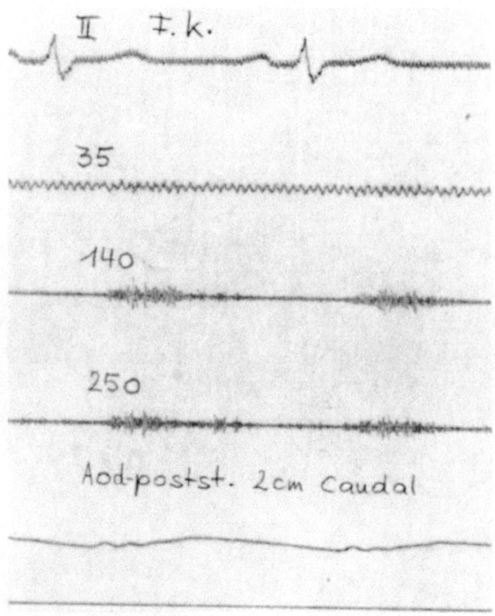

Abb. 44d/Fig. 44d

dynamisch nicht wirksame Aortenstenose (AS^0) bei bicuspidaler Klappe, einmal eine Pulmonalstenose und einmal zusätzlich einen kleinen Ventrikelseptumdefekt (20% des Pulmonalvolumens). Sie zeigten folgende Zeitintervalle:

Q-Ia 0,05–0,06 (0,052) sec und
Ia-Ib 0,08–0,10 (0,09) sec im linken Herzen.

Einmal wurde inkonstant im linken Ventrikel ein III. Ton und einmal ein IV. Ton beobachtet.
Sowohl bei retrograder wie bei transseptaler Katheterlage wurden im linken Ventrikel stets systolische Geräusche gefunden, die zur Hälfte

Summary: The patients suffering from coarctation of the aorta had concurrent one aortic stenosis (AS^0) with bicuspid valve and no hemodynamic effect, one pulmonary stenosis, and, in addition, one minor ventricular septal defect (20 per cent of the pulmonary flow). The following time intervals were recorded from them:

Q-Ia 0.05 to 0.06 (0.052) s and
Ia-Ib 0.08 to 0.10 (0.09) s in the left heart.

A third sound of inconstant appearance was recorded from the left ventricle of one patient and a fourth sound from another.

auch in die Protodiastole hinüberreichten. Ein entsprechender Befund ergab sich in der Ao.ascendens prästenotisch. Auffallend war, daß bei zwei Patienten mit hochgradigen subkompletten Stenosen poststenotisch kein Systolikum gefunden werden konnte. Herztöne wurden etwa bei der Hälfte der Patienten poststenotisch nicht mehr beobachtet.

Systolic murmurs, half of them reaching into the protodiastolic phase, were recorded from the left ventricle of all cases, no matter whether the position of the catheter was retrograde or transseptal. A corresponding finding was made prestenotically in the ascending aorta. One of the striking findings was that in two patients suffering from advanced subcomplete stenosis no systolic murmurs were found poststenotically. Heart sounds were not observed poststenotically in about half of the group of patients.

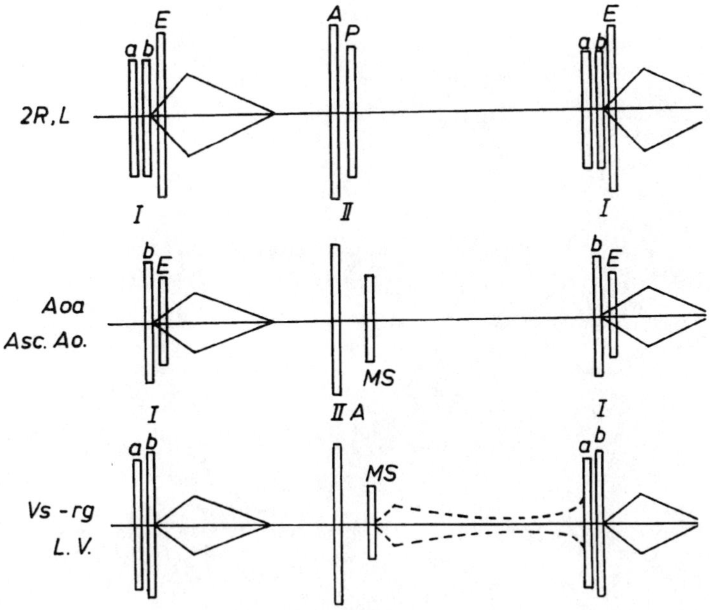

Phonokardiographisches Schema 16

Phonocardiographic scheme No. 16

Charakteristik: Bei arteriellen Hypertonien besteht im linken Ventrikel und peripher ein erhöhter Druck, der zur Linksherzhypertrophie führen kann. In vielen Fällen findet sich dabei ein erhöhtes Herzminutenvolumen, das prinzipiell Strömungsgeräusche verursachen kann, wie sie auch bei Normalpersonen (s. d.) beobachtet werden können.

Die bei Hypertonikern nachweisbaren Geräusche können demnach, wenn sie nicht auf eine andere Organursache zurückgeführt werden müssen, vor allem durch relative Pulmonal- und Aortenstenosen bedingt sein. Entsprechend den großen Druckschwankungen auch im linken Ventrikel ist ein lauter I. und II. Ton (aortale Komponente) zu erwarten. Die ausgeprägte Linksherzhypertrophie kann Anlaß zu protodiastolischen und präsystolischen Extratönen (III, IV) sein.

H. G., Mann, 16 Jahre, labile Hypertonie

Haemodynamik:

HMV 12,0 l/min, HI 6,3 l/min/m^2

Drucke: Adm 0, Vd 24/2/4, Ap 22/5 = 10 mm Hg, PCm 7, Vs 140/3/6, Aoa 140/100 = 128, Ai 160/104 = 128 mm Hg

Farbstoffdilution: Vci-Afs: normal

Angiokardiographie (Kine) vom linken Ventrikel: normal

Renovasographie: normal

Extrakardiales Phonokardiogramm:

2R2 (Abb. 45)

Intrakardiale Phonokardiogramme:

a) Vs-rg, b) Aoa-rg (Abb. 46)

Characterisation: Increased pressure which may lead to hypertrophy of the left heart is found in both the left ventricle and the peripheral arteries in the cases of systemic hypertension. In many cases, the cardiac output is increased and may, basically, cause flow murmurs as observed also in normal persons (N.A.D.).

Hence, if the murmurs recordable from patients with hypertension must not necessarily attributed to another organic cause, they can be above all the result of relative pulmonary and aortic stenoses. Loud first and second sounds (aortic component) have to be expected to occur also in the left ventricle due to the great pressure variations. Pronounced hypertrophy of the left heart can lead to protodiastolic and presystolic extra sounds (III, IV).

H. G., male, 16, unstable hypertension

Hemodynamics:

C.O. 12.0 l/min, C.I. 6.3 l/min/sq.m

Pressures: R.A.m. 0, R.V. 24/2/4, P.A. 22/5 = 10 mm Hg, W.P.m. 7, L.V. 140/3/6, Asc.Ao 140/100 = 128, A.i. 160/104 = 128 mm Hg

Dye dilution methods: V.c.i. to A.f.s.: normal

Cineangiocardiography of left ventricle: normal

Renovasography: normal

Extracardiac phonocardiogram:

2R2 (Fig. 45)

Intracardiac phonocardiograms:

a) L.V.-rg; b) Asc.-Ao.-rg (Fig. 46)

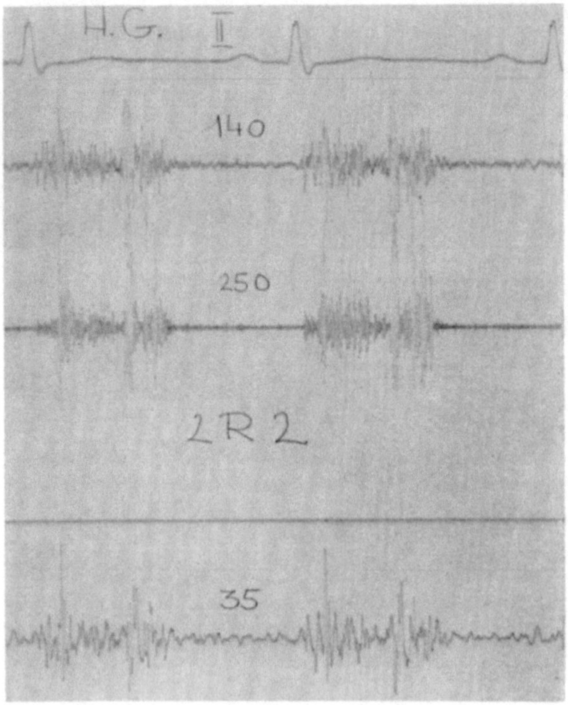

Abb. 45/Fig. 45

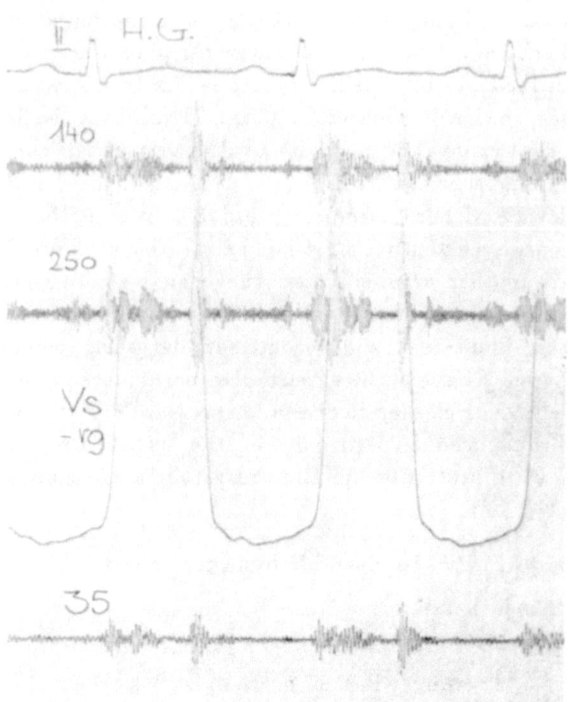

Abb. 46a/Fig. 46a

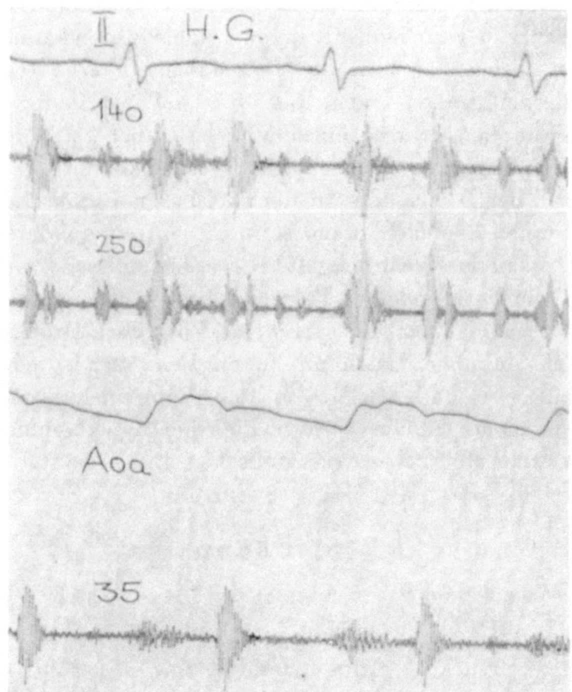

Abb. 46b/Fig. 46b

Geräusche: Extra- und intrakardial finden sich geringe proto-mesosystolische Schwingungen, die auf den vermehrten Durchfluß durch die Aortenklappe zurückgeführt werden können (Herzminutenvolumen 12,0 l/min). Im linken Ventrikel sind auch diastolische Schwingungen erkennbar, die im Sinne einer relativen Mitralstenose gedeutet werden könnten.

Murmurs: Slight protomesosystolic vibrations attributable to increased flow through the aortic valve (cardiac output 12.0 l/min) were revealed by both the extracardiac and intracardiac records. In the left ventricle appeared also diastolic vibrations which might possibly be interpreted in terms of a relative mitral stenosis.

Töne: Im linken Ventrikel sind die beiden Komponenten des I. Tons (Ia, Ib) deutlich zu differenzieren, wobei die zweite Komponente (Ib) größer ist, die in der Ao.ascendens der ersten großen Schwingung entspricht. Nach Ib ist in der Ao. ascendens außerdem eine weitere tonartige Schwingung festzustellen, die als Austreibungston (E, ejection sound) bezeichnet werden soll, da sie eindeutig in die Austreibungsphase fällt. Die aortale Komponente des II. Tons (IIA) ist extra- und intrakardial deutlich vorhanden. Ihr folgt aber ein weiterer Ton in der frühen Diastole, der seinem zeitlichen und Frequenzverhalten Ähnlichkeit mit einem Perikardton („Myokardton") oder einem Mitralöffnungston hat und der mit dem relativ großen Herzminutenvolumen und der bestehenden (rigiden?) Linksherzhypertrophie in Beziehung gebracht werden könnte. (Es ist dabei hervorzuheben, daß bei dem Patienten keinerlei Zeichen einer Herzinsuffizienz festgestellt werden konnten.)

Sounds: The two components of the first sound (Ia, Ib) were differentiated clearly in the left ventricle, with the second component (Ib), which would in the ascending aorta represent the first great vibration, being the bigger one. Ib in the ascending aorta was followed by another sound-like vibration, which is defined as ejection sound (E), as it coincided clearly with the ejection phase. The aortic component of the second (IIA) was clearly detectable in both the extracardiac and intracardiae records. It was followed, however, by another sound in the early diastolic phase which was similar to a pericardial ("myocardial") sound or a mitral opening snap for its time relationship and frequency and might be related to the relatively high cardiac output and to the presence of (rigid?) hypertrophy of the left heart. (It should be borne in mind that no signs of heart failure were found in the patient.)

Pericarditis constrictiva (Pc)

Constrictive Pericarditis (Pc)

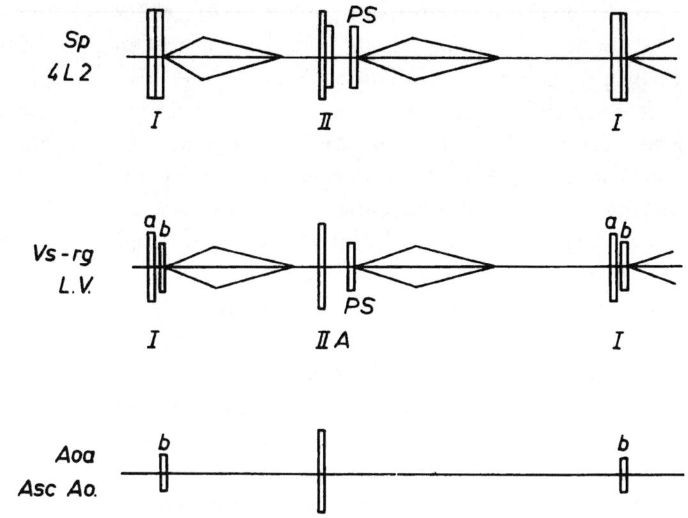

Phonokardiographisches Schema 17

Phonocardiographic scheme No. 17

Charakteristik: Die konstriktive Perikarditis (Panzerherz) ist dadurch gekennzeichnet, daß es zu einer diastolischen Füllungsbehinderung meistens im rechten und linken Herzen kommt. Der diastolische Druck ist dabei im rechten Vorhof und Ventrikel sowie im linken Vorhof und Ventrikel erhöht und zeigt einen typischen Verlauf. Durch die Behinderung des Myokards resultiert ein kleines Schlag- und Minutenvolumen.
Wegen der meistens ausgedehnten Verwachsungen sind systolische und diastolische Reibegeräusche prinzipiell möglich. Sie zeigen keinen typischen Verlauf. Die Herztöne I und II sind oft unverändert. Nach der aortalen Komponente des II. Tons (IIA) kommt es in relativ kurzem Zeitabstand vielfach zu einem (hochfrequenten) Extraton, der als Perikardton bezeichnet wird und der einem Mitralöffnungston ähnlich ist.

S. E., Frau, 41 Jahre, Pc calcarea

Haemodynamik:

HMV 3,4 l/min, HI 2,3 l/min/m^2

Drucke: Adm 21, Vd 66/5/25, Ap 66/33 = 48 mm Hg, Asm 26, Vs 112/18/28, Aoa 112/84 = 92 mm Hg

Typische diastolische Plateaus mit Dip im rechten und linken Ventrikel

Farbstoffdilution: Vci-Afs: aufgespreizt
Keine Angiokardiographie

Extrakardiales Phonokardiogramm:

4L2 (Abb. 47)

Intrakardiale Phonokardiogramme:

a) Vs-rg 1, b) Vs-rg 2 (Abb. 48)

Characterisation: Constrictive pericarditis is characterised by limitation of filling in the diastolic phase, usually in the right and left heart. The diastolic pressure is found to be increased in the right atrium and right ventricle as well as in the left atrium and left ventricle and to exhibit a typical course. Constriction of the myocardium results in reduced stroke volume and cardiac output.
Systolic and diastolic friction murmurs are basically possible, in spite of usually extended adhesions. The course of the murmurs is atypical. The first and second heart sounds are often unchanged. The aortic component of the second sound (IIA) is often followed, in a relatively short time interval, by an extra sound of high frequency which is defined as a pericardial sound and similar to a mitral opening snap.

S. E., female, 41, Pc calcarea

Hemodynamics:

C.O. 3.4 l/min, C.I. 2.3. l/min/sq.m

Pressures: R.A.m. 21, R.V. 66/5/25, P.A. 66/33 = 48 mm Hg, L.A.m. 26, L.V. 112/18/28, Asc.Ao. 112/84 = 92 mm Hg

typical diastolic plateaux with protodiastolic dip in the right and left ventricles

Dye dilution methods: V.c.i. to A.f.s.: curve spread out
no angiocardiography

Extracardiac phonocardiogram:

4L2 (Fig. 47)

Intracardiac phonocardiograms:

a) L.V.-rg 1; b) L.V.-rg 2 (Fig. 48)

Abb. 47/Fig. 47

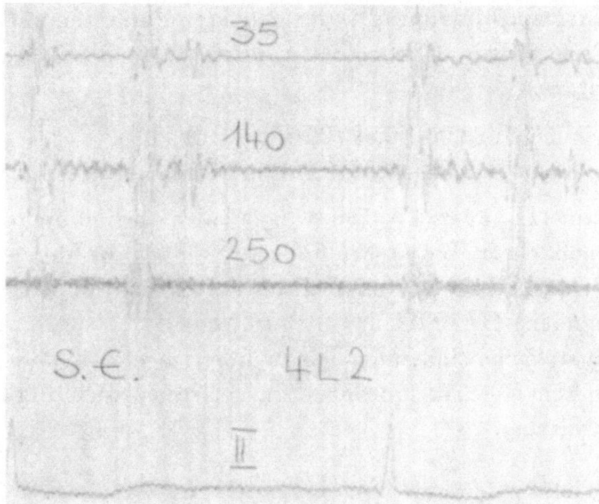

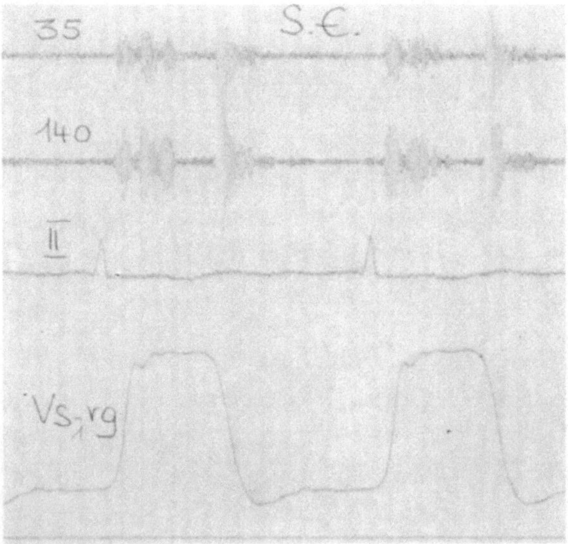

Abb. 48a/Fig. 48a

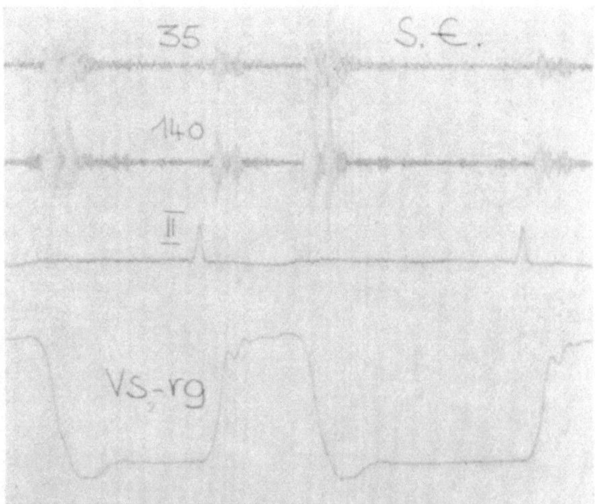

Abb. 48b/Fig. 48b

Geräusche: Es finden sich im linken Ventrikel wie extrakardial geringe systolisch-diastolische Schwingungen.

Töne: Die Herztöne sind weder intra- noch extrakardial abgeschwächt. Die beiden Komponenten des I. Tons (a, b) sind gut zu differenzieren. Extrakardial ist über dem 4.ICR. links parasternal (4L4) deutlich ein niederfrequenter III. Herzton zu beobachten, der im linken Herzen nicht nachgewiesen werden konnte. Im linken Ventrikel kann indessen deutlich ein Perikardton (PT) abgegrenzt werden Vs-rg 2), der allerdings nicht in allen Bereichen vorhanden ist (Vs-rg 1). Das Intervall zur aortalen Komponente des II. Tons (IIA) ist kurz. Der PT setzt ein noch vor dem protodiastolischen Druckminimum im linken Ventrikel.

Murmurs: Minor systolic-diastolic vibrations were found in the left ventricle and in the extracardiac phonocardiogram.

Sounds: Attenuation of the heart sounds was found neither in the intracardiac nor extracardiac records. The two components of the first sound (a, b) were differentiated clearly. By extracardiac procedure, a third heart sound was observed over the 4th left parasternal ICS (4L4). It was of low frequency and not recorded from the left heart. Yet, a pericardial sound (PS) was differentiated clearly in the left ventricle (L.V.-rg 2), but it was not present in every region (L.V.-rg 1). The interval to the aortic component of the second sound (IIA) was short. The pericardial sound set in before the protodiastolic pressure minimum was reached in the left ventricle.

Zusammenfassung: Die untersuchten Patienten mit Pericarditis constrictiva zeigten folgende Zeitintervalle:

Q-Ia 0,06—0,09 (0,075) sec und
Ia-Ib 0,03—0,08 (0,053) sec im linken Herzen.

Ein III. oder IV. Ton wurde intrakardial nicht beobachtet. Bei $^2/_3$ der Fälle war jedoch im linken Ventrikel ein frühdiastolischer Perikardton vorhanden) IIA-PT 0,07—0,13 (0,095) sec.
Systolische Schwingungen wurden regelmäßig im linken Ventrikel beobachtet, meistens auch diastolische.

Summary: The following time intervals were recorded from the patients examined and having constrictive pericarditis:

Q-Ia 0.06 to 0.09 (0.075) s and
Ia-Ib 0.03 to 0.08 (0.053) s in the left heart.

No third or fourth sound was detected by intracardiac procedure. In two thirds of the cases, however, a pericardial sound was present in the left ventricle early in the diastolic phase: IIA-PS 0.07 to 0.13 (0.095) s.
Systolic vibrations were observed regularly and diastolic vibrations mostly in the left ventricle.

Pulmonalklappenstenose (PS)

Valvular Pulmonary Stenosis (PS)

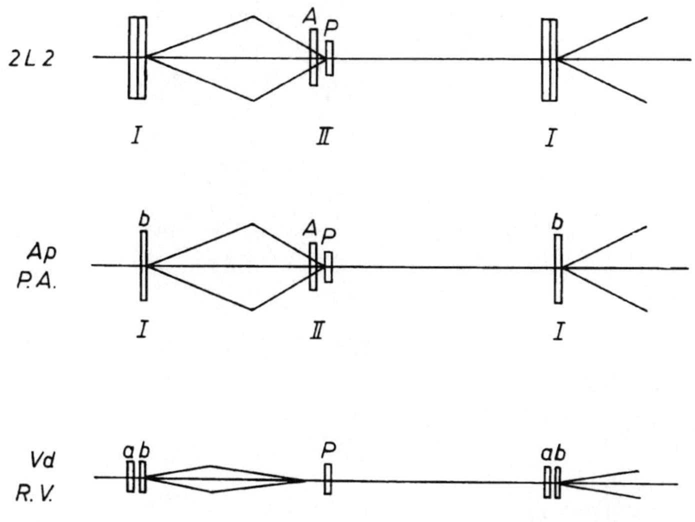

Phonokardiographisches Schema 18

Phonocardiographic scheme No. 18

Charakteristik: Das haemodynamische Spezifikum der Pulmonalstenose ist der systolische Druckgradient zwischen rechtem Ventrikel und A. pulmonalis. Unter Berücksichtigung des Durchflusses und der Austreibungszeit ergibt sich daraus die Pulmonalöffnungsfläche.

Es ist demnach zu erwarten, daß dem über der Brustwand festgestellten Systolikum systolische Schwingungen in der A.pulmonalis entsprechen. Bei schweren Pulmonalstenosen kann die Austreibungszeit verlängert sein, und der Pulmonalklappenschluß ist dann verzögert. Vielfach stellt sich deshalb eine pulmonale Komponente des II. Tons dar, die durch ihre Verzögerung von der aortalen Komponente zu differenzieren ist. In manchen Fällen tritt ein IV. Ton in Erscheinung.

E. L., Mann, 27 Jahre, PS-II

Haemodynamik:

HMV 5,7 l/min, PÖF 0,8 cm²

Drucke: Adm 7, Vd 88/9/12, Ap 20/15 = 16 mm Hg, Vs 140/14/18, Aoa 140/96 = 112 mm Hg

Systolischer DG = 74 mm Hg (Vd-Ap)

Farbstoffdilution: Vci-Afs und Ap-Afs: normal; Vs-Ap: Ausschluß eines Ventrikelseptumdefekts und einer aorto-pulmonalen Kommunikation

Angiokardiographie: Deutlich hypertrophierter rechter Ventrikel, typische Kuppelbildung der Pulmonalklappe, erhebliche poststenotische Dilatation

Characterisation: The presence of a systolic pressure gradient between the right ventricle and the pulmonary artery is the hemodynamic characteristic of pulmonary stenosis. Considering its relationship to both the flow and the ejection time, the pulmonary valve area would result.

It is, therefore, expected that the systolic murmur recorded from the chest wall goes together with systolic vibrations in the pulmonary artery. In severe pulmonary stenosis, the ejection time may be prolonged and the closure of the pulmonary valve delayed accordingly. A pulmonary component of the second sound is, therefore, often recorded and differentiated from the aortic component by its delay. A fourth sound is sometimes recordable.

E. L., male, 27, PS-II

Hemodynamics:

C.O. 5.7. l/min, P.V.A. 0.8 sq.cm

Pressures: R.A.m. 7, R.V. 88/9/12, P.A. 20/15 = 16 mm Hg, L.V. 140/14/18, Asc.Ao. 140/96 = 112 mm Hg

systolic pressure gradient = 74 mm Hg (R.V.-P.A.)

Dye dilution methods: V.c.i. to A.f.s. and P.A. to A.f.s.: normal; L.V. to P.A.: ventricular septal defect and aortic-pulmonary communications ruled out

Angiocardiography: hypertrophy of right ventricle secured, typical spherical vaulting of pulmonary valve, considerable poststenotic dilatation

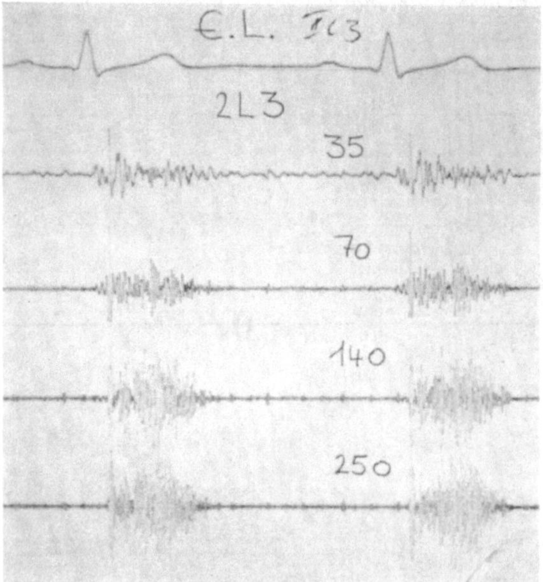

Abb. 49/Fig. 49

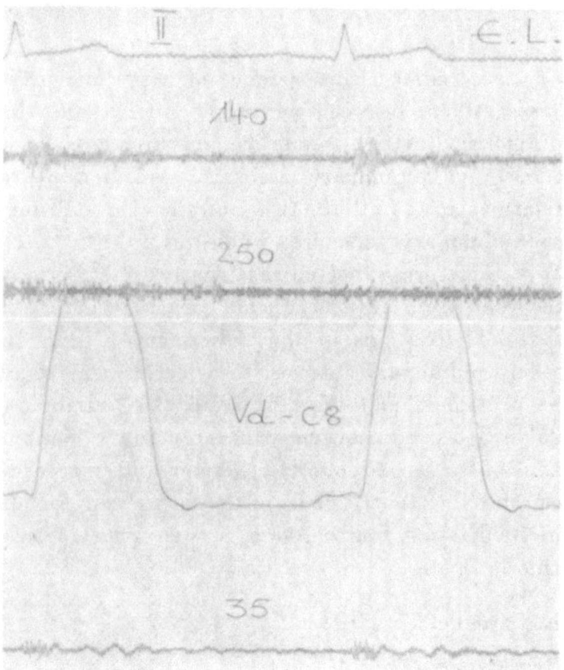

Abb. 50a/Fig. 50a

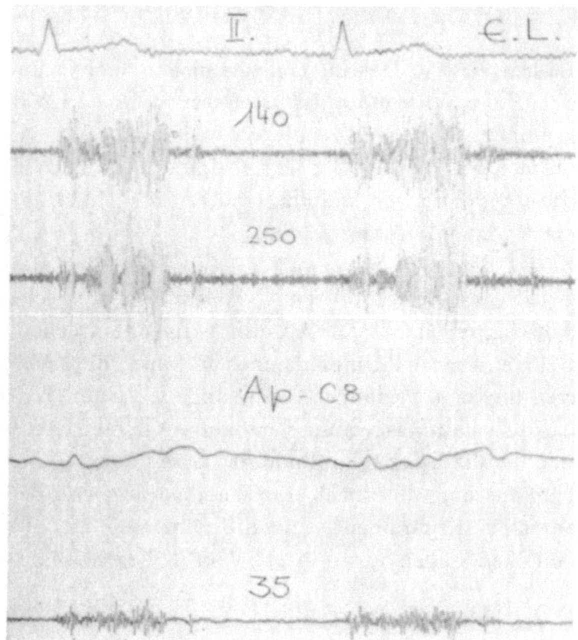

Abb. 50b/Fig. 50b

Extrakardiales Phonokardiogramm:

2L3 (Abb. 49)

Intrakardiale Phonokardiogramme:

a) Vd-C8, b) Ap-C8 (Abb. 50)

Geräusche: Während extrakardial (2L3) das typische Systolikum ein mesosystolisches Maximum hat, findet sich in der A.pulmonalis ein Geräusch mehr vom Crescendo-Typ, das dem Druckverlauf entspricht. Trotz der Anwendung dünnerer Katheter (Cournand 8) sind geringe systolische Schwingungen auch im rechten Ventrikel vorhanden

Extracardiac phonocardiogram:

2L3 (Fig. 49)

Intracardiac phonocardiograms:

a) R.V.-C8; b) P.A.-C8 (Fig. 50)

Murmurs: In the extracardiac phonocardiogram (2L3), the typical systolic murmur had a mesosystolic maximum, whereas in the pulmonary artery a murmur was found which was rather of the crescendo type and in agreement with the pressure curve. Minor systolic vibrations were recorded even from the right ventricle (35 c/s and 140

(35 und 140). Diastolische Geräusche sind extra- und intrakardial nicht nachweisbar.

Töne: Der über der Herzbasis (2L3) erkennbare I. Herzton (Ib) findet sich gleichermaßen auch in der A.pulmonalis. Im rechten Ventrikel (Vd-C8) hat er wesentlich kleinere Amplituden und ist gedoppelt. In der A.pulmonalis ist auch die pulmonale Komponente des II. Tons eben dargestellt (IIP), die extrakardial jedoch nicht differenziert werden kann und auch im rechten Ventrikel fehlt.

Zusammenfassung: Bei allen untersuchten Patienten mit Pulmonalklappenstenose fanden sich Systolika in der A.pulmonalis, deren Verlauf — ähnlich wie extrakardial — von der Schwere der Stenose abhängig war. Bei etwa der Hälfte der Fälle waren daneben aber auch im rechten Ventrikel geringere systolische Schwingungen wahrnehmbar, während im rechten Vorhof keine Geräusche registriert werden konnten.

In der Regel ließen sich im rechten Ventrikel und in der A.pulmonalis Komponenten des I. Tons und häufig auch die Pulmonalkomponente des II. Tons (IIP) mit kleiner Amplitude feststellen. Ein III. oder IV. Ton wurde intrakardial bei keinem Patienten beobachtet.

c/s), although a thinner catheter (Cournand 8) was used. Diastolic murmurs were recordable neither by extracardiac nor intracardiac procedures.

Sounds: The first heart sound (Ib) recordable from the cardiac base (2L3) was found also in the pulmonary artery. In the right ventricle (R.V.-C8), it had much smaller amplitudes and was duplicated. The pulmonary component of the second sound (IIP), while just recordable from the pulmonary artery, was not differentiated extracardially nor in the right ventricle.

Summary: In all patients examined and having valvular pulmonary stenosis, systolic murmurs were found in the pulmonary artery, their course — similar to the extracardiac findings — depending on the severity of the stenosis. In addition, smaller systolic vibrations were recordable also from the right ventricle in a half of the cases included, whereas no murmurs were recordable from the right atrium.

In both the right ventricle and the pulmonary artery, components of the first sound were usually and the pulmonary component of the second sound (IIP) quite often found, the latter showing a smaller amplitude. By intracardiac procedure, no third or fourth sound was observed in any of the patients.

Infundibuläre Pulmonalstenose (PS inf.)

Infundibular Pulmonary Stenosis (PS inf.)

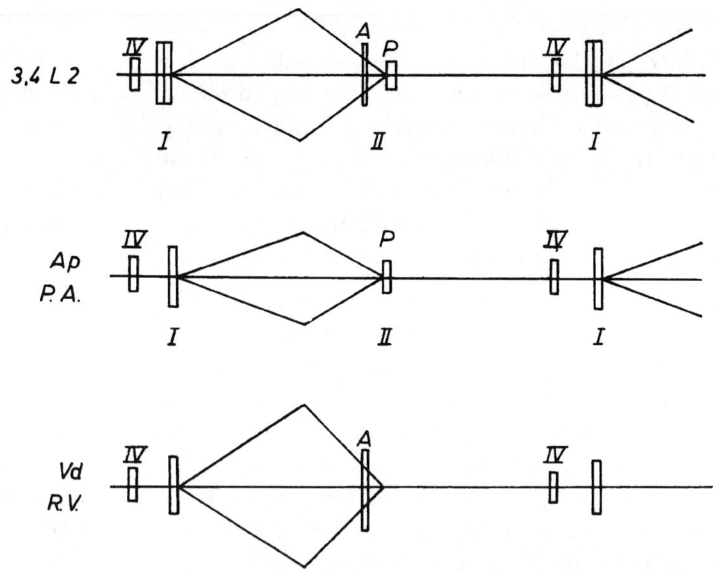

Phonokardiographisches Schema 19

Phonocardiographic scheme No. 19

Charakteristik: Die sehr selten isoliert auftretende infundibuläre Pulmonalstenose ist haemodynamisch dadurch charakterisiert, daß ein systolischer Druckgradient im rechten Ventrikel besteht, während der systolische Druck im subvalvulären Raum des rechten Ventrikels und in der A.pulmonalis gleich ist. Die Pulmonalklappe ist also unverändert.

Man kann deshalb erwarten, daß das systolische Geräusch im rechten Ventrikel am lautesten ist und dann zur A.pulmonalis fortgeleitet wird. Im Gegensatz zur Pulmonalklappenstenose, wo die Pulmonalkomponente des II. Tons (IIP) auch abgeschwächt sein kann, ist sie bei der isolierten infundibulären Form deutlich. Entsprechend der Rechtsherzhypertrophie sind IV. Töne zu erwarten.

T. H., Frau, 31 Jahre, PS-IV inf.

Haemodynamik:

HMV 2,5 l/min, HI 1,37 l/min/m², PÖF 0,18 cm²

Drucke: Adm 5, Vd 144/5/10, Ap 18/10 = 12 mm Hg

Systolischer subvalvulärer DG = 126 mm Hg

Farbstoffdilution: Vci-Afs: normal

Angiokardiographie vom Vd: Es stellt sich eine extreme infundibuläre Stenosierung dar, wobei die Klappe nicht verengt erscheint, keine poststenotische Dilatation (operativ bestätigt)

Characterisation: Infundibular pulmonary stenosis occurs isolated in very rare cases only, its hemodynamic feature being the presence of a systolic pressure gradient in the right ventricle and equality between the systolic pressure in the subvalvular space of the right ventricle and in the pulmonary artery, which means that the pulmonary valve remains unchanged.

The systolic murmur may then be assumed to reach its loudest level in the right ventricle and to be projected to the pulmonary artery. The isolated infundibular form differs from valvular pulmonary stenosis, in that the pulmonary component of the second sound (IIP) may also be attenuated in the latter, whereas it is clear in the former. Fourth sounds may be expected due to hypertrophy of the right heart.

T. H., female, 31, PS-IV inf.

Hemodynamis:

C.O. 2.5 l/min, C.I. 1.37 l/min/sq.m, P.V.A. 0.18 sq.cm

Pressures: R.A.m. 5, R.V. 144/5/10, P.A. 18/10 = 12 mm Hg

systolic subvalvular pressure gradient = 126 mm Hg

Dye dilution methods: V.c.i. to A.f.s.: normal

Angiocardiography of R.V.: extreme infundibular stenosis, no valvular stenosis appearing to be present, no poststenotic dilatation (confirmed also by surgery)

Extrakardiales Phonokardiogramm:
3L2 (Abb. 51)
Intrakardiale Phonokardiogramme:
a) Vd-C 7 b) Ap-C 7 (Abb. 52)

Extracardiac phonocardiogram:
3L2 (Fig. 51)
Intracardiac phonocardiograms:
a) R.V.-C7; b) P.A.-C7 (Fig. 52)

Abb. 51/Fig. 51

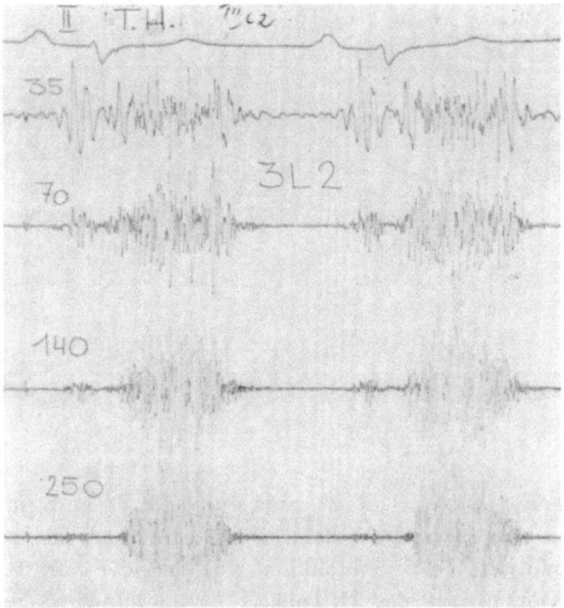

Geräusche: Entgegen dem Befund bei der valvulären Pulmonalstenose, wo nur geringe systolische Schwingungen im rechten Ventrikel beobachtet werden, findet sich hier das Maximum des Systolikums im rechten Ventrikel (Vd-C 7) mit Fortleitung in die A.pulmonalis. Da es sich um eine extrem schwere Stenose handelt, ist das Geräuschmaximum extra- wie intrakardial in die Spätsystole verlagert. Diastolische Geräusche sind nicht festzustellen.

Murmurs: The findings differed from valvular pulmonary stenosis, in that the maximum of the systolic murmur was reached in the right ventricle (R.V.-C7) and projected into the pulmonary artery, whereas in valvular pulmonary stenosis only minor systolic vibrations are recordable from the right ventricle. Both extracardiac and intracardiac procedures revealed the maximum of the murmur to be shifted to the late systolic phase, due to the extreme severity of the stenosis herein reviewed. No diastolic murmurs were found.

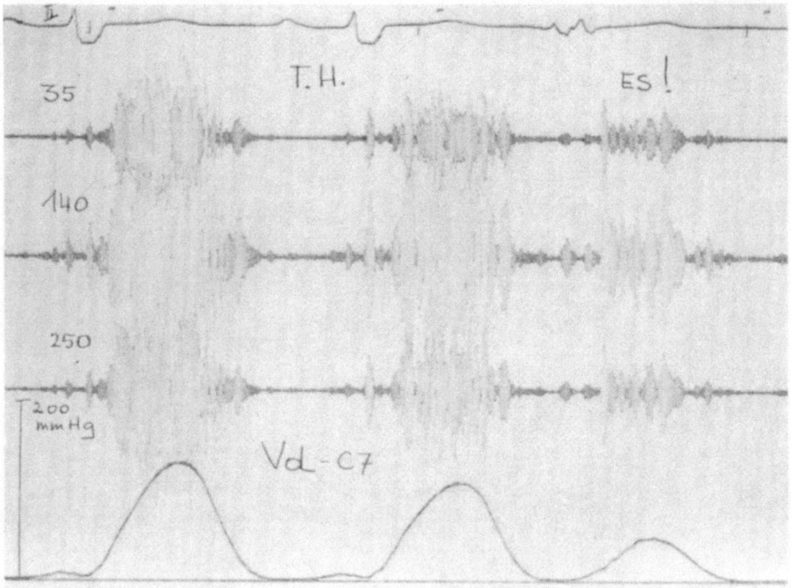

Abb. 52a/Fig. 52a

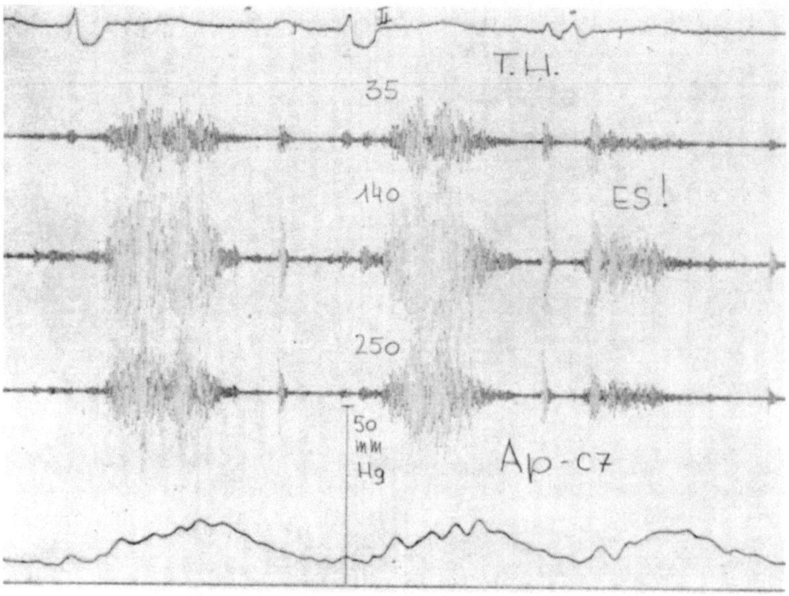

Abb. 52b/Fig. 52b

Töne: Der I. Ton ist präkordial (3L2) und im rechten Herzen abgeschwächt. Nach einem Intervall setzt das Systolikum ein, das die aortale Komponente des II. Tons (IIA) überlappt. Sehr spät kommt es zum Pulmonalklappenschluß, der sich als IIP in der A.pulmonalis deutlich vom Ende des Geräuschs absetzt. Der extrakardial besonders in den niederen Frequenzen vorhandene IV. Ton findet sich im rechten Herzen als kleine Schwingungsgruppe wieder.

Sounds: The first sound was attenuated precordially (3L2) and in the right heart. An interval was followed by the systolic murmur which overlapped the aortic component of the second sound (IIA). The pulmonary valve was closed with great delay, the closure being differentiated clearly, as IIP, from the end of the murmur in the pulmonary artery. The fourth sound, shown by extracardiac phonocardiography to be present in the lower frequencies, was again reproduced as a small group of vibrations in the right heart.

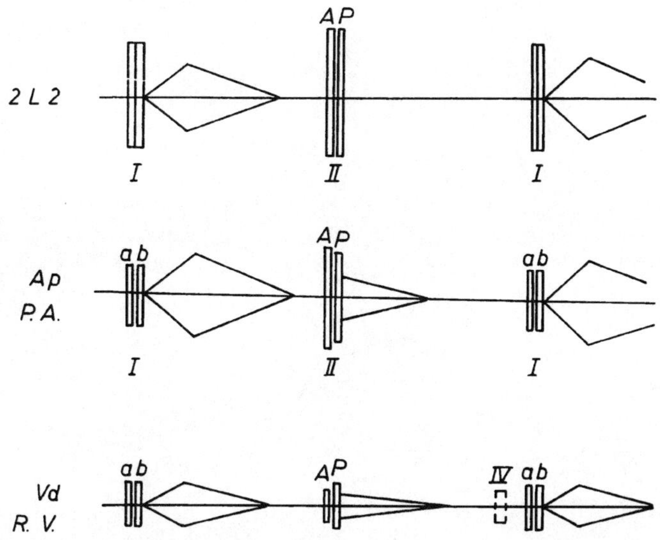

Phonokardiographisches Schema 20

Phonocardiographic scheme No. 20

Charakteristik: Es handelt sich um eine pulmonale Hypertonie, deren Ursache nicht geklärt ist. Dadurch kommt es zur Druckbelastung des rechten Ventrikels und meist auch zur zentralen Pulmonalisektasie. Die rechtsventrikuläre Austreibungszeit kann verlängert sein. Auch kann es zur relativen Tricuspidalinsuffizienz kommen.
Es sind dementsprechend systolische Geräusche im rechten Vorhof und in der Ausflußbahn des rechten Ventrikels möglich, ohne daß die Pulmonalklappe verändert wäre. Bei Auftreten einer relativen Pulmonalinsuffizienz kann auch ein Diastolikum beobachtet werden. Der II. Ton ist gespalten, wobei die pulmonale Komponente betont sein kann. Ein IV. Ton kann ebenfalls auftreten.

E. U., Frau, 27 Jahre, ppH + Foramen ovale + TI + PI

Haemodynamik:

Kleiner Rechts-Links-Shunt im Vorhofbereich (For. ovale)

Drucke: Adm 13, Vd 58/2/14, Ap 58/34 = 44 mm Hg

Kein systolischer Druckgradient

Farbstoffdilution: Vci-Afs: Kleiner RLSh; Apd-Vd und Apd-Ad: Ausschluß eines LRSh; Vd-Ad: Nachweis einer Tricuspidalinsuffizienz

Keine Angiokardiographie

Extrakardiale Phonokardiogramme:

a) 2L2, b) 4L2 (Abb. 53)

Intrakardiale Phonokardiogramme:

a) Ap-C 7, b) Vd-C 7 (Abb. 54)

Characterisation: The cause of this pulmonary hypertension has not been elucidated, the result of it being excessive pressure load to the right ventricle usually accompanied by central dilatation of the pulmonary artery. The ejection time of the right ventricle may be prolonged. Relative tricuspid insufficiency is another possible result.
Accordingly, systolic murmurs are possible in the right atrium and in the outflow tract of the right ventricle, with no change of the pulmonary valve. Relative pulmonary insufficiency can include also a diastolic murmur. The second sound is split, and the pulmonary component may be pronounced. A fourth sound may also occur.

E.U., female, 27, ppH + foramen ovale and TI + PI

Hemodynamics:

Minor right-to-left shunt in the atrial region (foramen ovale)

Pressures: R.A.m. 13, R.V. 58/2/14, P.A. 58/34 = 44 mm Hg

no systolic pressure gradient

Dye dilution methods: V.c.i. to A.f.s.: minor right-to-left shunt; R.P.A. to R.V. and R.P.A. to R.A.: left-to-right shunt ruled out; R.V. to R.A.: tricuspid insufficiency confirmed

No angiocardiography

Extracardiac phonocardiograms:

a) 2L2; 4L2 (Fig. 53)

Intracardiac phonocardiograms:

a) P.A.-C7; b) R.V.-C7 (Fig. 54)

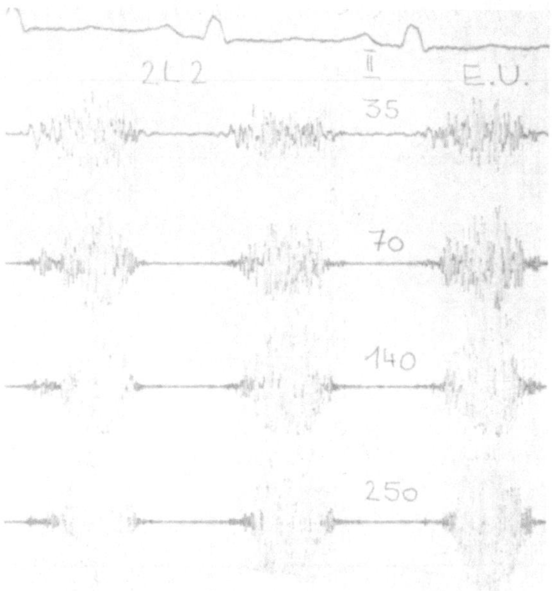

Abb. 53a/Fig. 53a

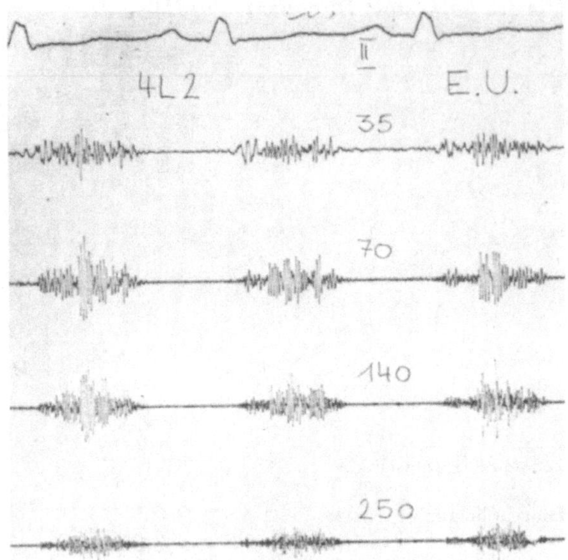

Abb. 53b/Fig. 53b

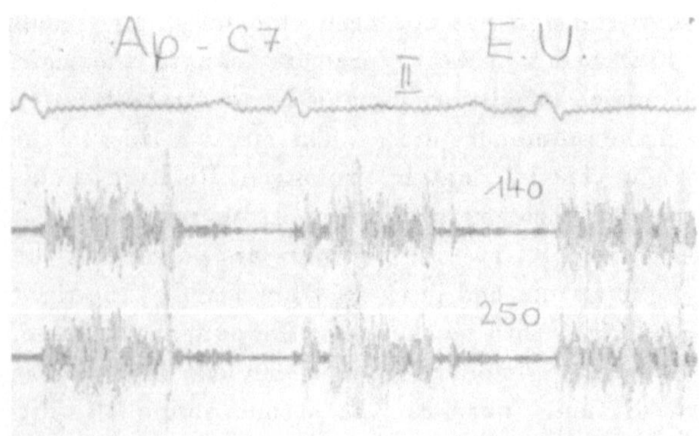

Abb. 54a/Fig. 54a

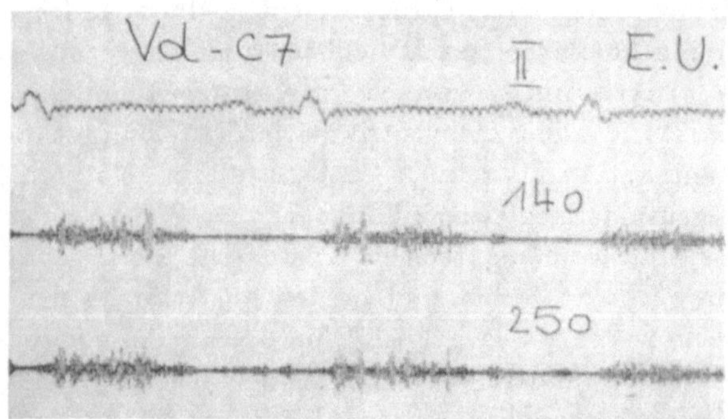

Abb. 54b/Fig. 54b

Geräusche: Trotz Ausschluß einer Pulmonalstenose findet sich offenbar durch die zentrale Pulmonalektasie intrakardial (Ap-C 7) und extrakardial (2L2) ein lautes systolisches Geräusch, das trotz Anwendung des relativ dünnen Cournand-Katheters (C 7) sehr deutlich registriert werden kann. Entsprechend dem Befund im rechten Ventrikel (Vd-C 7) hat über dem Präkordium (4L2) das Geräusch kleinere Amplituden, was daraufhinweist, daß es weniger durch die bestehende Rechtsherzhypertrophie in der Ausflußbahn des rechten Ventrikels entstehen dürfte, als vielmehr im Bereich der Pulmonalis. Entgegen dem extrakardialen Befund ist sowohl in der A.pulmonalis wie im rechten Ventrikel ein protodiastolisches Geräusch festzustellen, was auf eine zusätzliche Pulmonalinsuffizienz zurückgeführt werden kann.

Murmurs: Pulmonary stenosis was ruled out, but still a loud systolic murmur obviously caused by the central dilatation of the pulmonary artery was revealed by both the intracardiac (P.A.-C7) and extracardiac (2L2) records, detectability being very clear, although the Cournand catheter used had been relatively small in diameter (C7). The amplitudes of the murmur were small over the precordium (4L2), in full agreement with the finding made in the right ventricle (R.V.-C7), which suggested that it had originated from the region of the pulmonary artery, rather than from the hypertrophy that existed in the outflow tract of the right ventricle. A protodiastolic murmur was recorded from both the pulmonary artery and the right ventricle, in contradiction to the extracardiac finding, which might be attributed to an accompanying pulmonary insufficiency.

Töne: Extra- und intrakardial sind die Herztöne I und II nur angedeutet zur Abbildung gekommen. Ein III. oder IV. Ton ist nicht zu beobachten.

Zusammenfassung: Bei der anderen untersuchten Patientin (37 Jahre, Ap = 90 mm Hg) mit primärer pulmonaler Hypertonie waren intrakardial keine Geräusche festzustellen. Die beiden Komponenten des I. Tons (Ia, Ib) und des II. Tons (IIA, IIP) waren aber in der A.pulmonalis gut abzugrenzen, während im rechten Ventrikel nur die Komponenten des I. Tons nachweisbar waren. Außerdem fand sich im rechten Ventrikel ein IV. Ton.

Sounds: The first and second heart sounds were found to be just indicated in the extracardiac and intracardiac phonocardiograms, whereas a third or fourth sound was not observed at all.

Summary: The other female patient examined (37 years of age; P.A. = 90 mm Hg) and having primary pulmonary hypertension did not exhibit any murmurs in the intracardiac record. However, the two components of the first sound (Ia, Ib) and of the second sound (IIA, IIP) were differentiated properly in the pulmonary artery, whereas in the right ventricle the only components recordable were those of the first sound. A fourt sound, too, was found in the right ventricle.

Ductus arteriosus persistens (PDA)

Patent Ductus Arteriosus (PDA)

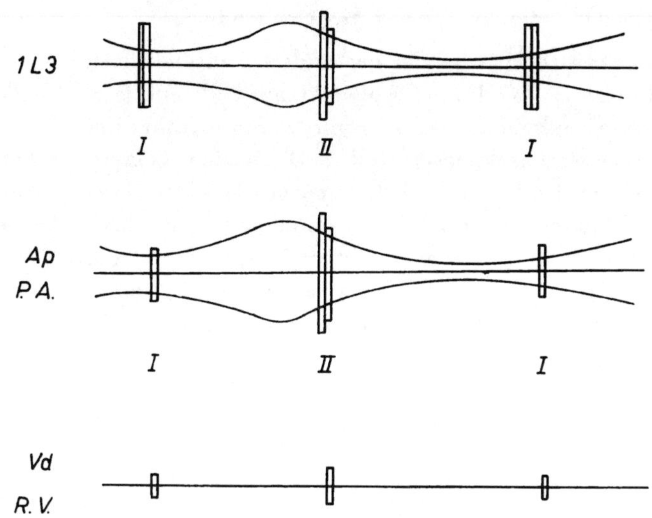

Phonokardiographisches Schema 21

Phonocardiographic scheme No. 21

Charakteristik: Beim unkomplizierten Ductus besteht keine pulmonale Hypertonie. Es findet sich während der ganzen Systole und Diastole ein Druckgradient zwischen dem Druck in der Aorta und dem in der A.pulmonalis. Bei diesem Druckunterschied kommt es zum permanenten Durchfluß durch den Ductus im Sinne eines Links-Rechts-Shunts.

Es ist dementsprechend anzunehmen, daß in der A.pulmonalis ein kontinuierliches Geräusch (Maschinengeräusch) zu finden ist, wie es über dem linken oberen Thorax festgestellt werden kann. Da der Links-Rechts-Shunt auch das linke Herz durchläuft, könnten prinzipiell auch Geräusche im Sinne einer relativen Mitral- und Aortenstenose auftreten. Durch die pulmonale Volumenbelastung und die retrograde Belastung des rechten Ventrikels kann die Pulmonalkomponente des II. Tons (IIP) verspätet und akzentuiert sein.

Characterisation: No pulmonary hypertension is found in cases of uncomplicated ductus. Consequently a pressure gradient between the pressure in the aorta and that in the pulmonary artery is present throughout the systolic and diastolic phases. This pressure gradient causes permanent flow through the ductus in terms of a left-to-right shunt.

Consequently, the presence of a continuous murmur (machine murmur) in the pulmonary artery may be assumed, just as recordable from the upper left part of the thorax. Basically, murmurs in terms of a relative mitral and aortic stenosis might occur, as the left-to-right shunt also passes through the left heart.

K. E., Frau, 21 Jahre

Haemodynamik:

Links-Rechts-Shunt = 14% des Pulmonalvolumens

Drucke: Adm 4, Vd 20/0/4, Ap 20/7 = 16 mm Hg, Vs 124/8/9, Aoa 124/88 = 104 mm Hg

Farbstoffdilution: Vci-Afs: LRSh = 14% PV; Aoa-Ap: Shuntnachweis, Ap-Vd: Ausschluß einer Pulmonalinsuffizienz, Vs-Vd: Ausschluß eines Ventrikelseptumdefekts, Aoa-Vd: Ausschluß eines Shunts zwischen Ao.ascendens und rechtem Ventrikel

Aortographie: Typischer, aber kurzer Ductus

K. E., female, 21

Hemodynamics:

Left-to-right shunt = 14 per cent of the pulmonary flow

Pressures: R.A.m. 4, R.V. 20/0/4, P.A. 20/7 = 16 mm Hg, L.V. 124/8/9, Asc.Ao. 124/88 = 104 mm Hg

Dye dilution methods: V.c.i. to A.f.s.: LRSh = 14 p.c. of P.flow; Asc.Ao. to P.A.: shunt confirmed; P.A. to R.V.: pulmonary insufficiency ruled out; L.V. to R.V.: ventricular septal defect ruled out; Asc.Ao. to R.V.: shunt between ascending aorta and right ventricle ruled out

Aortography: ductus typical, but short

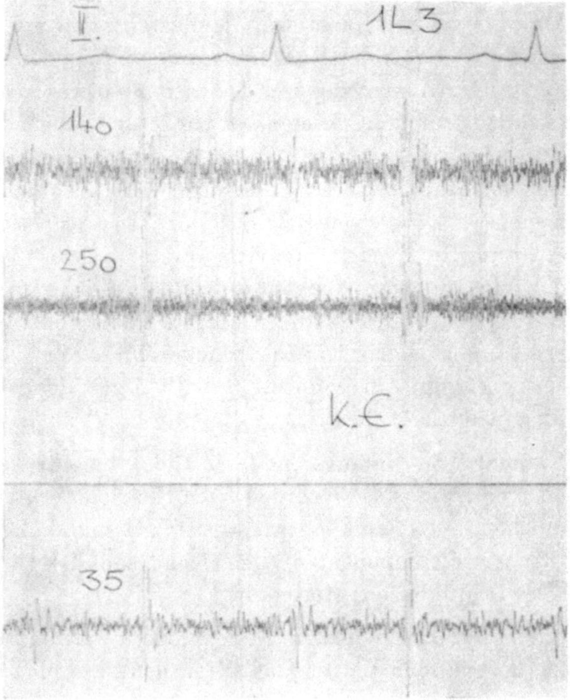

Abb. 55/Fig. 55

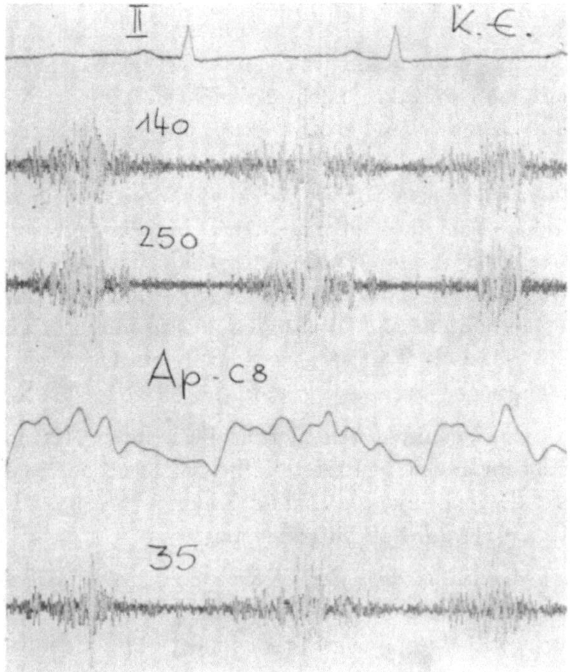

Abb. 56a/Fig. 56a

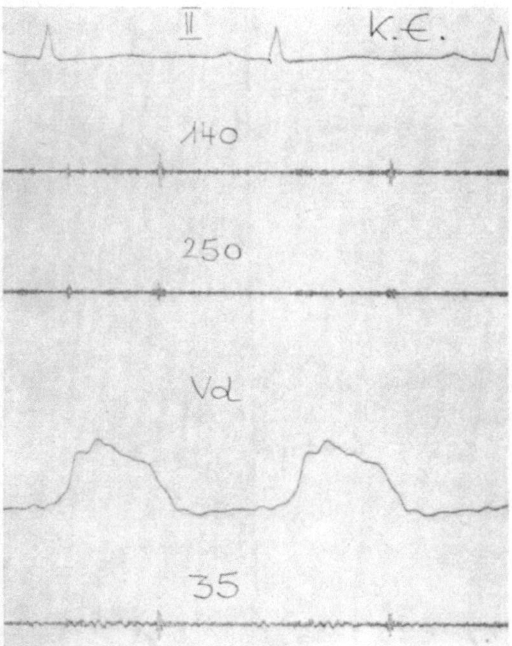

Abb. 56b/Fig. 56b

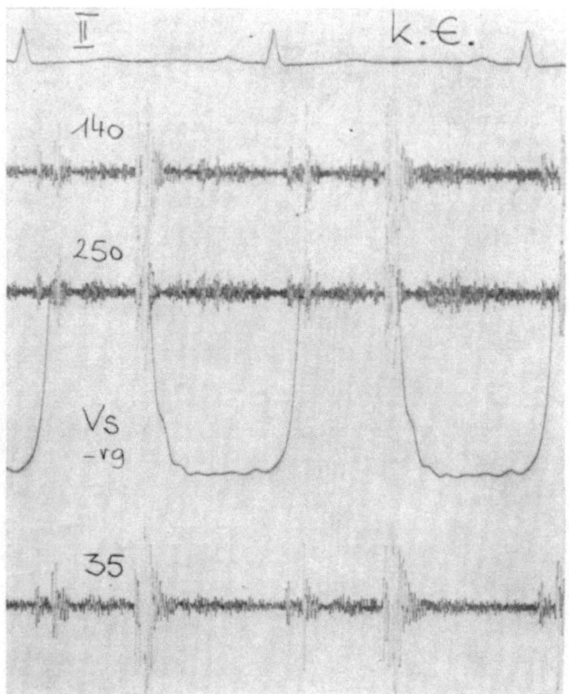

Abb. 56c/Fig. 56c

Extrakardiales Phonokardiogramm:

1L3 (Abb. 55)

Intrakardiale Phonokardiogramme:

a) Ap, b) Vd, c) Vs-rg (Abb. 56)

Extracardiac phonocardiogram:

1L3 (Fig. 55)

Intracardiac phonocardiograms:

a) P.A.; b) R.V.; c) L.V.-rg (Fig. 56)

Geräusche: In der A.pulmonalis (Ap-C8) findet sich das typische systolisch-diastolische Geräusch mit Maximum am Ende der Systole, das im Vergleich mit dem extrakardialen Befund (1L3) mehr an- und abschwellenden Charakter hat. Im rechten Ventrikel sind demgegenüber keine Geräusche festzustellen (Vd). Die Schallabnahme aus dem linken Ventrikel läßt ein deutliches diastolisches Geräusch (ohne Mitralöffnungston) und ein geringes mesosystolisches Geräusch erkennen, das bei erhöhtem shuntbedingten Volumendurchfluß als relative Mitralstenose und relative Aortenstenose gedeutet werden kann.

Töne: Gegenüber dem Befund im rechten Herzen sind im linken Ventrikel die beiden Komponenten des I. Tons und die aortale Komponente des II. Tons (IIA) gut zu differenzieren.

Zusammenfassung: Bei allen untersuchten Patienten mit Ductus arteriosus persistens fand sich das typische Maschinengeräusch in der A.pulmonalis.

Murmurs: The typical systolic-diastolic murmur, which differed from the extracardiac finding (1L3) by its more increasing and decreasing nature, was recorded from the pulmonary artery and reached its maximum toward the end of the systolic phase. On the other hand, no murmurs were recorded from the right ventricle (R.V.). The acoustic recording in the left ventricle revealed clearly a diastolic murmur (without mitral opening snap) and a slight mesosystolic murmur, being interpreted as a relative mitral stenosis and a relative aortic stenosis in connection with shunt-depending increase of flow.

Sounds: The findings made in the left ventricle differed from those recorded from the right heart, in that the two components of the first sound and the aortic component of the second sound (IIA) were readily differentiated.

Summary: The typical machine murmur was found in the pulmonary artery of all patients examined and suffering from patent ductus arteriosus.

Vorhofseptumdefekt (ASD)

Atrial Septal Defect (ASD)

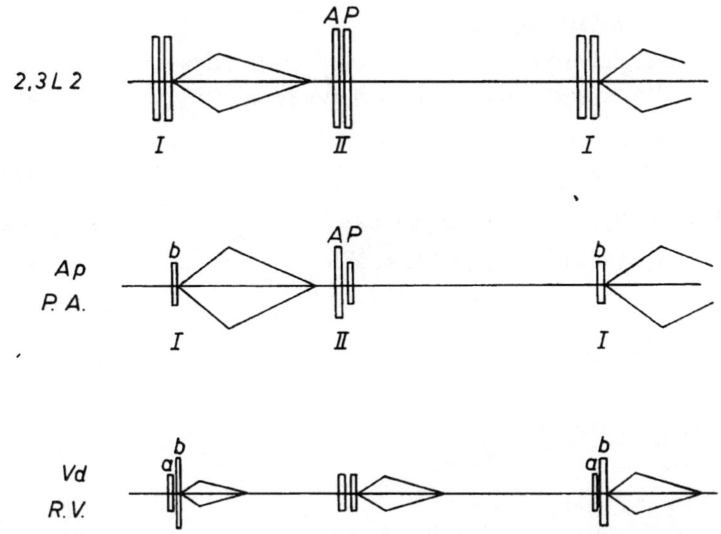

Phonokardiographisches Schema 22

Phonocardiographic scheme No. 22

Charakteristik: Beim Vorhofseptumdefekt kommt es trotz geringen Druckunterschieds zu einem meist großen Links-Rechts-Shunt zwischen linkem und rechtem Vorhof. Dieser Shunt durchläuft den rechten Vorhof und Ventrikel sowie den Lungenkreislauf. Es sind damit die Voraussetzungen für eine relative Tricuspidalstenose und eine relative Pulmonalstenose gegeben. Die Austreibungszeit kann verlängert und der Pulmonalklappenschluß verzögert sein.

Da es sich meistens um große Defekte handelt, der Druckunterschied zwischen den Vorhöfen andererseits minimal ist, sind Geräusche hörbarer Intensität im rechten Vorhof kaum zu erwarten. Unter Berücksichtigung des Befunds über der Brustwand ist in erster Linie an ein pulmonales Strömungsgeräusch zu denken, während bei einer normal weiten Tricuspidalklappe nur in manchen Fällen diastolische Geräusche auftreten dürften. Die Belastung des rechten Herzens durch den Shunt führt zu einer Verspätung und Akzentuierung der pulmonalen Komponente des II. Tons (IIP), auch ohne pulmonale Hypertonie.

V. R., Frau, 33 Jahre

Haemodynamik:

Links-Rechts-Shunt = 60% des Pulmonalvolumens

Drucke: Adm 2, Vd 35/0/4, Ap 22/8 = 13 mm Hg, Asm 3, Vs 110/2/8, Aoa 110/70 = 96 mm Hg

Kleiner systolischer DG = 13 mm Hg (Vd-Ap) durch den Shunt

Characterisation: Large left-to-right shunt between the left and right atrium is usually found to take place in atrial septal defect, in spite of small pressure difference. This shunt is found to pass through the right atrium, the right ventricle, and the pulmonary circulation. The conditions for the occurrence of relative tricuspid stenosis and relative pulmonary stenosis are thus provided. The ejection time may be prolonged and the closure of the pulmonary valve delayed.

Murmurs of audible intensity are hardly to be expected in the right atrium, since the defects are usually of major size, while, on the other hand, the pressure difference between the atria is small. The chest wall findings are thought to include, first of all, a pulmonary flow murmur, while with a tricuspid valve of normal width, diastolic murmurs should be assumed to occur only in certain cases. Even in absence of pulmonary hypertension, the pulmonary component of the second sound (IIP) would be delayed and accentuated due to shunt-caused stress exerted upon the right heart.

V.R., female, 33

Hemodynamics:

Left-to-right shunt = 60 per cent of the pulmonary flow

Pressures: R.A.m. 2, R.V. 35/0/4, P.A. 22/8 = 13 mm Hg, L.A.m. 3, L.V. 110/2/8, Asc. Ao. 115/70 = 96 mm Hg

small systolic pressure gradient = 13 mm Hg (R.V.-P.A.) caused by the shunt

Farbstoffdilution: Vci-Afs: Nachweis des LRSh von 60% PV; Vs-Ad: Ausschluß eines diagonalen Shunts

Angiokardiographie vom As: Mittelgroßer Vorhofseptumdefekt vom Secundum-Typ

Extrakardiales Phonokardiogramm:

2L2 (Abb. 57)

Intrakardiale Phonokardiogramme:

a) Ad, b) Vd, c) Ap (Abb. 58)

Dye dilution methods: V.c.i. to A.f.s.: LRSh of 60 p.c. of P.flow confirmed; L.V. to R.A.: diagonal shunt ruled out

Angiocardiography of L.A.: secundum type atrial septal defect of medium size

Extracardiac phonocardiogram:

2L2 (Fig. 57)

Intracardiac phonocardiograms:

a) R.A.; b) R.V.; c) P.A. (Fig. 58)

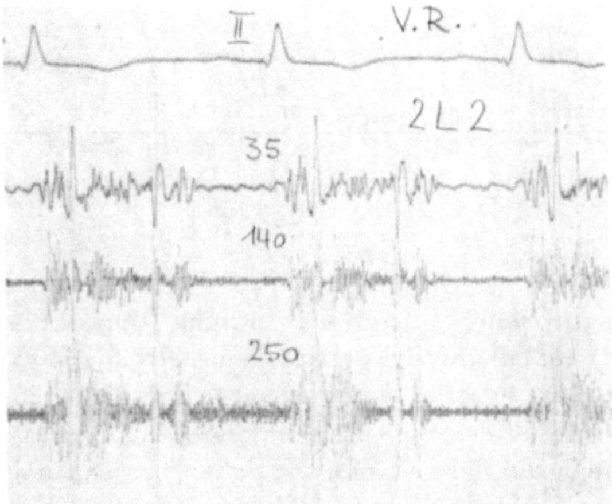

Abb. 57/Fig. 57

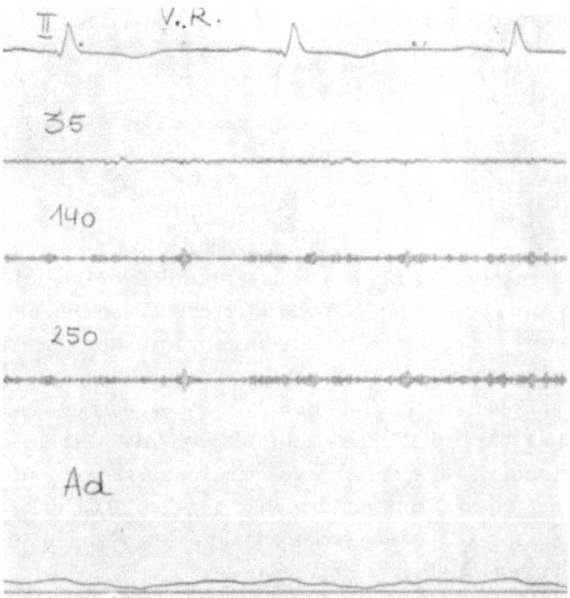

Abb. 58a/Fig. 58a

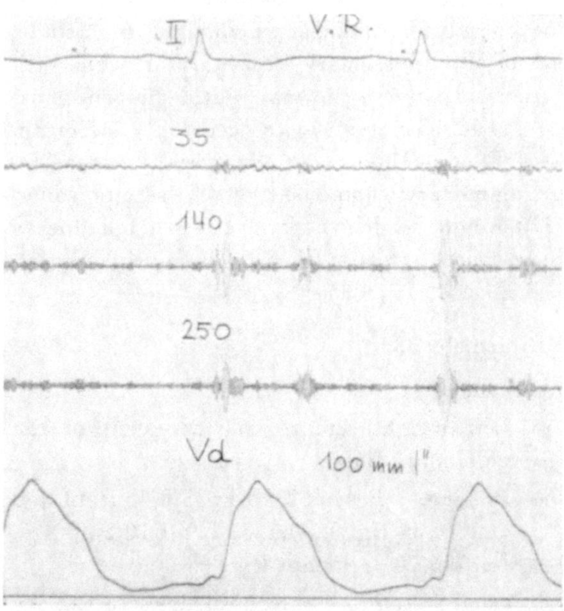

Abb. 58b/Fig. 58b

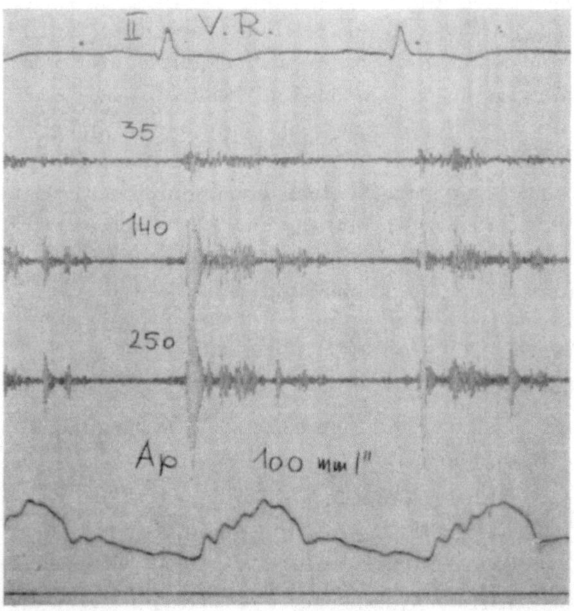

Abb. 58c/Fig. 58c

Geräusche: Das typische proto-meso-systolische Austreibungsgeräusch findet sich in der A.pulmonalis (Ap) und ist über der Herzbasis (2L2) zu finden. Es entspricht der relativen Pulmonalstenose bei vermehrtem shuntbedingten Durchfluß. Diastolische Geräusche sind hier nicht zu beobachten. Im rechten Ventrikel (Vd) und im rechten Vorhof (Ad) sind minimale systolische und diastolische Schwingungen vorhanden, die auf die shuntbedingten Turbulenzen am Septum und an der Trikuspidalklappe zurückgeführt werden können, die aber extrakardial hier nicht registriert werden konnten.

Töne: Im rechten Ventrikel und in der A.pulmonalis ist ein I. Ton gut zu differenzieren, während er im rechten Vorhof fehlt. Die Spaltung des II. Tons (IIA-IIP) ist zwar in der A.pulmonalis weniger ausgeprägt sichtbar als extrakardial, sie ist aber gleichermaßen vorhanden, also auch die aortale Komponente des II. Tons.

Zusammenfassung: Bei den untersuchten Vorhofseptumdefekten fand sich das typische Systolikum in der A.pulmonalis, war aber in seiner Amplitude sehr unterschiedlich. Bei einem Patienten war zusätzlich ein diastolisches Geräusch im Bereich der Pulmonalis festzustellen, was auf eine zusätzliche Pulmonalinsuffizienz bezogen wurde.
Manchmal war die Pulmonalkomponente des II. Tons in der A.pulmonalis kleiner als die Aortenkomponente. In einem Fall wurde inkonstant in der A.pulmonalis ein IV. Ton beobachtet.

Murmurs: The typical protomesosystolic ejection murmur was recorded from the pulmonary artery (P.A.) and from the cardiac base (2L2). It was the murmur characteristic of relative pulmonary stenosis with increased shunt-depending flow. Diastolic murmurs were not observed there. Minimal systolic and diastolic vibrations, attributable to the shunt-depending turbulences at the septum and the tricuspid valve, but not detected in the extracardiac record, were present in the right ventricle (R.V.) and the right atrium (R.A.).

Sounds: A first sound, while differentiated readily in the right ventricle and in the pulmonary artery, was absent in the right atrium. In the pulmonary artery, the splitting of the second sound (IIA-IIP) was less clearly visible than it was in the extracardiac record, but it was actually present just as the aortic component of the second sound.

Summary: The typical systolic murmur was found in the pulmonary artery of the examined cases of atrial septal defect, its amplitudes, however, were highly varied. In addition, a diastolic murmur was identified in one of the patients and related to an accompanying pulmonary insufficiency.
Sometimes, the pulmonary component of the second sound in the pulmonary artery was smaller than the aortic component. A fourth sound of inconstant nature was observed in the pulmonary artery of one of the cases.

Diagonaler Septumdefekt (DSD)

Diagonal Septal Defect (DSD)

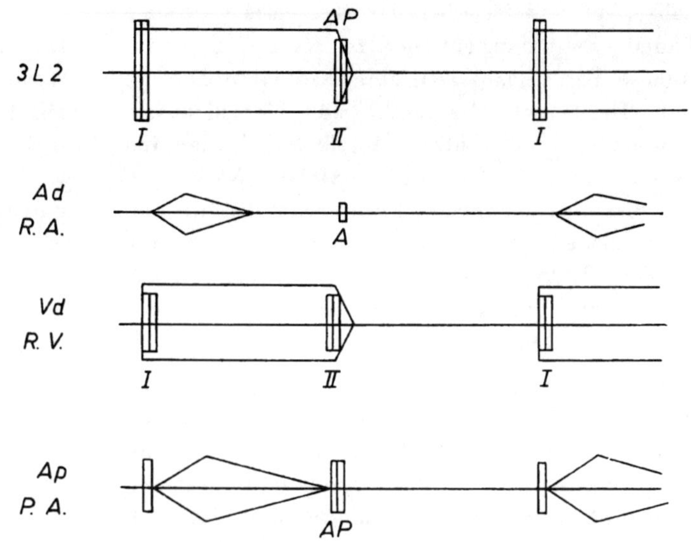

Phonokardiographisches Schema 23

Phonocardiographic scheme No. 23

Charakteristik: Der diagonale Septumdefekt ist dadurch gekennzeichnet, daß ein Links-Rechts-Shunt zwischen linkem Ventrikel und rechtem Vorhof besteht, wobei der Shunt im hohen Septumbereich des Ventrikels entspringt und an der Vorhof-Kammer-Grenze rechts mündet. Wie beim unkomplizierten Ventrikelseptumdefekt sind die Drucke meistens nicht erhöht.
In diesen Fällen ist ein systolisches Geräusch im rechten Vorhof zu erwarten, wobei durch den erhöhten Durchfluß an der Tricuspidal- und Pulmonalklappe diastolische und systolische Schwingungen entstehen können. Entsprechend der Volumenbelastung des rechten Herzens kann die pulmonale Komponente des II. Tons (IIP) verspätet und betont sein.

P. J., Junge, 15 Jahre

Haemodynamik:

HMV 10,9 l/min, PV 19,4 l/min, Links-Rechts-Shunt = 43% PV

Drucke: Adm 3, Vd 28/0/5, Ap 28/10 = 18 mm Hg, Asm 10, Vs 116/1/12, Aoa 116/80 mm Hg

Keine Druckgradienten

Farbstoffdilution: Vci-Afs: LRSh = 43% PV; Vs-Ad: Nachweis eines diagonalen Shunts zwischen linkem Ventrikel und rechtem Vorhof

Kineangiokardiographie vom Vs: Linker Ventrikel unauffällig, Rückfluß von Kontrastmittel in den rechten Vorhof, wobei der Shunt im Bereich der Tricuspidalis mündet

Characterisation: Diagonal septal defect is characterised by the presence of a left-to-right shunt between the left ventricle and the right atrium, the shunt originating high from the septal region of the left ventricle and running into the border between the right atrium and ventricle. Usually, the pressures are not increased, just as in the case of uncomplicated ventricular septal defect.
A systolic murmur has to be expected in the right atrium, and the increased flow through the tricuspid and pulmonary valves may entail diastolic and systolic vibrations. The pulmonary component of the second sound (IIP) can be delayed and pronounced as a result of the flow stress imposed upon the right heart.

P. J., male, 15

Hemodynamics:

C.O. 10.9 l/min, P.flow 19.4 l/min, left-to-right shunt = 43 per cent of the P.flow

Pressures: R.A.m. 3, R.V. 28/0/5, P.A. 28/10 = 18 mm Hg, L.A.m. 10, L.V. 116/1/12, Asc.Ao. 116/80 mm Hg

no pressure gradients

Dye dilution methods: V.c.i. to A.f.s.: LRSh = 43 p.c. P.flow; L.V. to R.A.: diagonal shunt between left ventricle and right atrium confirmed

Cineangiocardiography of L.V.: left ventricle unspectacular, backflow of contrast medium into right atrium, the shunt running into the tricuspid region

Extrakardiales Phonokardiogramm:
4L4 (Abb. 59)
Intrakardiale Phonokardiogramme:
a) Ad, b) Vd, c) Ap, d) Vs-rg (Abb. 60)

Extracardiac phonocardiogram:
4L4 (Fig. 59)
Intracardiac phonocardiograms:
a) R.A.; b) R.V.; c) P.A.; d) L.V.-rg (Fig. 60)

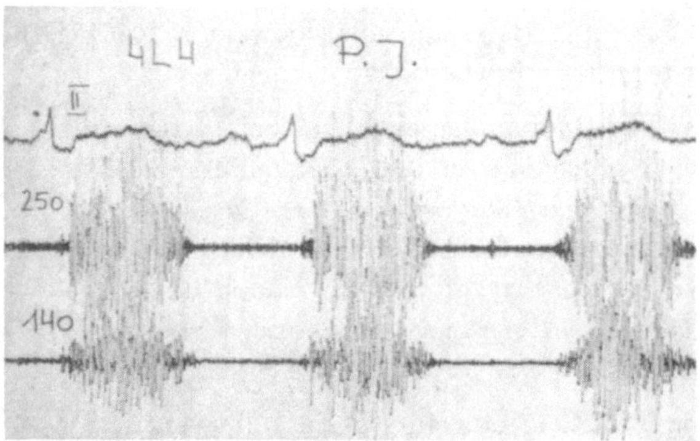

Abb. 59/Fig. 59

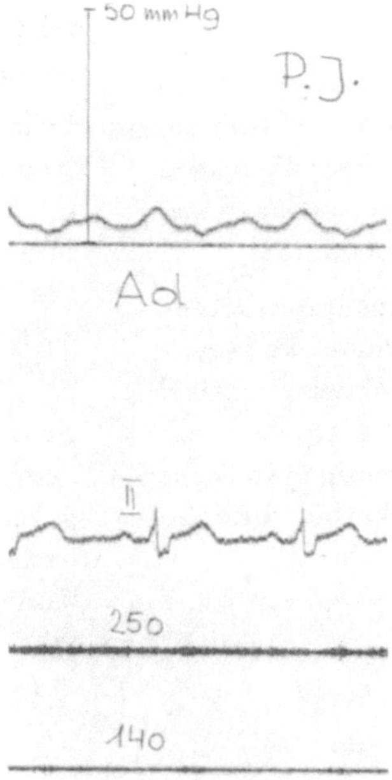

Abb. 60a/Fig. 60a

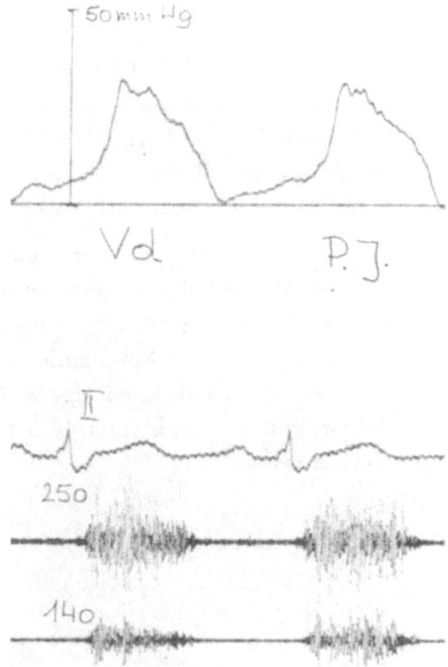

Abb. 60b/Fig. 60b

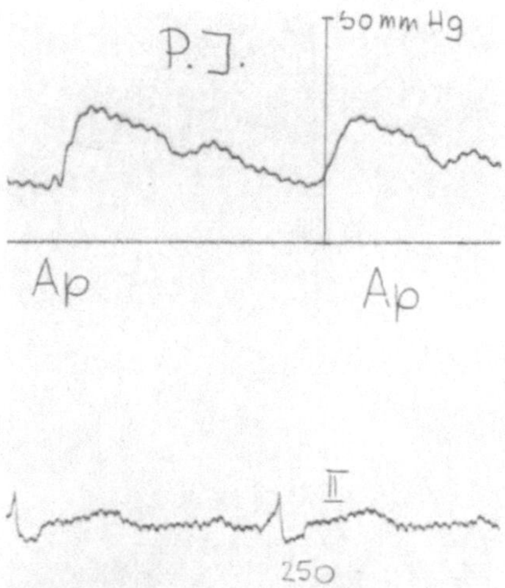

Abb. 60c/Fig. 60c

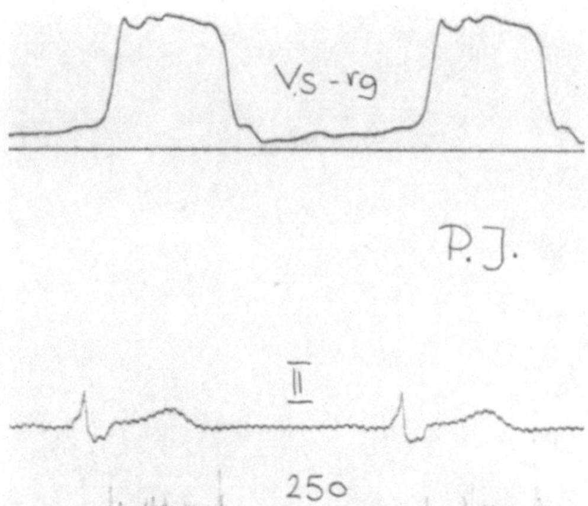

Abb. 60d/Fig. 60d

Geräusche: Präkordial (4L4) findet sich ein Systolikum wie bei Ventrikelseptumdefekt. Obwohl der Shunt im Bereich der Trikuspidalklappe mündet und Kontrastmittel in den rechten Vorhof gelangt, ist kein Geräusch im rechten Vorhof (Ad) fest-

Murmurs: A systolic murmur, just as found in cases of ventricular septal defect, was established precordially (4L4). No murmur was recordable from the right atrium (R. A.), although the shunt was running into the region of the tricuspid valve

zustellen. Vielmehr stellt sich das Systolikum erst im rechten Ventrikel (Vd) deutlich dar, entspricht dem extrakardialen Befund und wird in die A. pulmonalis fortgeleitet. Im linken Ventrikel (Vs-rg) ist ebenfalls ein systolisches Geräusch festzustellen, jedoch mit geringerer Amplitude als rechts.

Töne: Wie extrakardial sind die Töne im rechten Herzen vom Geräusch nicht genau zu differenzieren. Im linken Ventrikel können aber die beiden Komponenten des I. Tons und die aortale Komponente des II. Tons gut beobachtet werden.

Zusammenfassung: Bei den von uns untersuchten 3 Patienten mit diagonalem Septumdefekt fanden sich systolische Geräusche im rechten Ventrikel und mit geringerer Amplitude in der A.pulmonalis Nur bei einem Fall konnten gleichzeitig systolische Schwingungen auch im rechten Vorhof differenziert werden.

and contrast medium flowing into the right atrium. The systolic murmur was rather reproduced clearly only in the right ventricle (R.V.) and was in agreement with the extracardiac finding and projected into the pulmonary artery. Another systolic murmur was established in the left ventricle (L.V.-rg), its amplitude, however, being smaller than than in the right ventricle.

Sounds: The finding was equal to that of the extracardiac procedure, in that the sounds present in the right heart were not differentiated safely from the murmur. In the left ventricle, however, the two components of the first sound and the aortic component of the second sound were recorded safely.

Summary: Systolic murmurs in the right ventricle and, with somewhat smaller amplitude, in the pulmonary artery were recorded from the three patients in whom diagonal septal defect was confirmed after examination. Concurrent systolic vibrations in the right atrium were differentiated in one case only.

Ventrikelseptumdefekt (VSD)

Ventricular Septal Defect (VSD)

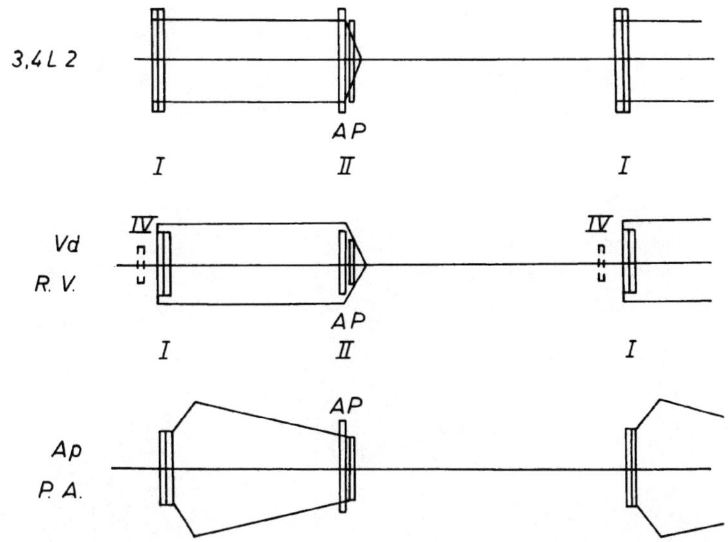

Phonokardiographisches Schema 24

Phonocardiographic scheme No. 24

Charakteristik: Durch den Links-Rechts-Shunt beim unkomplizierten Ventrikelseptumdefekt wird der rechte Ventrikel, der Pulmonalkreislauf und das linke Herz volumenbelastet. Die Austreibungszeit des rechten Ventrikels kann verlängert sein, was dann besonders deutlich wird, wenn es zur pulmonalen Hypertonie kommt. Die Größe des Shunts hängt ab von der Größe des Defekts und vom systolischen Druckunterschied zwischen linkem und rechtem Ventrikel. Steigt infolge einer pulmonalen Drucksteigerung der rechtsventrikuläre Druck an, kann wegen des geringeren Druckunterschieds zwischen beiden Ventrikeln an Hand der geringeren Shuntgröße der Defekt relativ zu klein erscheinen. Beim Druckangleich zwischen beiden Ventrikeln (Eisenmenger-Syndrom) kann trotz großem Defekts der Links-Rechts-Shunt sehr klein werden und außerdem ein Rechts-Links-Shunt auftreten.

Dementsprechend ist beim unkomplizierten Ventrikelseptumdefekt im rechten Ventrikel und durch die shuntbedingte relative Pulmonalstenose auch in der A.pulmonalis ein systolisches Geräusch zu erwarten. Der erhöhte Durchfluß durch die Mitralklappe kann außerdem zu einer relativen Mitralstenose mit einem Diastolikum führen. Je nach Volumenbelastung beim unkomplizierten Ventrikelseptumdefekt und zusätzlicher Druckbelastung bei pulmonaler und rechtsventrikulärer Hypertonie kann der Pulmonalton (IIP) verspätet und akzentuiert sein.

H. N., Junge, 14 Jahre

Haemodynamik:

HMV 5,0 l/min, PV 6,5 l/min, Links-Rechts-Shunt = 23 % PV

Characterisation: The right ventricle, the pulmonary circulation, and the left heart are found to be under flow stress caused by the left-to-right shunt in uncomplicated cases of ventricular septal defect. The ejection time of the right ventricle may be prolonged which is expressed particularly when it comes to pulmonary hypertension. Shunt size is found to depend upon both the size of the defect and the systolic pressure difference that exists between the left and right ventricles. If the pressure in the right ventricle rises as a result of pulmonary pressure rise, the defect may appear to be too small, in view of the small pressure difference between the two ventricles and with consideration of the small size of the shunt. The left-to-right shunt may get reduced strongly, and a right-to-left shunt may occur in spite of a large defect, when the pressures of the two ventricles get balanced.

Consequently, a systolic murmur is to be expected from uncomplicated VSD to occur in the right ventricle and, caused by the shunt-depending relative pulmonary stenosis, also in the pulmonary artery. In addition, a relative mitral stenosis with a diastolic murmur may result from increased flow through the mitral valve. The pulmonary sound (IIP) may be delayed and accentuated, depending on the intensity of flow stress in uncomplicated ventricular septal defect or depending on additional pressure stress in pulmonary and right ventricular hypertension.

H. N., male, 14

Hemodynamics:

C.O. 5.0 l/min, P.flow 6.5 l/min, left-to-right shunt = 23 per cent of P.flow

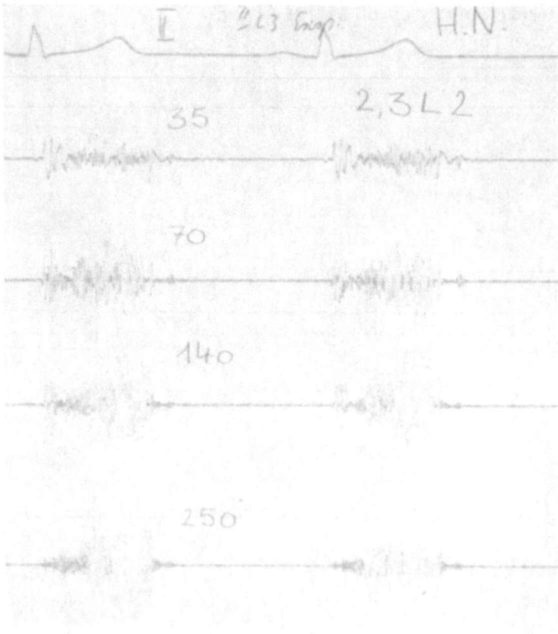

Abb. 61/Fig. 61

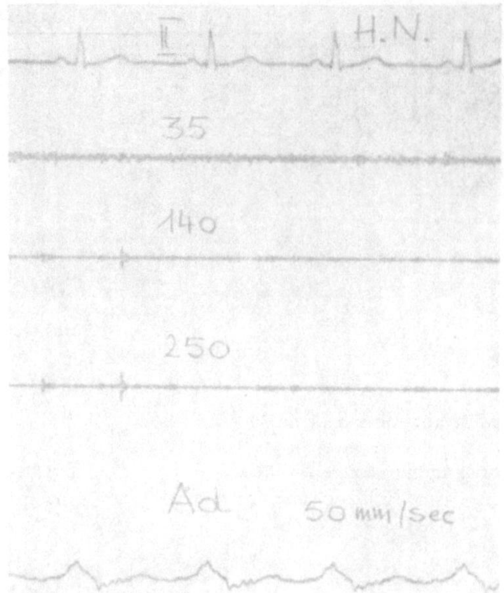

Abb. 62a/Fig. 62a

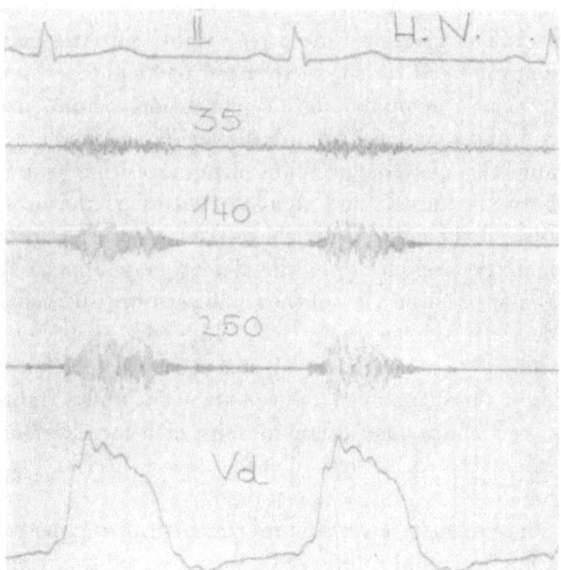

Abb. 62b/Fig. 62b

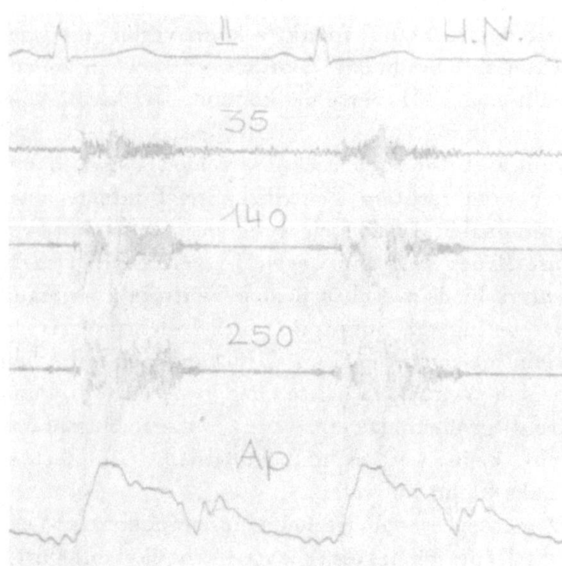

Abb. 62c/Fig. 62c

Drucke: Adm 2, Vd 14/0/2, Ap 14/6 10 mm Hg,
Vs 72/0/6, Aoa 72/48 = 60 mm Hg
Kein pathologischer systolischer Druckgradient; linker Vorhof von rechts nicht sondiert
Farbstoffdilution: Vci-Afs: LRSh = 23 % PV, Vs-Ad: Ausschluß eines diagonalen Shunts
Kineangiokardiographie vom Vs: Darstellung eines kleinen hochsitzenden Ventrikelseptumdefekts

Pressures: R.A.m. 2, R.V. 14/0/2, P.A. 14/6 = 10 mm Hg, L.V. 72/0/6, Asc.Ao. 72/48 = 60 mm Hg
no pathological systolic pressure gradient, left atrium not probed from the right
Dye dilution methods: V.c.i. to A.f.s.: LRSh = 23 p.c. of P.flow; L.V. to R.A.: diagonal shunt ruled out
Cineangiocardiography of L.V.: reproduction of a small ventricular septal defect of elevated location

Extrakardiales Phonokardiogramm:

2, 3L2 (Abb. 61)

Intrakardiales Phonokardiogramm:

a) Ad, b) Vd, c) Ap (Abb. 62)

Geräusche: Das extrakardiale Systolikum typischer Lokalisation (2,3L2) zeigt ein spätsystolisches Maximum. Das Systolikum im rechten Ventrikel (Vd) und in der A.pulmonalis (Ap) weist seine höchsten Amplituden in der Protosystole auf. Bemerkenswert ist, daß die Geräuschamplituden im rechten Ventrikel kleiner sind als in der A.pulmonalis. Dies hängt damit zusammen, daß der Shunt zur Pulmonalklappe gerichtet ist. Hinzu kommt, daß, wie beim Vorhofseptumdefekt, auch eine volumenbedingte relative Pulmonalstenose besteht. Im rechten Vorhof sind keine Geräusche festzustellen. Diastolische Geräusche werden nicht beobachtet.

Töne: Der I. Ton ist nur in der A.pulmonalis deutlich dargestellt. Wie extrakardial sind die Komponenten des II. Tons im rechten Herzen nicht ausgeprägt.

Zusammenfassung: Bei allen untersuchten Fällen mit unkomplizierten VSD wurden im rechten Ventrikel und in der A.pulmonalis systolische Geräusche nachgewiesen, wobei die Amplituden im rechten Ventrikel meistens kleiner waren oder sich gleichartig wie in der A.pulmonalis verhielten. Zum Teil wurde die Beobachtung gemacht, daß das Systolikum im rechten Ventrikel im Bereich der Ventrikelspitze ganz minimal war oder sogar fehlte, während es zur Ausflußbahn hin immer mehr an Stärke zunahm. Diastolische Geräusche wurden weder im rechten Ventrikel noch in der A.pulmonalis registriert.
Teilweise war in der A.pulmonalis eine Verspätung der Pulmonalkomponente des II. Tons (IIP) zu beobachten. Etwa 1/5 der Fälle ließ im rechten Ventrikel (einmal auch gleichzeitig in der A.pulmonalis) einen IV. Ton erkennen.

Extracardiac phonocardiogram:

2,3L2 (Fig. 61)

Intracardiac phonocardiograms:

a) R.A.; b) R.V.; c) P.A. (Fig. 62)

Murmurs: Extracardially, the systolic murmur was established in typical localisation (2,3L2) and found to reach a maximum late in the systolic phase. The highest amplitudes of the systolic murmur in the right ventricle (R.V.) and the pulmonary artery (P.A.) were recorded in the protosystolic phase. It was a remarkable finding that the amplitudes of the murmur in the right ventricle were smaller than those of the murmur in the pulmonary artery which was explained with reference to the fact that the shunt was directed toward the pulmonary valve. A flow-depending relative pulmonary stenosis was also present, just as in the cases of atrial septal defect. No murmurs were recorded from the right atrium. Diastolic murmurs were not observed at all.
Sounds: The first sound was presented clearly only in the pulmonary artery. Equal to the extracardiac finding, the components of the second sound were not pronounced in the right heart.

Summary: In all cases with confirmed diagnosis of uncomplicated VSD, systolic murmurs were recorded from both the right ventricle and the pulmonary artery, with the amplitudes in the right ventricle usually being smaller than or, sometimes, equal to those in the pulmonary artery. In some cases, the systolic murmur in the right ventricle, i.e. in the region of the ventricular apex, was found to be of a minimum order or absent at all, its intensity growing toward the outflow tract. Diastolic murmurs were recorded neither from the right ventricle nor from the pulmonary artery.
The pulmonary component of the second sound (IIP) in the pulmonary artery was sometimes delayed. Fourth sounds were found in the right ventricle of one fifth of the cases reviewed (one case exhibiting concurrent fourth sounds also in the pulmonary artery).

Ventrikelseptumdefekt und infundibuläre Pulmonalstenose (VSD + PS inf.)

Ventricular Septal Defect with Infundibular Pulmonary Stenosis (VSD + PS inf.)

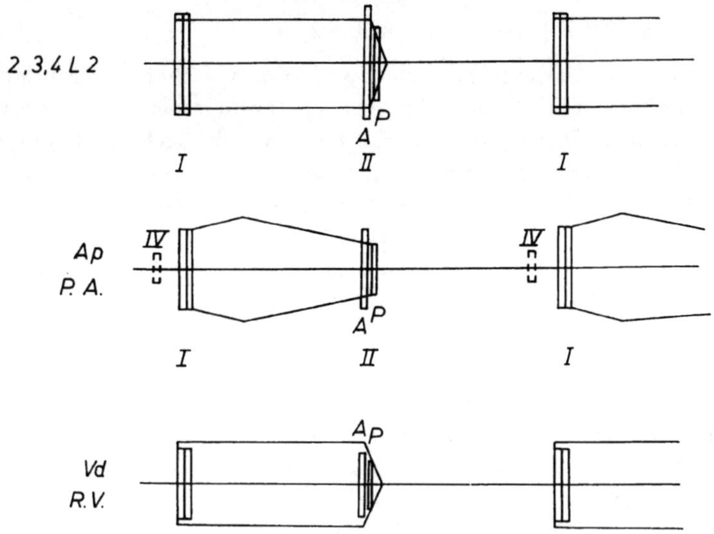

Phonokardiographisches Schema 25

Phonocardiographic scheme No. 25

Charakteristik:
Die Haemodynamik bei der Kombination eines Ventrikelseptumdefekts mit einer Pulmonalstenose wird von der Schwere der Pulmonalstenose, diese aber funktionell mit durch die Shuntgröße bestimmt. Je schwerer die Pulmonalstenose, desto höher der rechtsventrikuläre Druck und desto kleiner der Links-Rechts-Shunt. Besteht infolge der Pulmonalstenose ein Druckangleich zwischen beiden Ventrikel, kommt es auch zum Rechts-Links-Shunt. Bei unterschiedlichem Druck zwischen beiden Ventrikeln wird die morphologische Pulmonalstenose durch den erhöhten shuntbedingten Durchfluß relativ verstärkt. Die Austreibungszeit des rechten Ventrikels kann verlängert sein.
Es ist also sowohl im rechten Ventrikel (durch den Links-Rechts-Shunt) als auch in der A.pulmonalis (durch die funktionell verstärkte Pulmonalstenose) ein systolisches Geräusch zu erwarten, ähnlich wie beim isolierten unkomplizierten Ventrikelseptumdefekt. Diastolische Schwingungen sind prinzipiell auch im Bereich der Mitralklappe möglich, wenn der Durchfluß entsprechend groß ist. Der Pulmonalton (IIP) kann durch die Druck- und Volumenbelastung des rechten Ventrikels verspätet und akzentuiert sein.

R., H.-H., Mann, 34 Jahre

Haemodynamik:

Links-Rechts-Shunt = 35% des Pulmonalvolumens

Characterisation: The hemodynamic situation of ventricular septal defect in combination with pulmonary stenosis is determined by the latter's severity, while the severity is found to depend functionally to some extent on the shunt size. The more severe the pulmonary stenosis, the higher the pressure in the right ventricle, and the smaller the left-to-right shunt. Right-to-left shunt may occur additionally, when the pulmonary stenosis has eventually produced pressure equilibrium between the two ventricles. With pressure difference between the two ventricles the morphological pulmonary stenosis is relatively aggravated due to shunt-depending increase of flow. The ejection time of the right ventricle may be found to be prolonged.
A systolic murmur, similar to that observed in the case of isolated uncomplicated ventricular septal defect, can be expected to occur in the right ventricle (caused by left-to-right shunt) and in the pulmonary artery (caused by the functionally aggravated pulmonary stenosis). Diastolic vibrations are basically possible also in the region of the mitral valve, provided that the flow is of appropriate intensity. The pulmonary sound (IIP) may be delayed and accentuated due to the pressure and flow stresses imposed upon the right ventricle.

R., H.-H., male, 34

Hemodynamics:

Left-to-right shunt = 35 per cent of the pulmonary flow

Drucke: Adm 3, Vd 44/5/9 und 25/5/9, Ap 25/10 = 19 mm Hg,
Vs 120/6/14, Aoa 120/84 = 100 mm Hg
Systolischer subvalvulärer DG = 20 mm Hg im rechten Ventrikel

Farbstoffdilution: Vci-Afs: LRSh = 35% PV, Vs-Ad: Ausschluß eines diagonalen Shunts, Vs-Ap: Nachweis des VSD, Apd-Ad: Ausschluß eines ASD, Aoa-Ap: Ausschluß einer aorto-pulmonalen Kommunikation

Angiokardiographie: Typischer VSD im Septum membranaceum

Pressures: R.A.m. 3, R.V. 44/5/9 and 25/5/9. P.A. 25/10 = 19 mm Hg, L.V. 120/6/14, Asc.Ao. 120/84 = 100 mm Hg
systolic subvalvular pressure gradient = 20 mm Hg in the right ventricle

Dye dilution methods: V.c.i. to A.f.s.: LRSh = 35 p.c. of P.flow; L.V. to R.A.: diagonal shunt ruled out: L.V. to P.A.: VSD confirmed; R.P.A. to R.A.: ASD ruled out: Asc.Ao. to P.A.: aorto-pulmonary communication ruled out

Angiocardiography: Typical VSD in septum membranaceum

Abb. 63/Fig. 63

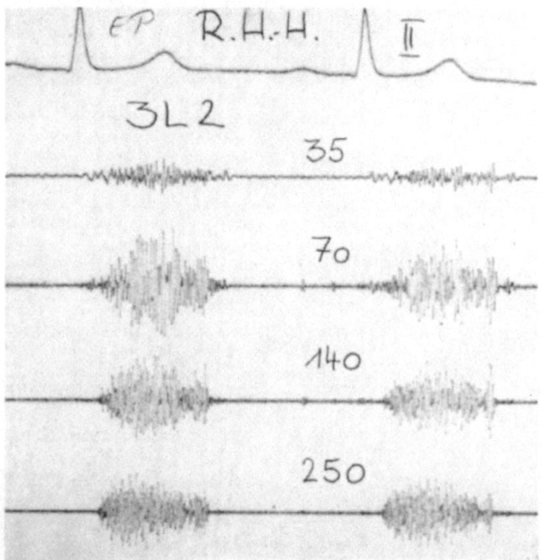

Extrakardiales Phonokardiogramm:

3L2 (Abb. 63)

Intrakardiale Phonokardiogramme:

a) Ad, b) Vd, c) Ap, d) Vs-rg (Abb. 64)

Geräusche: Das typische systolische Geräusch von Austreibungscharakter findet sich gleichstark im rechten Ventrikel (Vd) und in der A.pulmonalis (Ap). Es zeigt ein protosystolisches Maximum, wohingegen extrakardial das Maximum mehr mesosystolisch liegt. Ein systolisches Geräusch geringerer Amplitude ist auch im rechten Vorhof festzustellen, das offenbar fortgeleitet ist. Es müßte aber auch an eine begleitende Trikuspidalinsuffizienz gedacht werden. Im linkenVentrikel (Vs-rg) sind nur minimale systolische Schwingungen erkennbar, die mit dem VSD insofern in Beziehung gebracht werden können, als es sich hierbei um vom Septum membranaceum fortgeleitete Schwingungen handeln könnte. Diastolische Geräusche werden nicht beobachtet.

Extracardiac phonocardiogram:

3L2 (Fig. 63)

Intracardiac phonocardiograms:

a) R.A.; b) R.V.; c) P.A.; d) L.V.-rg (Fig. 64)

Murmurs: The typical systolic murmur of ejection type was established with equal intensity in the right ventricle (R.V.) and in the pulmonary artery (P.A.). A protosystolic maximum was derived from the intracardiac record, while in the extracardiac record the maximum was found to be shifted rather to the mesosystolic phase. A systolic murmur of smaller amplitude, which was obviously projected, was recorded also from the right atrium. Yet, an accompanying tricuspid insufficiency should be considered, as well. Minimal systolic vibrations were recorded from the left ventricle (L. V.-rg); they might possibly be related to the VSD, as they might be vibrations projected from the septum membranaceum. Diastolic murmurs were not recorded.

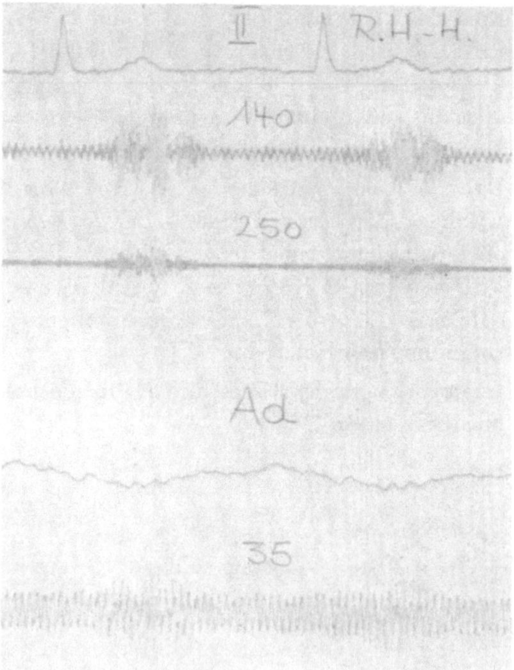

Abb. 64a/Fig. 64a

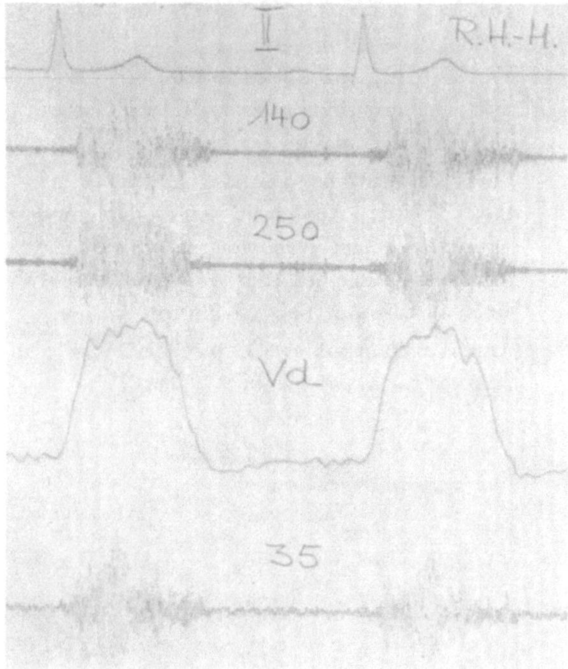

Abb. 64b/Fig. 64b

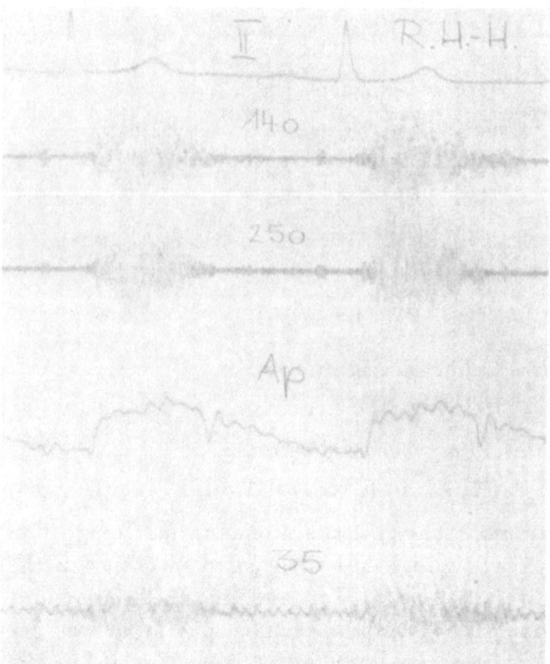

Abb. 64c/Fig. 64c

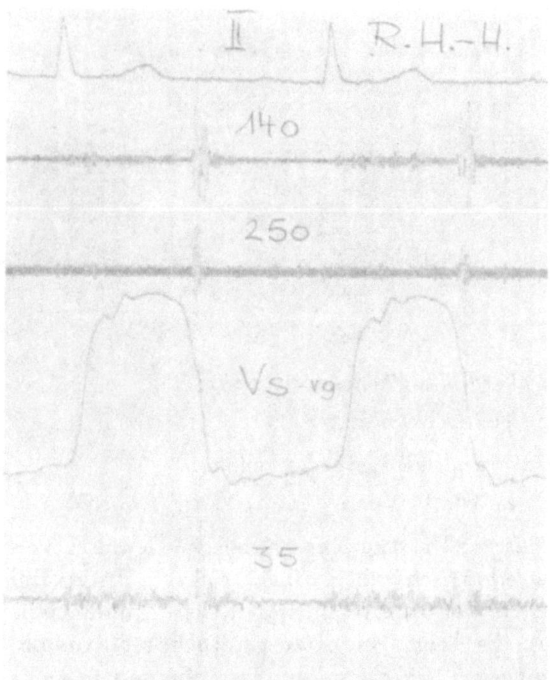

Abb. 64d/Fig. 64d

Töne: Der I. Ton ist extra- und intrakardial, selbst im linken Ventrikel nicht deutlich abzugrenzen. Auch der II. Ton wird im rechten Herzen durch das Systolikum überdeckt. Nur im linken Ventrikel ist die aortale Komponente des II. Tons (IIA) sichtbar abgesetzt. Wie extrakardial angedeutet, findet sich besonders in der A.pulmonalis (Ap) ein IV. Ton.

Sounds: In both the extracardiac and intracardiac record, the first sound was not even differentiated clearly in the left ventricle. In the right heart, the second sound was overlapped by the systolic murmur, too. The aortic component of the second sound (IIA) was delimitated safely only in the left ventricle. A fourth sound was found mainly in the pulmonary artery (P.A.). in agreement with the extracardiac indicating.

Zusammenfassung: Bei den Patienten mit VSD + PS fanden sich regelmäßig systolische Geräusche im rechten Ventrikel und in der A.pulmonalis, wobei die Amplituden in der A.pulmonalis meistens größer waren. Das ist darauf zurückzuführen, daß der Shunt meistens auf die Pulmonalklappe gerichtet ist, und das Shuntvolumen zu einer funktionellen Verstärkung der bestehenden morphologischen Pulmonalstenose führt. Diastolische Geräusche wurden nicht beobachtet.
Insgesamt waren die Töne I und II kaum von den Geräuschschwingungen zu differenzieren. Bei einem Patienten (s. o.) bestand ein IV. Ton.

Summary: Systolic murmurs were recorded regularly from the right ventricle and the pulmonary artery of all patients having VSD + PS, the amplitudes in the pulmonary artery being usually higher than those in the right ventricle. This finding was attributed to the facts that the shunt was usually directed to the pulmonary valve while the shunt flow resulted in functional reinforcement of the existing morphological pulmonary stenosis. No diastolic murmurs were established.
As a whole, the first and second sounds were hardly differentiated from the vibrations of the murmurs. A fourth sound was found in one of the patients (see above).

Ventrikelseptumdefekt mit schwerer pulmonaler Hypertonie (Eisenmenger-Syndrom)

B. R., Frau, 28 Jahre, VSD + pH + Foramen ovale

Haemodynamik:

Rechts-Links-Shunt = 36% des Systemvolumens, kleiner Links-Rechts-Shunt

Drucke: Adm 6, Vd 90/6/9, Ap 90/40 = 46 mm Hg, Asm 5, Vs 90/6/7, Aoa 90/44 = 48 mm Hg

Kein systolischer Druckgradient

Farbstoffdilution: Vci-Afs: Deutlicher RLSh = 36% SV, Vs-Vd: Kleiner LRSh

Angiokardiographie vom Vd: Hochsitzender großer VSD, ausgeprägte Rechtsherzhypertrophie

Ventricular Septal Defect with severe Pulmonary Hypertension (Eisenmenger Syndrome)

B. R., female, 28, VSD + pH + foramen ovale

Hemodynamics:

Right-to-left shunt = 36 per cent of systemic flow, small left-to-right shunt

Pressures: R.A.m. 6, R.V. 90/6/9, P.A. 90/40 = 46 mm Hg, L.A. m. 5, L.V. 90/6/8, Asc.Ao. 90/44 = 48 mm Hg

no systolic pressure gradient

Dye dilution methods: V.c.i. to A.f.s.: pronounced RLSh = 36 p.c. S.flow, L.V. to R.V.: small LRSh

Angiocardiography of R.V.: large VSD of elevated localisation, pronounced hypertrophy of the right heart

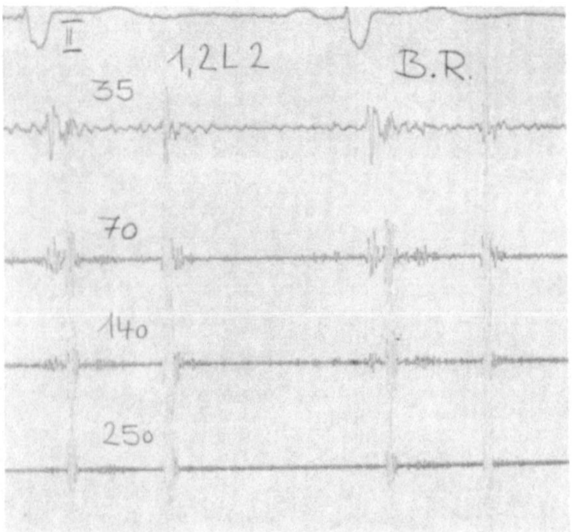

Abb. 65 a/Fig. 65 a

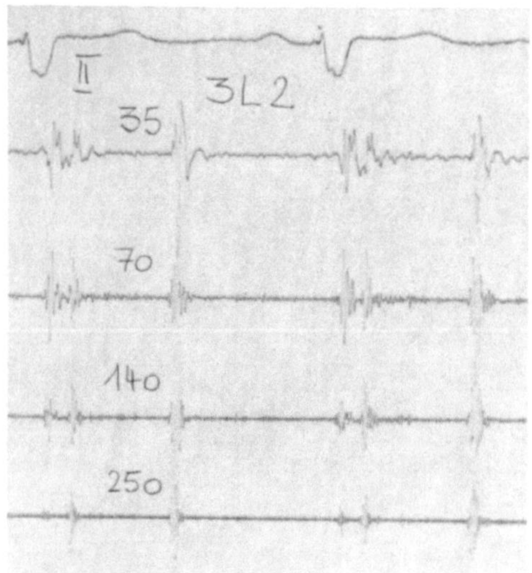

Abb. 65 b/Fig. 65 b

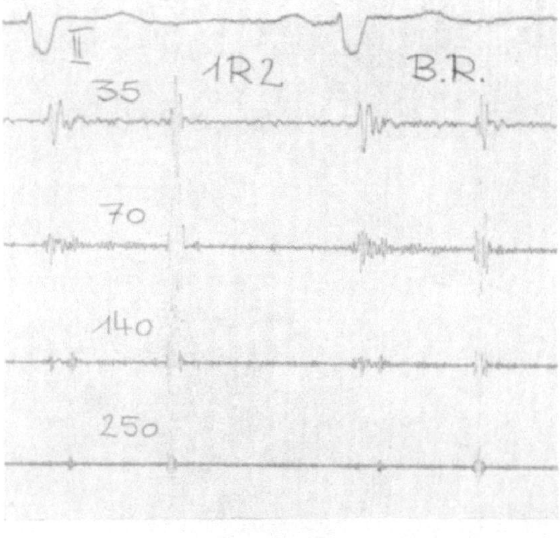

Abb. 65 c/Fig. 65 c

Extrakardiale Phonokardiogramme:

a) 1, 2L2, b) 3L2, c) 1R2 (Abb. 65)

Intrakardiale Phonokardiogramme:

a) Vd, b) Ap, c) As, d) Vs-rg 1, e) Vs-rg 2, f) Aoa (Abb. 66)

Extracardiac phonocardiograms:

a) 1, 2L2; b) 3L2; c) 1R2 (Fig. 65)

Intracardiac phonocardiograms:

a) R.V.; b) P.A.; c) L.A.; d) L.V.-rg 1; L.V.-rg. 2; f) Asc.Ao. (Fig. 66)

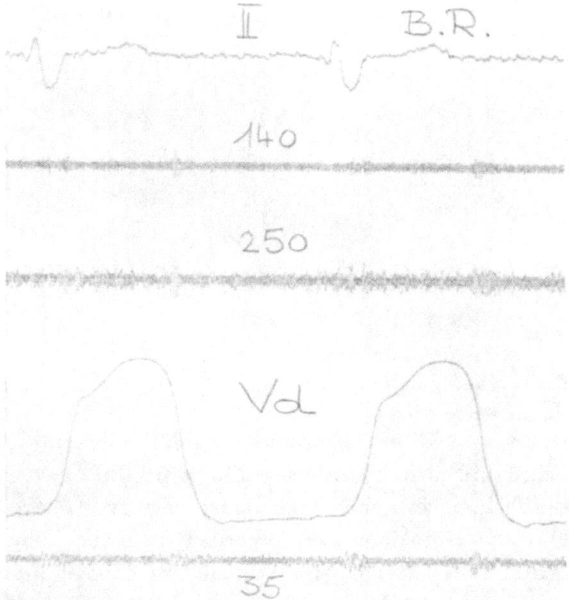

Abb. 66a/Fig. 66a

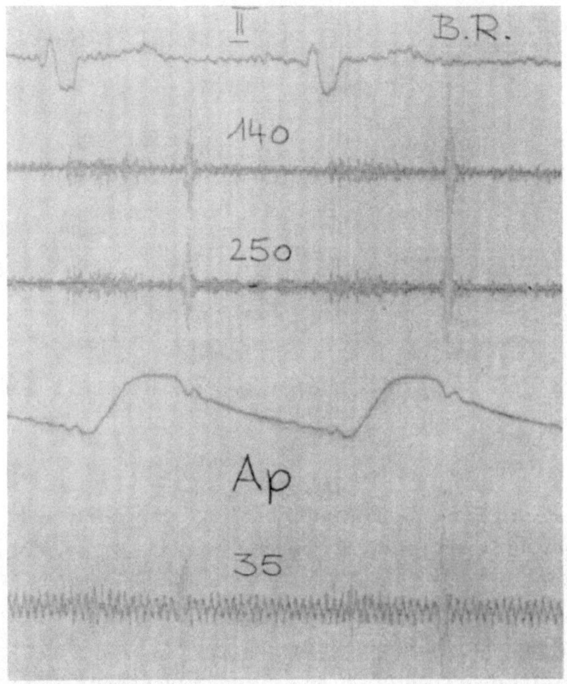

Abb. 66b/Fig. 66b

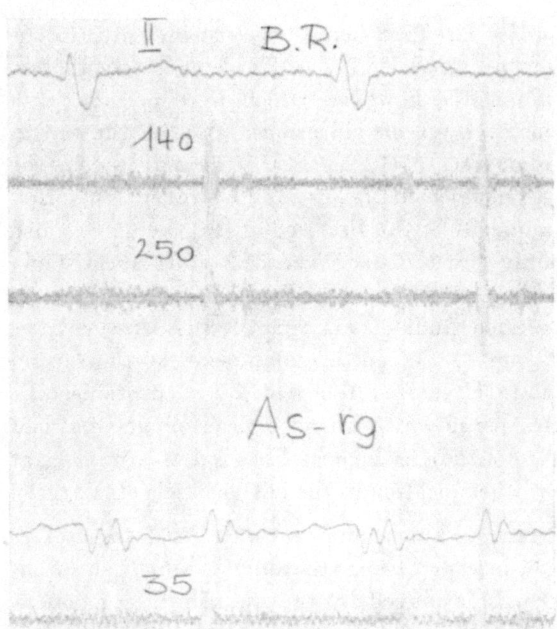

Abb. 66c/Fig. 66c

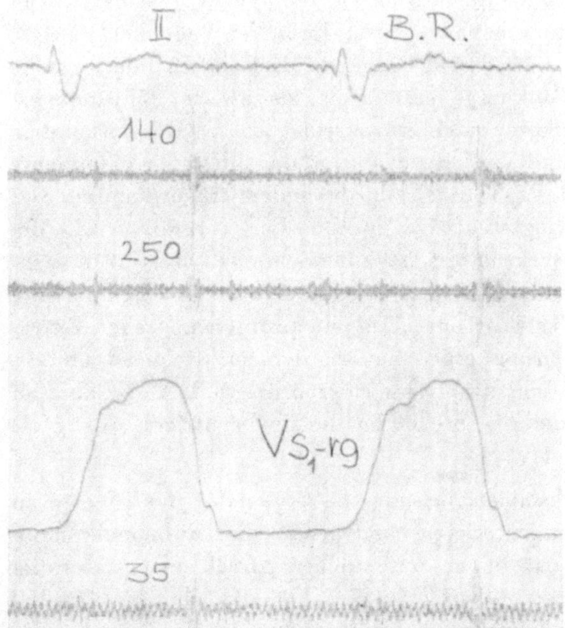

Abb. 66d/Fig. 66d

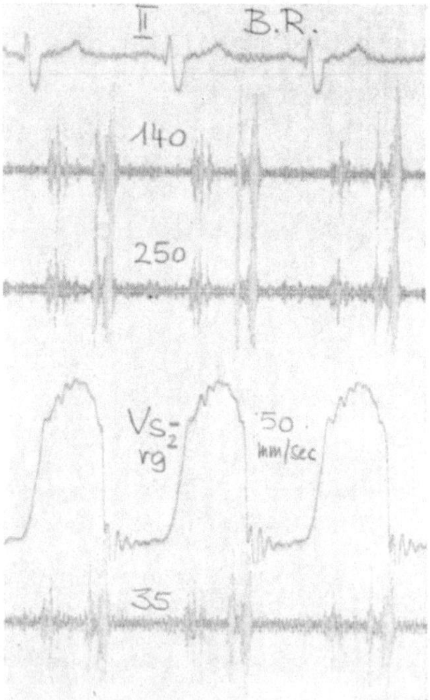

Abb. 66e/Fig. 66e

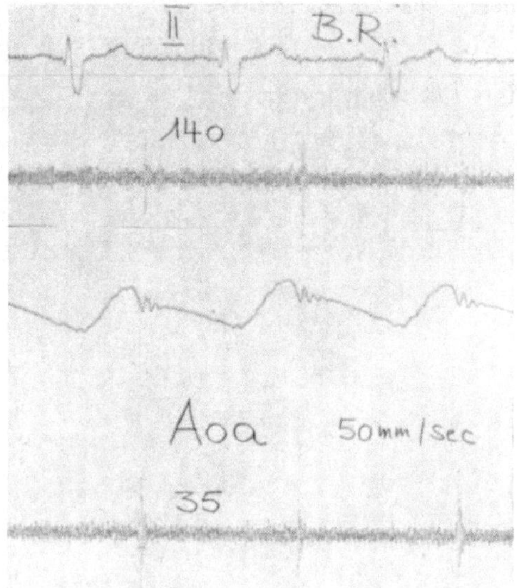

Abb. 66f/Fig. 66f

Geräusche: In der A.pulmonalis (Ap) finden sich geringe proto-mesosystolische Schwingungen, die auch extrakardial festzustellen sind. Ebenda sind auch diastolische Schwingungen nachweisbar, die nach dem Pulmonalklappenschluß (IIP) beginnen und die im Sinne einer Pulmonalinsuffizienz gedeutet werden können. (Zu bedenken ist, daß dabei der Katheter in der Pulmonalklappe liegt).

Töne: Im rechten Herzen (Vd, Ap) ist der I. Ton nur eben angedeutet. Im linken Ventrikel (Vs-rg 2) erkennt man dagegen drei aufeinanderfolgende Tonkomponenten, die als zweite Schwingungsgruppe auch extrakardial (1, 2, 3L2) vorhanden sind. Auffallend ist aber, daß die erste Komponente des I. Tons (Ia), die besonders präkordial über 3L2 dargestellt ist, intrakardial vermißt wird. Bemerkenswert ist außerdem, daß im linken Ventrikel (Vs-rg 2) nach der aortalen Komponente des II. Tons (IIA) ein protodiastolischer Extraton zu erkennen ist, der hochfrequent und in seiner Amplitude so groß ist wie IIA, der aber an anderer Stelle im linken Ventrikel (Vs-rg 1) fehlt.

Zusammenfassung: Es liegt nahe, die Töne so zu interpretieren, daß hier die Pulmonalkomponente einen wesentlichen Anteil am extrakardial feststellbaren II. Ton hat. Bei den extrakardial erkennbaren Komponenten des I. Tons könnte es sich um die Komponente handeln, die zeitlich dem Mitralklappenschluß (Ia) zuzuordnen wäre,

Murmurs: Minor protomesosystolic vibrations, recordable also by extracardiac procedure, were established in the pulmonary artery (P.A.). Diastolic vibrations were recorded from the same location, beginning after the closure of the pulmonary valve (IIP) and interpretable in terms of pulmonary insufficiency. (In this context, it should be borne in mind that the catheter was placed inside the pulmonary valve.)

Sounds: The first sound was just indicated in the right heart (R.V., P.A.). Three successive sound components, however, which were present, as a second group of vibrations, also in the extracardiac record (1, 2, 3L2), were detected in the left ventricle (L.V.-rg 2). However, the first component of the first sound (Ia), being revealed mainly precordially over 3L2, was surprisingly missing in the intracardiac record. Another remarkable finding was that in the left ventricle (L.V.-rg 2) the aortic component of the second sound (IIA) was followed by a protodiastolic extra sound which was of high frequency and had an amplitude as high as IIA, but was missing at any other location in the left ventricle (L.V.-rg 1).

Summary: The sounds seem to lend themselves to an interpretation according to which an essential part is played by the pulmonary component in the extracardially recordable second sound. The components of the first sound recordable extracardially might include the component which

und um die Komponente, die zeitlich mit der Aorten- und Pulmonalklappenöffnung koinzidiert. Intrakardial wird Ia vermißt und nach Ib findet sich im linken Ventrikel ein weiterer Ton, der in die Austreibungsphase fällt.

is to be attributed by its time to the closure of the mitral valve (Ia) and another component which coincides with the opening of the aortic and pulmonary valves. Ia was missing in the intracardiac phonocardiograms while in the left ventricle Ib was followed by another sound that coincided with the ejection phase.

Fallotsche Tetralogie (Fallot)

Tetralogy of Fallot (Fallot)

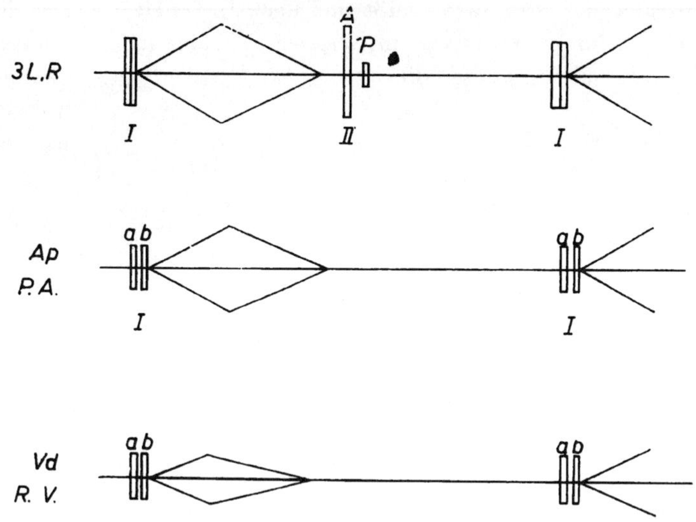

Phonokardiographisches Schema 26

Phonocardiographic scheme No. 26

Charakteristik: Die Haemodynamik bei der Fallotschen Tetralogie ist prinzipiell von der bei der Trilogie und beim Ventrikelseptumdefekt mit Pulmonalstenose (s. d.) zu unterscheiden. Bei der Fallotschen Trilogie handelt es sich haemodynamisch lediglich um eine Pulmonalstenose, bei der über die systolische und diastolische Druckerhöhung im rechten Ventrikel der Druck im rechten Vorhof ansteigt und sich dem Druck im linken Vorhof angleicht. Ist das Foramen ovale nicht verschlossen, kommt es zu einem meist kleineren Rechts-Links-Shunt. Bei der Fallotschen Tetralogie besteht dagegen ein großer Ventrikelseptumdefekt, über dem die Aorta mehr oder weniger reitet. Durch die Pulmonalstenose kommt es zum Druckangleich zwischen beiden Ventrikeln, so daß über den großen Ventrikelseptumdefekt und in die reitende Aorta direkt ein großer Rechts-Links-Shunt zustande kommt. Beide Ventrikel arbeiten synchron. Der Blutzufluß zur Lunge ist durch die Pulmonalstenose und durch das Reiten der Aorta wesentlich beeinträchtigt.

Wir erwarten demnach vor allem ein Systolikum in der A.pulmonalis, das aber wegen des geringeren Durchflusses weniger intensiv ist als bei unkomplizierten Pulmonalstenosen. Systolische Schwingungen sind außerdem in der Aorta zu erwarten, teilweise wegen des Ventrikelseptumdefekts und wegen des erhöhten Durchflusses. Der II. Ton ist nicht gespalten, da die Ventrikel synchron arbeiten. IV. Herztöne sind im Hinblick auf die ausgeprägte Rechtsherzhypertrophie möglich.

Characterisation: The hemodynamic situation in tetralogy of Fallot should be distinguished basically from that observed in trilogy or in ventricular septal defect with pulmonary stenosis. The trilogy of Fallot is hemodynamically merely a pulmonary stenosis where the pressure in the right atrium tends to rise, via the systolic and diastolic pressure rises in the right ventricle, to get adapted to the pressure in the left atrium. A somewhat small right-to-left shunt is a common result, if the foramen ovale is not closed. Tetralogy of Fallot, however, includes a severe ventricular septal defect on which the aorta is more or less riding. The pulmonary stenosis entails a pressure equilibrium between the two ventricles, so that a large right-to-left shunt into the riding aorta is produced directly through the large ventricular septal defect. The action of the two ventricles gets synchronised, and blood supply to the lung is seriously impaired by both the pulmonary stenosis and the riding of the aorta.

Consequently, a systolic murmur is expected to appear in the pulmonary artery, its intensity, however, being affected by decrease of flow and thus smaller than it would be in uncomplicated pulmonary stenosis. Systolic vibrations are expected also in the aorta, to some extent because of the ventricular septal defect, but also caused by increased flow. The second sound is not split due to the synchronous action of the two ventricles. Fourth heart sounds are possible in view of the presence of pronounced hypertrophy of the right heart.

H. J., Junge, 8 Jahre

Haemodynamik:

Rechts-Links-Shunt = 20% des Systemvolumens

Drucke: Adm 2, Vd 116/0/8, Ap 16/7 = 11 mm Hg,

Systolischer DG = 100 mm Hg (Vd-Ap)

Farbstoffdilution: Vci-Afs: Deutlicher RLSh = 20% SV

Angiokardiographie vom Vd: Erhebliche Rechtshypertrophie, hochsitzender, 1,5 cm breiter Ventrikelseptumdefekt, etwa zu 1/3 reitende Aorta, infundibuläre Pulmonalstenose

H. J., male, 8

Hemodynamics:

Right-to-left shunt = 20 per cent of the systemic flow

Pressures: R.A.m. 2, R.V. 116/0/8, P.A. 16/7 = 11 mm Hg

systolic pressure gradient = 100 mm Hg (R.V.-P.A.)

Dye dilution methods: V.c.i. to A.f.s.: pronounced RLSh = 20 p.c. S.flow

Angiocardiography of R.V.: severe hypertrophy of the right heart, ventricular septal defect, 1.5 cm in width, elevated localisation, aorta riding about one third, infundibular pulmonary stenosis

Abb. 67/Fig. 67

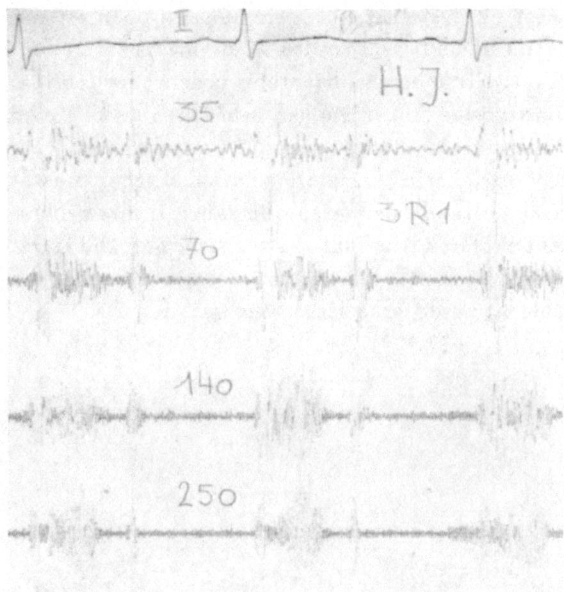

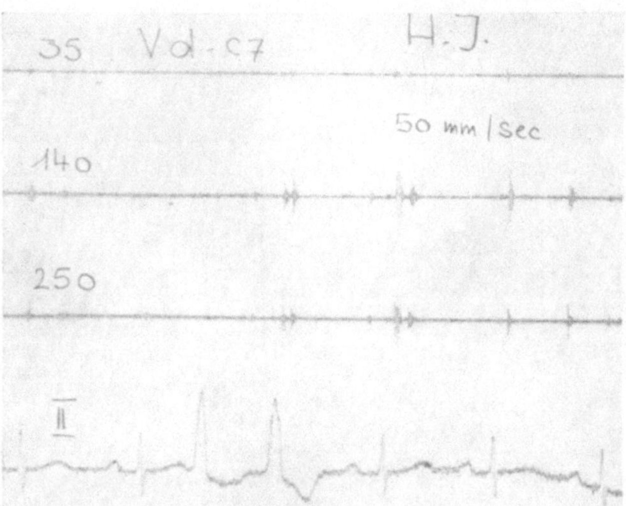

Abb. 68a/Fig. 68a

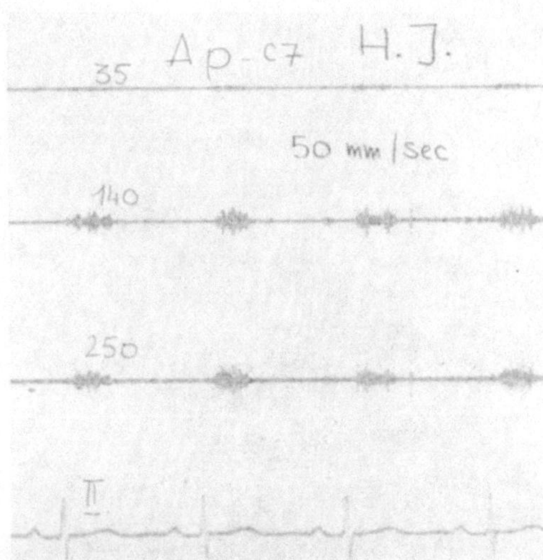

Abb. 68b/Fig. 68b

Extrakardiales Phonokardiogramm:

3 Rl (Abb. 67)

Intrakardiale Phonokardiogramme:

a) Vd, b) Ap (Abb. 68)

Geräusche: In der A.pulmonalis (Ap) findet sich ein proto-meso-systolisches Geräusch, das ebenso extrakardial (3 Rl) vorhanden ist, im rechten Ventrikel (Vd) jedoch nicht vorliegt. Diastolische Geräusche sind nicht vorhanden.

Töne: Im Vergleich zum extrakardialen Befund sind die Herztöne im rechten Herzen (Vd, Ap) schlecht dargestellt. Dies ist auch darauf zurückzuführen, daß hierbei ein englumiger Katheter (Cournand 7) benutzt wurde.

Zusammenfassung: Bei den untersuchten Patienten mit Fallotscher Tetra- oder Pentalogie waren meistens systolische Schwingungsgruppen in der A. pulmonalis vorhanden, die im rechten Ventrikel schwächer beobachtet wurden oder fehlten. Diastolische Schwingungen wurden nur bei einem Patienten in der A.pulmonalis festgestellt, bei dem gleichzeitig eine offene Blalocksche Anastomose bestand; sie waren aber auch in der rechtsventrikulären Ausflußbahn registrierbar. Die Herztöne I und II waren im rechten Herzen nur schlecht zu differenzieren oder gar nicht.

Extracardiac phonocardiogram:

3 Rl (Fig. 67)

Intracardiac phonocardiograms:

a) R.V.; b) P.A. (Fig. 68)

Murmurs: A protomesosystolic murmur, present also in the extracardiac record (3Rl), was found in the pulmonary artery (P.A.), but missed in the right ventricle (R.V.). Diastolic murmurs were absent.

Sounds: In contrast to the extracardiac finding, the heart sounds in the right heart (R.V., P.A.) were recordable poorly, which was attributed, among others, to the use of a narrow-lumen catheter (Cournand 7).

Summary: The patients examined and suffering from tetralogy or pentalogy of Fallot usually had groups of systolic vibrations in the pulmonary artery which were less pronounced or missing at all in the right ventricle. Diastolic vibrations were recorded from the pulmonary artery of one patient only who had an accompanying Blalock's anastomosis. Yet, they were recordable also from the outflow tract of the right ventricle. The first and second heart sounds in the right heart were hardly or not at all distinguishable.

Mikro-Ventrikelseptumdefekt (VSD)

H. A., Mann, 35 Jahre

Haemodynamik:

Links-Rechts-Shunt = 13% des Pulmonalvolumens

Drucke: Adm 5, Vd 40/1/7 (Spitze) und 28/2/5 (Ausflußbahn), Ap 28/10 = 16 (= Aps, Apd) mm Hg, PCm 6, Vs 120/3/12 (Spitze) und 112/3/12, Aoa 112/80 = 98, Ai 120/72 = 88 mm Hg Geringe subvalvuläre systolische Druckgradienten im rechten und linken Ventrikel, ohne daß angiokardiogra-

Ventricular Septal Micro-Defect (VSD)

H. A., male, 35

Hemodynamics:

Left-to-right shunt = 13 per cent of the pulmonary flow

Pressures: R.A.m. 5, R.V. 40/1/7 (apex) and 28/2/5 (outflow tract), P.A. 28/10 = 16 mm Hg (= L.P.A., R.P.A.), W.P.m. 6, L.V. 120/3/12 (apex) and 112/3/12, Asc.Ao. 112/80 = 98, A.i. 120/72 = 88 mm Hg small subvalvular systolic pressure gradients in the right and left ventricles, with no

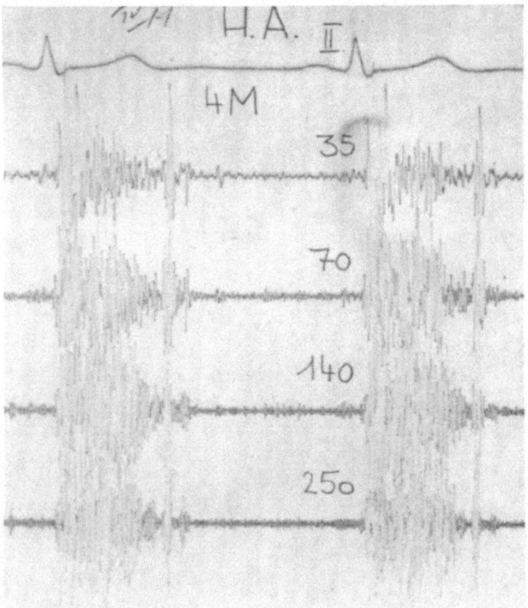

Abb. 69a/Fig. 69a

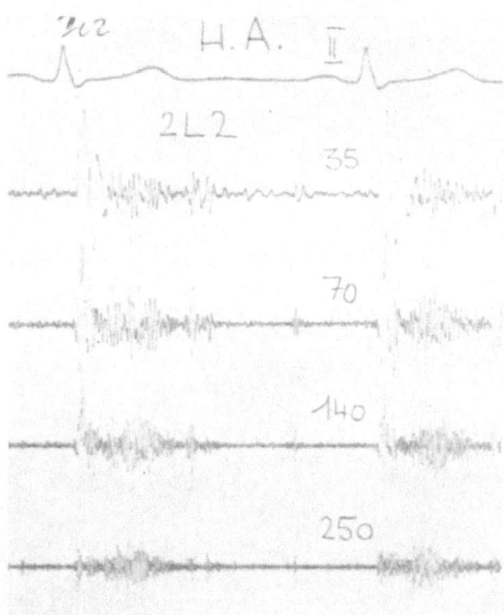

Abb. 69b/Fig. 69b

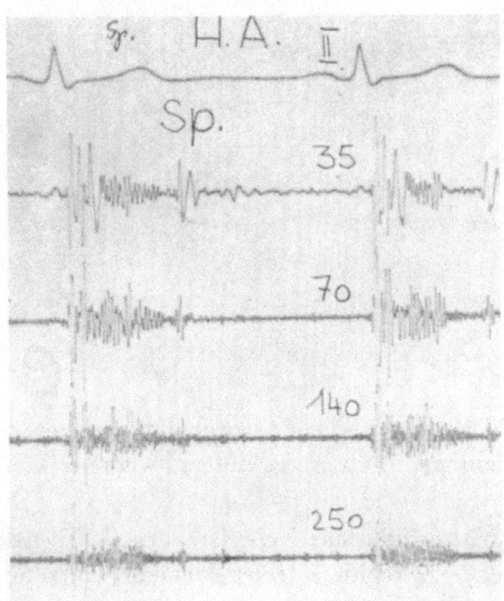

Abb. 69c/Fig. 69c

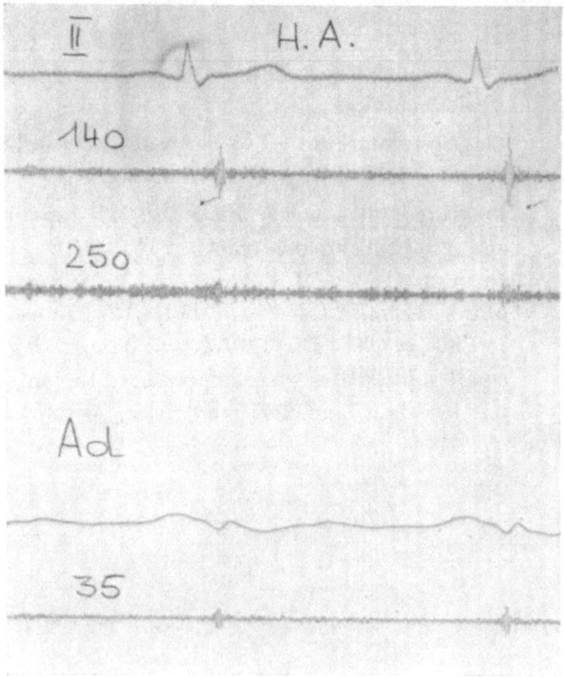

Abb. 70a/Fig. 70a

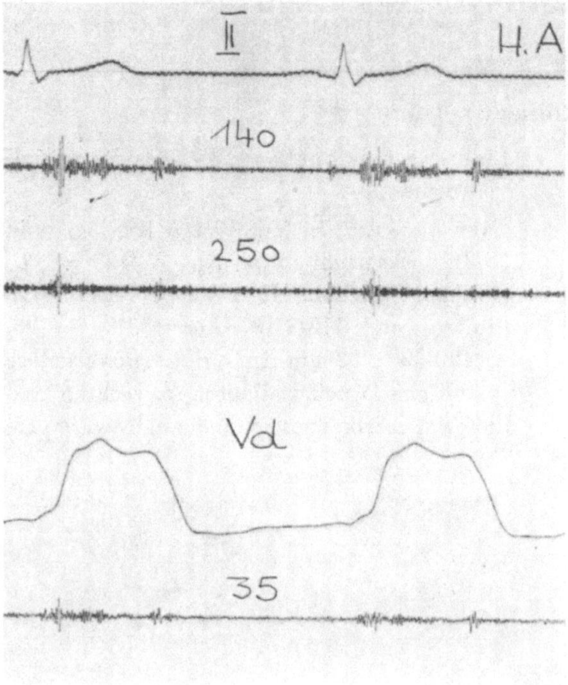

Abb. 70b/Fig. 70b

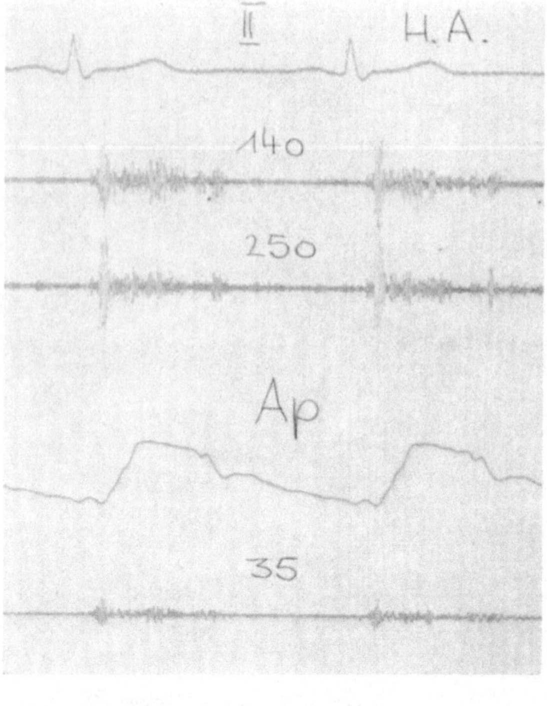

Abb. 70c/Fig. 70c

phisch entsprechende morphologische Veränderungen hätten gefunden werden können

Farbstoffdilution: Vci-Afs: normal, Vs-Ap: sicherer Nachweis eines kleinen Ventrikelseptumdefekts

corresponding morphological changes being found by angiocardiography

Dye dilution methods: V.c.i. to A.f.s.: normal, L.V. to P.A.: small ventricular septal defect confirmed safely

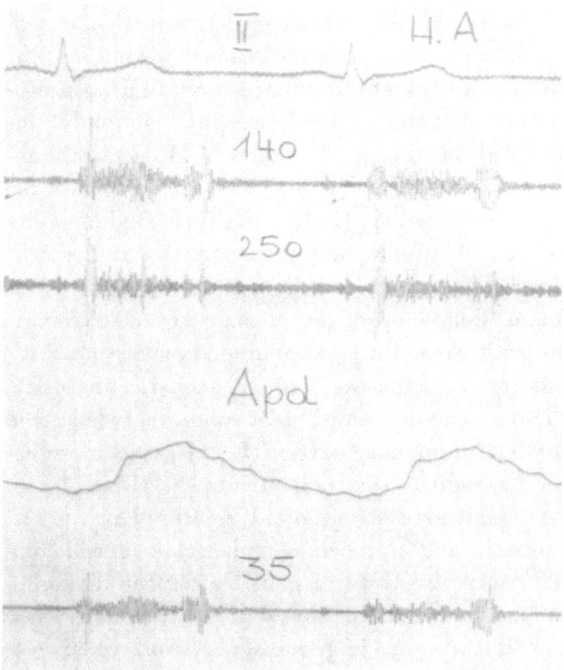

Abb. 70d/Fig. 70d

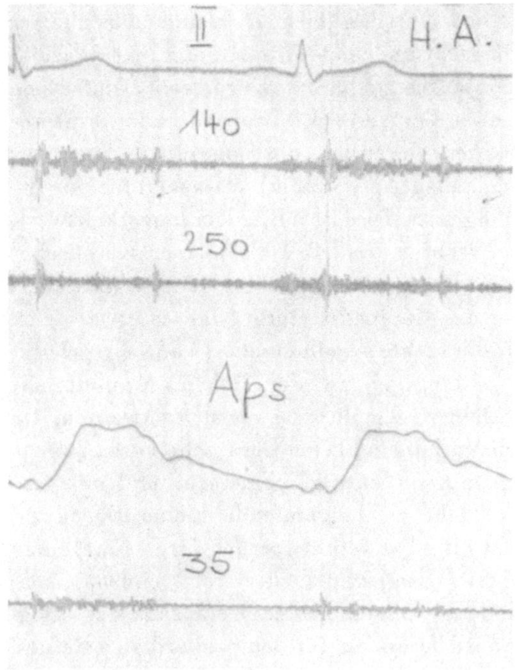

Abb. 70e/Fig. 70e

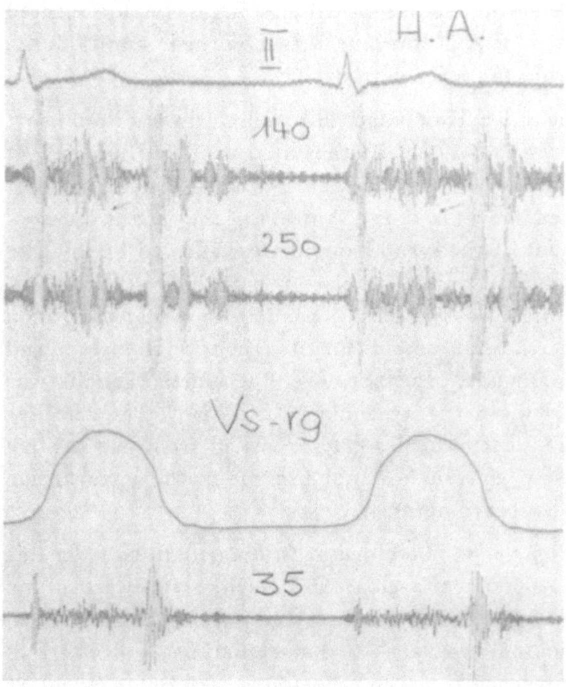

Abb. 70f/Fig. 70f

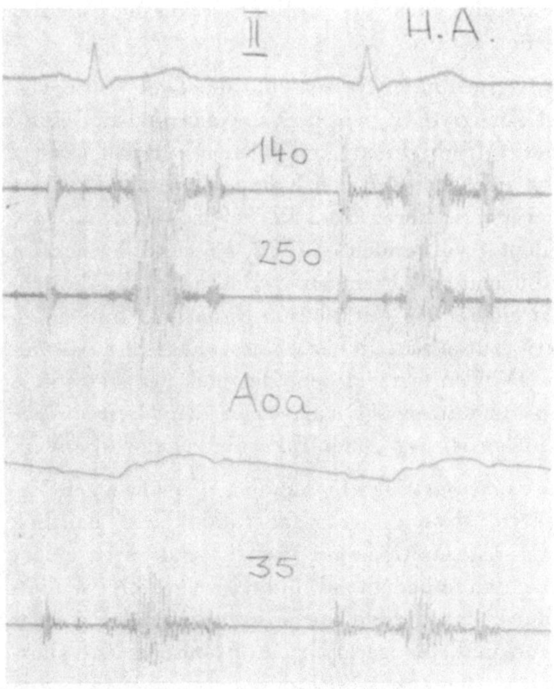

Abb. 70g/Fig. 70g

Angiokardiographie vom Vs: Normaler linker Ventrikel, VSD nicht sichtbar, keine subvalvuläre muskuläre Stenose

Extrakardiale Phonokardiogramme:

a) 4M, b) 2L2, c) Spitze (Abb. 69)

Intrakardiale Phonokardiogramme:

a) Ad, b) Vd, c) Ap, d) Apd, e) Aps, f) Vs-rg, Aoa-rg (Abb. 70)

Angiocardiography of L.V.: left ventricle normal, no VSD visible, no subvalvular muscular stenosis

Extracardiac phonocardiograms:

a) 4M; b) 2L2; c) apex (Fig. 69)

Intracardiac phonocardiograms:

a) R.A.: b) R.V.; c) P.A.; d) R.P.A.; e) L.P.A.; f) L.V.-rg; g) Asc.-Ao-.rg (Fig. 70)

Geräusche: Trotzdem hier ein kleiner düsenhafter Ventrikelseptumdefekt vorliegt, der extrakardial (4M) ein lautes Systolikum verursacht, findet sich im rechten Ventrikel (Vd) nur ein geringes protosystolisches Geräusch, das allerdings dann zur A.pulmonalis (Ap, Stamm) etwas lauter in Erscheinung tritt. Dies ist außerdem bemerkenswert, weil im rechten Ventrikel ein kleiner systolischer Druckgradient gefunden wurde. Die weitere Verfolgung des Geräuschs ergibt, daß es etwa gleich laut in die rechte A.pulmonalis (Apd) fortgeleitet wird, wohingegen in der linken A.pulmonalis (Aps) kleinere Amplituden registriert werden. Im rechten Vorhof sind keine Geräusche vorhanden.
Der im linken Ventrikel gemessene und morphologisch nicht zu begründende kleine Druckgradient ist offenbar verantwortlich für das im linken Ventrikel (Vs-rg) und in der Ao.ascendens (Aoa) vorhandene spindelförmige Geräusch, das möglicherweise besonders für den präkordialen Befund mit verantwortlich ist. Daneben besteht im linken Ventrikel ein Diastolikum mit protodiastolischem Maximum, das als Füllungsgeräusch gedeutet werden könnte.

Töne: Im linken Herzen sind die Töne I und IIA gut abzugrenzen, was dem extrakardialen Befund über 4M entspricht. Im linken Ventrikel (Vs-rg) folgt nach der aortalen Komponente des II. Tons aber ein weiterer Ton, der auch präkordial angedeutet vorhanden ist (2L2, 4M) und der seinem zeitlichen und Frequenz-Verhalten nach Ähnlichkeit mit einem Mitralöffnungston oder mit einem Perikardton hat. In der Ao.ascendens ist weiterhin ein IV. Ton festzustellen. Der über der Herzspitze (Sp) und über 4M nachweisbare niederfrequente III. Ton ist dagegen intrakardial nicht vorhanden.

Zusammenfassung: Es handelt sich um einen Patienten, dessen Geräuschbefunde zwar deutlich und vielgestaltig, aber für den Patienten selbst praktisch unbedeutend sind. Es zeigt sich darüberhinaus, daß gerade solche unbedeutenden Fehler manchmal den gesamten Aufwand der intrakardialen Diagnostik erfordern, um eine Klärung herbeizuführen. Hier handelt es sich um einen minimalen Ventrikelseptumdefekt, der mittels intrakardialer Farbstoffdilution sicher nachgewiesen und lokalisiert werden konnte, der aber wegen seines geringen Shuntvolumens sich im Angiokardiogramm nicht sichtbar machen ließ. Trotz mannigfaltiger intrakardialer Phonokardiogramme ist die Klärung der akustischen Phaenomene nicht voll befriedigend.

Murmurs: While a small jet-like ventricular septal defect was present and caused a loud systolic murmur in the extracardiac record (4M), a protosystolic murmur of moderate intensity only was detected in the right ventricle (R.V.), but appeared with somewhat higher intensity toward the pulmonary artery (P.A., trunk), a finding quite remarkable also in view of the fact that in the right ventricle a small systolic pressure gradient was found. Follow-up of the murmur revealed that its projection into the right pulmonary artery (R.P.A.) was of a somewhat equal acoustic intensity, whereas smaller amplitudes were recorded from the left pulmonary artery (L.P.A.). No murmurs were present in the right atrium.
The small pressure gradient measured in the left ventricle and not being explainable morphologically was obviously responsible for the diamond-shaped murmur in the left ventricle (L.V.-rg) and in the ascending aorta (Asc.Ao.) which was possibly responsible also for the precordial finding in particular. A diastolic murmur with protodiastolic maximum which might be interpreted as a filling murmur was recorded, additionally, from the left ventricle.

Sounds: The I and IIA sounds in the left heart were readily differentiated, in full agreement with the extracardiac finding (4M). In the left ventricle (L.V.-rg), however, the aortic component of the second sound was followed by another sound, indicated also precordially (2L2, 4M), which was similar to a mitral opening snap or a pericardial sound for its time relationship and frequency. Furthermore, a fourth sound was found in the ascending aorta. However, the low frequency third sound recorded from the cardiac apex and 4M was not present in the intracardiac phonocardiograms.

Summary: The murmur findings derived from this patient, while clear and variegated, were of no practical importance to the patient himself. It is, furthermore, shown that sometimes full effort of intracardiac catheterisation is required to elucidate such minor malformations. The patient had a minimal ventricular septal defect which was detected and localised safely by means of intracardiac dye dilution techniques, while it was not rendered visible in the angiocardiogram because of its small shunt flow. The acoustic phenomena were not elucidated satisfactorily, although most various intracardiac phonocardiograms were taken.

Ventrikelseptumdefekt mit Pulmonalstenose und Aortenisthmusstenose (VSD + PS + CoA)

K. W., Mann, 28 Jahre

Haemodynamik:

Links-Rechts-Shunt = 33% des Pulmonalvolumens

Drucke: Adm 2, Vd 56/0/5, Ap 32/7 = 15 mm Hg, PCm 6, Vs 200/5/10, Aoa 200/100 = 140, Aod 120/96 = 112 mm Hg

Ventricular Septal Defect with Pulmonary Stenosis and Coarctation of the Aorta (VSD + PS + CoA)

K. W., male, 28

Hemodynamics:

Left-to-right shunt = 33 per cent of the pulmonary flow

Pressures: R.A.m. 2, R.V. 56/0/5, P.A. 32/7 = 15 mm Hg, W.P.m. 6, L.V. 200/5/10, Asc.Ao. 200/100 = 140, Dsc.Ao. 120/96 = 112 mm Hg

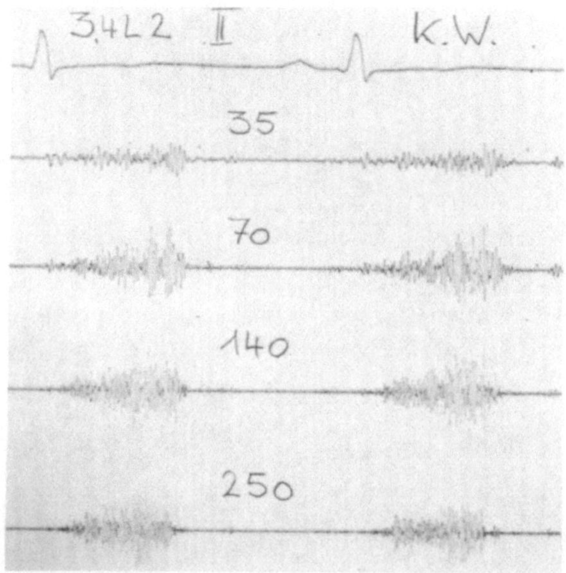

Abb. 71/Fig. 71

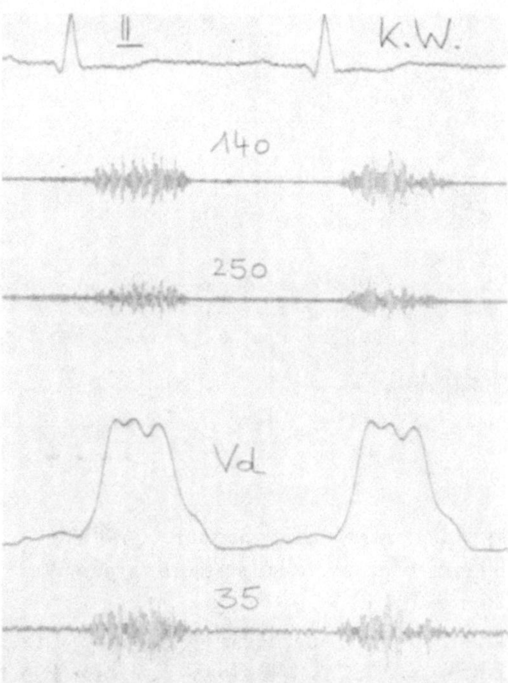

Abb. 72a/Fig. 72a

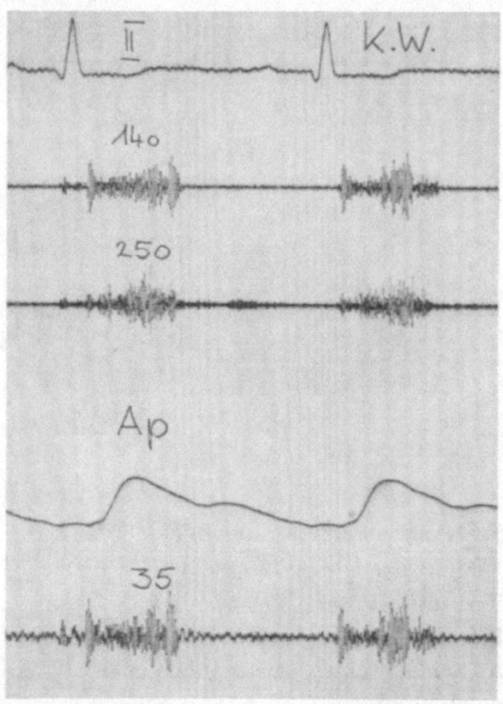

Abb. 72b/Fig. 72b

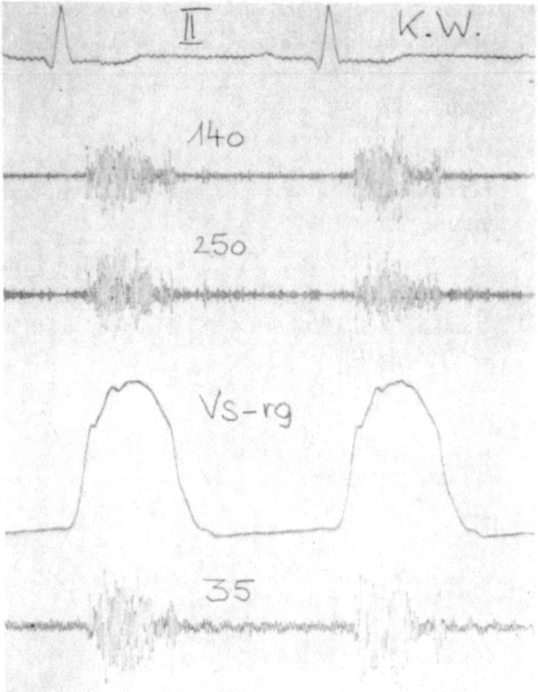

Abb. 72c/Fig. 72c

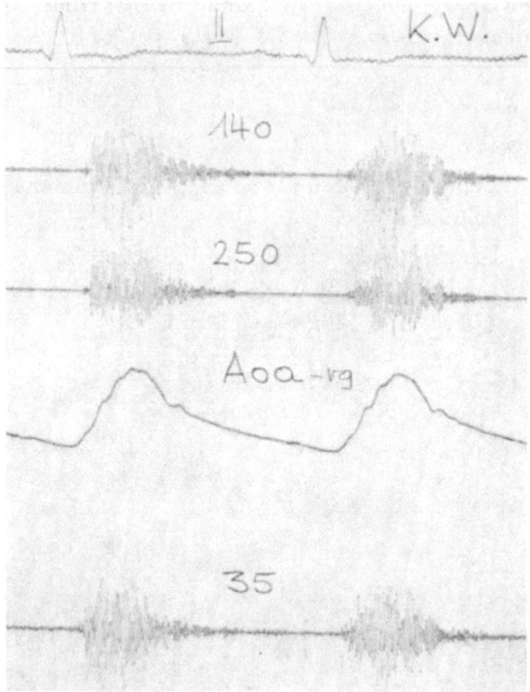

Abb. 72d/Fig. 72d

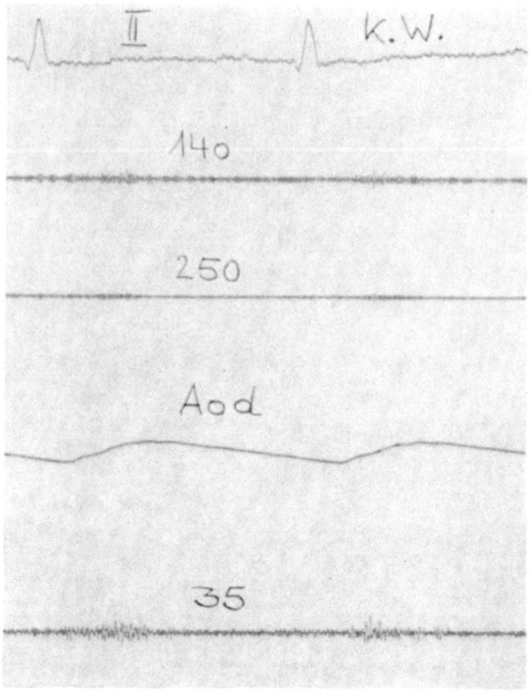

Abb. 72e/Fig. 72e

Systolischer intraaortaler DG = 80 mm Hg, Systolischer DG = 24 mm Hg (Vd-Ap)

Farbstoffdilution: Vci-Afs: LRSh = 33% PV, Vs-Ap: Nachweis des VSD, Aoa-Ap: Ausschluß einer aorto-pulmonalen Kommunikation

systolic intra-aortic pressure gradient = 80 mm Hg, systolic pressure gradient = 24 mm Hg (R.V. — P.A.)

Dye dilution methods: V.c.i. to A.f.s.: LRSh = 33 p.c. P.flow; L.V. to P.A.: VSD confirmed, Asc.Ao. to P.A.: aorto-pulmonary communication ruled out

Angiokardiographie vom Vs: Typischer hochsitzender kleiner VSD, kinking aorta, hochgradige Coarctation an typischer Stelle

Extrakardiales Phonokardiogramm:

3, 4L2 (Abb. 71)

Intrakardiale Phonokardiogramme:

a) Vd, b) Ap, c) Vs-rg, d) Aoa, e) Aod (Abb. 72)

Geräusche: In der A.pulmonalis und im rechten Ventrikel kommt das Systolikum des Ventrikelseptumdefekts zur Darstellung, das im Verlauf dem präkordialen Befund (3, 4L2) entspricht. Die gleichzeitig bestehende Pulmonalstenose verändert diesen Befund nicht. Im linken Ventrikel und in der Ao.ascendens (Vs-rg, Aoa-rg) erkennt man ein etwa gleichlautes systolisches Geräusch, wobei der Katheter retrograd mit seinem Schaft in der Aortenisthmusstenose liegt. Besonders bemerkenswert ist, daß unmittelbar poststenotisch (Aod) nur minimale systolische Schwingungen erfaßbar sind.

Töne: Die Herztöne I und II lassen sich am besten im linken Ventrikel (Vs-rg) differenzieren. Zusätzliche III. oder IV. Töne sind nicht erkennbar.

Angiocardiography of L.V.: Typical small VSD of elevated localisation, kinking aorta, severe coarctation on typical site

Extracardiac phonocardiogram:

3,4L2 (Fig. 71)

Intracardiac phonocardiograms:

a) R.V.; b) P.A.; c) L.V.-rg; d) Asc.Ao.; e) Dsc.Ao. (F.g. 72)

Murmurs: The systolic murmur typical of ventricular septal defect, its course being in agreement with the precordial finding (3,4L2), was recorded from both the pulmonary artery and the right ventricle. This finding was not affected in terms of modification by the concurrent presence of pulmonary stenosis. A systolic murmur was detected in the left ventricle and in the ascending aorta (L.V.-rg, Asc.Ao.-rg), almost equally loud, the catheter shaft being placed in retrograde position in the coarctation of the aorta. It was quite a remarkable finding that the amplitudes of the systolic vibrations recorded poststenotically (Dsc. Ao.) were of minimum height only.

Sounds: The first and second heart sounds were differentiated best in the left ventricle (L.V.-rg). Additional third or fourth sounds were not detectable.

Katheterrückzug

K. A., Mann, 37 Jahre, MS + MI + AI

Intrakardiales Phonokardiogramm:

Vs → Aoa (Abb. 73)

Befund: Es handelt sich hierbei um die Katheterrückzugkurve zum Ausschluß eines Druckgradienten im Bereich der Aortenklappe. Man erkennt die Druckänderung vom linken Ventrikel (Vs) zur Ao.ascendens (Aoa). Das von uns angewandte System ist relativ empfindlich für äußere Berührung des Katheters. Hier sind aber die Artefakte durch das Schlagen der Aortenklappe selbst bedingt, die nur während des Durchziehens der Katheterspitze durch die Klappe auftreten. Man erkennt deutlich die Änderung der Amplitude der aortalen Komponente des II. Tons (IIA).

Pull-Back of a Catheter

K. A., male, 37, MS + MI + AI

Intracardiac phonocardiogram:

L.V. → Asc.Ao. (Fig. 73)

Finding: The catheter pull-back curve was studied to rule out the presence of a pressure gradient in the region of the aortic valve. The change of pressure can be seen to take place from the left ventricle (L.V.) to the ascending aorta (Asc.Ao). The system used by the author is quite sensitive and responsive to external touching of the catheter. Artifacts occurred here only when the catheter tip was pulled through the valve and were found to depend on the strokes of the aortic valve. The change of amplitudes of the aortic component of the second sound (IIA) is readily visible.

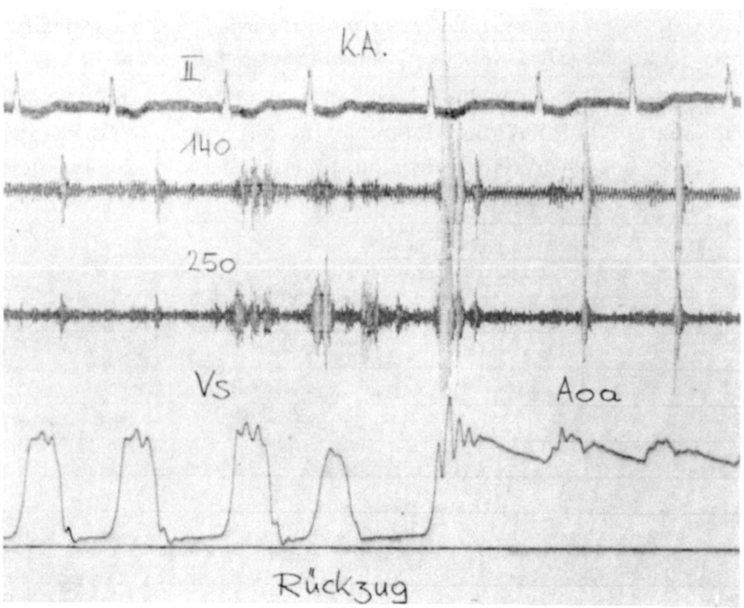

Abb. 73/Fig. 73

G. U., Frau, 40 Jahre, MS + MI

Intrakardiales Phonokardiogramm:

Vs-rg (Abb. 74) mit simultaner Registrierung des Druckes im linken Ventrikel über den gleichen Katheter und im linken Vorhof über einen zweiten Katheter.

Befund: Mit der simultanen Druckschreibung aus zwei benachbarten Herzabschnitten ist der entsprechende (hier diastolische) Druckgradient planimetrisch darzustellen. Gleichzeitig läßt sich auch der genaue Zeitpunkt der Druckkreuzung (zu Beginn der Systole und der Diastole) feststellen. Die Beziehung zwischen diesen haemodynamischen Werten und den akustischen Befunden ermöglicht eine differenziertere Auswertung.
Beim vorliegenden Fall läßt sich besonders die Koinzidenz zwischen der Druckkreuzung zu Beginn der Diastole und dem Mitralöffnungston (MOS) darstellen.

G. U., female, 40, MS + MI

Intracardiac phonocardiogram:

L.V.-rg (Fig. 74), sound and pressure in the left ventricle being recorded simultaneously, using the same catheter; the pressure in the left atrium being recorded simultaneously, using a second catheter

Finding: The pressure gradient concerned (here: diastolic P.G.) can be measured planimetrically by recordings simultaneously from two adjacent chambers of the heart. The exact time of pressure crossing (at the beginning of the systolic and diastolic phases) can be determined. Differentiated evaluation is rendered possible by the relation between the above hemodynamic data, on the one hand, and the acoustic findings, on the other. In the case herein described it is mainly the coincidence between pressure crossing early in the diastolic phase and the mitral opening snap which is fairly reproduced.

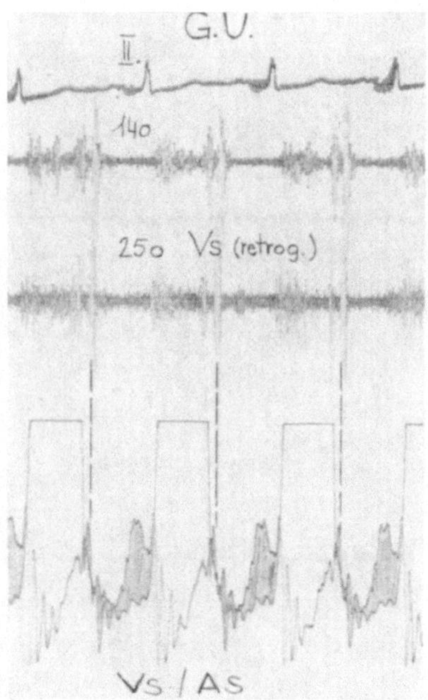

Abb. 74/Fig. 74

F. J., Mann, 19 Jahre

Haemodynamik:

Systolischer Druckgradient von 24 mm Hg zwischen Ao.abdominalis und A.renalis sinistra

Drucke: Ao.abd. 172/92, A.ren.sin.148/88 mm Hg

Renovasographie: Darstellung einer typischen linksseitigen Nierenarterienstenose mit poststenotischer Dilatation

Intravasales Phonangiogramm:

A. ren. sin + Druckgradient (Abb. 75)

Befund: Es findet sich in der A.renalis sinistra ein spätsystolisches Geräusch, das mit seinem Maximum dem Druckablauf in der Nierenarterie entspricht. Der filiforme Katheter (Polyaethylen, Außendurchmesser 1,4 mm, Innendurchmesser 0,6 mm) liegt dabei retrograd von der Ao.abdominalis in der Stenose.

F. J., male, 19

Hemodynamics:

Systolic pressure gradient of 24 mm Hg between the abdominal aorta and the left renal artery

Pressures: Ao.abd. 172/92, A.ren.sin. 148/88 mm Hg

Renovasography: typical renal artery stenosis on left side, with poststenotic dilatation

Intravasal phonangiogram: A. ren. sin. + pressure gradient (Fig. 75)

Finding: A murmur was found late in the systolic phase in the left renal artery, its maximum corresponding to the pressure course in the renal artery. The path of the filiform catheter (polyethylen, 1.4 mm in outer diameter, 0.6 mm in inner diameter) was retrograde from the abdominal aorta inside the stenosis.

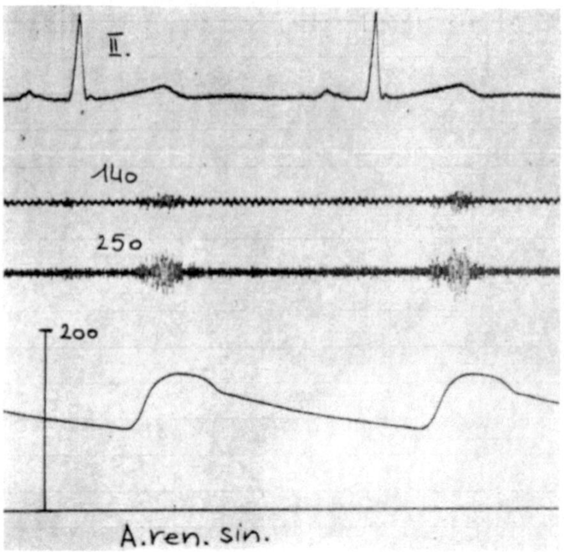

Abb. 75a/Fig. 75a

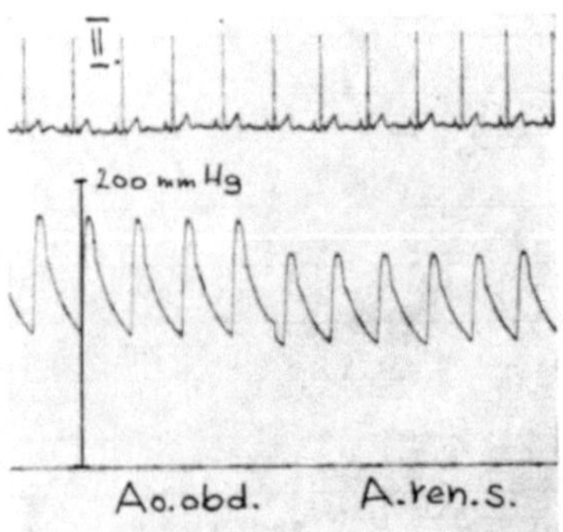

Abb. 75b/Fig. 75b

Literatur / Literature

Intrakardiale Phonokardiographie
Intracardiac Phonocardiography

AHUJA, S. P., J. C. COLES: Further observations on the genesis of early systolic clicks. An intracardiac phonocardiographic study in a case of absence of the pulmonary valve. Am. J. Cardiol. **17**, 291, 1966.

ALGARRA VIDAL, F. J., et al.: Intracardiac phonocardiography in some congenital heart diseases. (Span.) Rev. Esp. Cardiol. **18**, 538, 1965.

AREVALO, F., E. C. MEYER, D. M. MACCANON, A. A. LUISADA: Hemodynamic correlates of the third heart sound. Am. J. Physiol. **207**, 319, 1964.

AZEVEDO, A. C., H. A. X. DE BRITO, A. N. TOLEDO, W. ZANIOLO, H. DOHMANN, O. GUARCONI: Phonocardiographie intracavitaire et anomalies de la dynamique de la valvule tricuspide. IV World Congr. Cardiol. Mexico City 1962.

BARRITT, D. W., D. H. DAVIES: Direct recording of sounds and pressures within the heart. Brit. Heart. J. **25**, 549, 1963.

BARRITT, D. W., G. JACOB: Heart sounds and pressures in atrial septal defect. Brit. Heart J. **27**, 90, 1965.

BARTOLO, G. DI, D. NUNEZ-DEY, G. MUIESAN, D. M. MAC CANON, A. A. LUISADA: Hemodynamic correlates of the first heart sound. Am. J. Physiol. **201**, 888, 1961, and Circulation **24**, 919, 1961.

BARTOLO, G. DI, D NUNEZ-DEY, J. BENDEZU-PRIETO: Left heart studies in mitral stenosis with special reference to intracardiac phonocardiography. Am. J. Cardiol. **10**, 93, 1962.

BEUREN, A. J., J. APITZ: Modifizierung der Technik der transseptalen Katheterisierung des linken Herzens. Möglichkeit zur gleichzeitigen linksseitigen intrakardialen Phonokardiographie. Z. Kreislaufforsch. **51**, 11, 1962.

BEUREN, A. J., J. APITZ: Intracardiac phonocardiography of the left heart in normal subjects and in patients with congenital heart disease. IV World Congr. Cardiol. Mexico City 1962.

BEUREN, A. J., J. APITZ: Intracardiac phonocardiography of the left heart by transseptal left atrial puncture. Technique and preliminary results. Am. Heart J. **66**, 597, 1963.

BLEIFER, S., S. DACK, A. GRISHMAN, E. DONOSO: Auscultatory and phonocardiographic findings in mitral regurgitation. Am. J. Cardiol. **5**, 836, 1960.

BOGAERT, A. VAN, A. VAN GENABEEK, M. ARNOLDY, J. WAUTERS, H. VAN DER HENST, H. KERSEBELIK, J. VANDAEL: Contribution à l'étude du premier bruit du coeur normal. Arch. Mal. Coeur **55**, 368, 1962.

BOGAERT, A. VAN, A. VAN GENABEEK, M. ARNOLDY, J. WAUTERS, H. VAN HENST, M. KERSEBELIK, J. VANDAEL: Comportement du premier bruit du coeur dans la sténose aortique clinique et expérimentale. Arch. Mal. Coeur **56**, 40, 1963.

BOGAERT, A. VAN: New concept on the mechanism of the first heart sound. Am. J. Cardiol. 18, 253, 1966.

BOGAERT, A. VAN: Role of the valves in the genesis of normal heart sounds. Cardiologia **52**, 330, 1968.

BOGAERT, A. VAN, A. VAN GENABEEK, M. ARNOLDY, J. WAUTERS, P.-P. VAN BOGAERT: Contribution à l'étude du mećanisme du deuxième bruit normal du coeur Arch. Mal. Coeur **61**, 170, 1968.

BOGAERT, A. VAN, A. VAN GENABEEK, M. ARNOLDY, J. WAUTERS, H. VAN DER HENST: Etude du moment exact de fermeture des valvules mitrales. Arch. Mal. Coeur **61**, 770, 1968.

BOYLE, J., R. C. LITTLE: Study of hemodynamic factors which alter the sequence of the second heart sound. Am. Heart J. **68**, 91, 1964.

BRANDAO, A. P. et al.: Phonocardiographic study of atrial septal defects: pre- and postoperative correlation between external and intracardiac phonocardiogram. Arq. Brasil. Cardiol. 19, 285, 1966.

CORNU, C., F. WOLFF, P. BACULARD, F. BOUCHARD, P. SOULIÉ: Le dédoublement du deuxième bruit dans les communications interauriculaires. IV World Congr. Cardiol. Mexico City 1962.

CREVASSE, L., W. J. TAYLOR, M. W. WHEAT, R. F. LEEDS: Mechanisms of the generation of the third and fourth heart sounds. Circulation **22**, 737, 1960.

CREVASSE, L., M. W. WHEAT, J. R. WILSON, R. F. LEEDS, W. J. TAYLOR: The mechanism of the generation of the third and fourth heart sounds. Circulation **25**, 635, 1960.

DAHL, M.: Intracardiac phonocardiography of the right heart in children. Acta Paediat. Scand. suppl. **169**, 1, 1966.

DEITZ, G. W., A. ERTUGRUL, J. D. WALLACE, J. R. BROWN JR., D. H. LEWIS: Place of intracardiac phonocardiography in the diagnosis of heart disease in man. Circulation **16**, 871, 1957.

DEITZ, G. W., D. H. LEWIS, J. D. WALLACE, J. R. BROWN: Characteristics of heart sounds by intracardiac phonocardiography. Circulation **18**, 711, 1958.

DELZANT, J. F., J. FORMAN, G. MACHADO, G. CALISTI: Insuffisance tricuspidienne fonctionelle et organique (à propos de 60 cas étudiés par cathétérisme et phonocardiographie intracavitaire) Arch. Mal. Coeur **61**, 305, 1968.

DISTANTE, S., P. FANCINI, C. RANZI, A. RICCI: La fonocardiografia intracardiaca nella stenosi polmonare. Osped. Maggiore **59**, 341, 1964.

DZHAVADYAN, N. S.: Intracardiac investigation of blood pressure and phonocardiogram in experiment with new soviet apparatus (Russ.) Pat. Fiziol. Eksper. Terapija **7**, 78, 1963.

Effert, S., F. Grosse-Brockhoff, F. Loogen: Intrakardiale Phonokardiographie. Dtsch. Med. Wschr. **85**, 2316, 1960.

Effert, S., C. H. Hertz, S. Olofson: Modellversuche zur Entstehung des intrakardialen Phonokardiogramms. Z. Kreislaufforsch. **50**, 900, 1961.

Effert, S.: Intrakardiale Phonokardiographie. 4. Freiburger Colloquium 290, 1963.

Ellis, E. J., O. H. Gauer, E. H. Wood: An intracardiac manometer: Its evaluation and application. Circulation **3**, 390, 1951.

Endrys, J.: Casne systolicke klapnuti u aortalni stenosy (Der frühsystolische Klick bei Aortenstenose. Tschechisch) Dissertation, Hradec Kralové 1967.

Faber, J. J., A. C. Burton: Spread of heart sounds over chest wall. Circulation Res. **11**, 96, 1962.

Faber, J. J., J. H. Purvis: Conduction of cardiovascular sound along arteries. Circulation Res. **12**, 308, 1963.

Faber, J. J.: Origin and conduction of the mitral sound in the heart. Circulation Res. **14**, 426, 1964.

Fancini, P., D. Riva: Il fonocardiogramma nei difetti del setto interventricolare. Minerva cardioangiol. **16**, 388, 1968.

Feruglio, G. A., S. Dalla Volta, D. H. Lewis, J. D. Wallace: La phonocardiographie intracardiaque chez l'homme. Arch. Mal. Coeur **52**, 1156, 1959.

Feruglio, G. A., A. Sreenivasan: Intracardiac phonocardiogram in thirty cases of atrial septal defect. Circulation **20**, 1087, 1959.

Feruglio, G. A.: Intracardiac phonocardiography: A valuable diagnostic technique in congenital and acquired heart disease. Am. Heart J. **58**, 827, 1959.

Feruglio, G. A., R. W. Gunton: Intracardiac phonocardiography in ventricular septal defect. Circulation **21**, 49, 1960 and Am. J. Cardiol. **5**, 191, 1960.

Feruglio, G. A., R. W. Gunton, A. Sreenivasan, R. O. Heimbecker: Intracardiac phonocardiography in some complicated cardiac problems. Ann. Surg. **152**, 29, 1960.

Feruglio, G. A.: An intracardiac sound generator for the study of the transmission of heart murmurs in man. Am. Heart J. **63**, 232, 1962.

Feruglio, G. A.: The turbocatheter and the vibrocatheter: New means for the study of the transmission and calibration for cardiovascular sound in man. IV World Congr. Cardiol. Mexico City 297, 1962.

Feruglio, G. A.: Aortic diastolic musical murmurs: a conventional and intracardiac phonocardiographic study. Mal. cardiovasc. **3**, 181, 1962.

Feruglio, G. A.: A new method for producing, calibrating, and recording intracardiac sounds in man. Am. Heart J. **65**, 377, 1963.

Feruglio, G. A.: A simple method for intracardiac acoustic auscultation and phonocardiography. Circulation **27**, 578, 1963.

Feruglio, G. A.: Intracardiac auscultation and phonocardiography. Torino, 1963.

Feruglio, G. A.: Intracardiac phonocardiography: A new departure in cardiac catheterization. Recent advances. Act. cardiol.-Brux. **19**, 372, 1964.

Feruglio, G. A., U. Manzoli, L. Bertolo, M. Magaro: Sull'origine del primo tono: contributo sperimentale e clinico. XXVI Congr. Soc. Italiana Cardiol. 122, 1965.

Forman, J., P. Laurens, M. Servelle: Le cathétérisme des cavités gauches au micromanomètre par voie transseptale. Arch. Mal. Coeur **55**, 601, 1962.

Forman, J., J. F. Delzant, J. P. Foucault, W. Konqui et J. Forman, J. F. Delzant, G. Varin: Le cathétérisme du coeur gauche et de l'aorte dans les shunts gauche-droites. Hémodynamique et phonocardiographie intracardiaque. Arch. Mal. Coeur **58**, 1250 et 1393, 1965.

Forman, J., J. Osty, M. Raffo, G. Calisti, J. P. Foucault: Contribution à l'étude de l'état valvulaire dans le rétrecissement mitral. Mal. cardiovasc. **6**, 333, 1965.

Gamboa, R., K. Willis: The systolic murmur of combined pulmonary stenosis and infundibular stenosis. Am. J. Cardiol. **19**, 880, 1967.

Gauer, O. H., E. Gienapp: A miniature pressure-recording device. Science **112**, 404, 1950.

Gilgenkrantz, J. M., et al.: Endocavitary phonocardiography: unusual transmission of certain murmurs (Fr.). Ann. Med. Nancy **4**, 574, 1965.

Goulding, L. G.: Intracardiac pressure and sound recording. J. Soc. Cardiol. Techn. **4**, 117, 1960.

Günther, K. H., L. Wierny, W. Geissler: Vergleichende extra- und intrakardiale Phonokardiographie bei angeborenen und erworbenen Herzfehlern. Dtsch. Ges.wesen **19**, 2057, 1964.

Günther, K. H., W. Münster, S. Iwanoff: Intrakardiale Schallausbreitung bei Herzfehlern. Wiss. Z. Univ. Rostock **15**, 49, 1966.

Günther, K. H., L. Wierny: Intrakardiale Phonokardiographie. Z. ges. inn. Med. **21**, 109, 1966.

Günther, K. H.: Intrakardiale Phonokardiographie und Haemodynamik bei angeborenen und erworbenen Herzfehlern des rechten und linken Herzens. Habilitationsschrift, Berlin 1966.

Günther, K. H., W. Porstmann, R. Plass: Intracardiac phonocardiography in left heart disease. V World Congr. Cardiol. New Delhi 1966.

Günther, K. H., W. Münster: Intracardiac phonocardiography and hemodynamics in pure mitral insufficiency. Cardiologia **53**, 1969.

Günther, K. H., R. Plass: Das intrakardiale Verhalten von Herzgeräuschen und ihre Projektion zur Brustwand. Kardiologija-Moskwa 1969, im Druck/ in press (Russisch/Russian).

Günther, K. H., R. Plass: Das intrakardiale Verhalten des I. Herztons beim Menschen. Dtsch. Ges. wesen 24, 1969.

Heintzen, P., K. W. Vietor: Die akustischen Zeichen der Aortenstenose bei der intrakardialen Schallableitung aus dem rechten Herzen. Z. Kreislaufforsch. **51**, 932, 1962.

Heintzen, P., K. W. Vietor: Klinische und experimentelle Untersuchungen zur Deutung des intrakardialen Phonokardiogramms. Z. Kreislaufforsch. **52**, 1195, 1963.

Heintzen, P.: Intrakardiale Phonokardiographie. 4. Freiburger Colloquium 281, 1963.

Iriarte Ezcurdia, M. M., L. F. Garate Berasaluce, J. M. Yarza Iriarte: Fonocardiografia intracardiaca. IV World Congr. Cardiol. Mexico City 1962.

Joly, F., J. Valty, J. Carlotti: Les bruits diastoliques auriculo-ventriculaires captés par la micromanomètre dans les insuffisances valvulaires pures du coeur gauche. II: Insuffisance mitrale. Arch. Mal. Coeur **59**, 1, 1966.

Kasparian, H., B. Segal, J. Nader, P. Novack: Left heart intracardiac phonocardiogram. Circulation **28**, 748, 1963.

Kasparian, H.: Experiences with left heart intracardiac phonogardiography. In "Auscultation and phonocardiography", Philadelphia 1963.

Kasparian, H., B. L. Segal, P. Novack: Experiences with left heart intracardiac phonocardiography. In B. Segal: "The theory and practice of auscultation", Philadelphia 1964.

Kato, H., et al.: Intracardiac and external phonocardiograpic study in infants with patent ductus arteriosus and pulmonary hypertension Jap. Circ. J. 32, 1571, 1968.

Köhler, J. A., et al.: Über die Differentialdiagnose diastolischer Geräusche mittels intrakardialer Phonokardiographie. Z. Kreislaufforsch. 56, 1101, 1967.

Kosmak, I., M. Petrle, J. Endrys, Z. Belobradek, V. Jurkovic, L. Steinhart, P. Slezak: On the methodology of intracardiac phonocardiography. Cor et Vasa **6**, 281, 1964.

Kosmak, I., J. Endrys, M. Petrle, M. Frank, Z. Belobradek, L. Steinhart, P. Slezak: Intrakardialni fonokardiogram u aortalni stenozi. Sborn. Ved. Praci Lek. Fak. Hradci Kralové **7**, 661, 1964.

Kurz, H., S. J. Slodki, A. A. Luisada: Left ventricular hemodynamics in mitral stenosis. Am. J. Cardiol. **19**, 183, 1967.

Lancaster, J. F., D. F. Leon, J. J. Leonard: Carcinoid heart disease with tricuspid stenosis and pulmonic insufficiency. A hemodynamic and intracardiac phonocardiography study. Am. J. Cardiol. **17**, 265, 1966.

Latour, H., P. Puech, J. Hertault, M. Robert: Le diagnostic de l'insuffisance mitrale par la phonocardiographie dans le sinus coronaire. Arch. Mal. Coeur **58**, 406, 1965.

Laurens, P., F. Bouchard, E. Brial, C. Cornu, P. Baculard, P. Soulié: Bruits et pressions cardiovasculaires enregistrés in situ à l'aide d'un micromanomètre. Arch. Mal. Coeur **52**, 121, 1959.

Leighton, R. F., W. L. Page, R. S. Goodwin, C. F. Wooley, J. M. Ryan: Sounds of mild mitral regurgitation: observations from intracardiac phonocardiograms and pharmacological responses. Circulation **32**, 135, 1965.

Leighton, R. F., W. L. Page, R. S. Goodwin, W. Molnar, C. F. Wooley, J. M. Ryan: Mild mitral regurgitation. Its characterization by intracardiac phonocardiography and pharmacological responses. Am. J. Med. **41**, 168, 1966.

Leon, D. F., J. J. Leonard, J. F. Lancaster, F. W. Kroetz, J. A. Shaver: Effect of respiration on pansystolic regurgitant murmurs as studied by biatrial intracardiac phonocardiography. Circulation **30**, 111, 1964.

Leon, D. F.: Late systolic murmurs, clicks and whoops arising from the mitral valve. A transseptal intracardiac phonocardiographic analysis. Am. Heart J. **72**, 325, 1966.

Leonard, J. J., et al.: Lessons learned through intracardiac phonocardiography. Mod. Conc. Cardiovasc. Dis. **35**, 69, 1966.

Lequime, J., O. Polis: The origin of the systolic murmurs in pulmonary stenosis. Cardiologia (Basel) **48**, 148, 1966.

Levin, H. S., V. Rungo, C. F. Wooley, J. M. Ryan: Pulmonic regurgitation following staphylococcal endocarditis. An intracardiac phonocardiographic study. Circulation **30**, 411, 1964.

Levin, H. S., V. Rungo, R. W. Booth: Relative pulmonic insufficiency: critical appraisal by intracardiac phonocardiography and pulmonic valvulography. Circulation **32**, 136, 1965.

Lewis, D. H., G. W. Deitz, J. D. Wallace, J. R. Brown jr.: Studies in intracardiac phonocardiography. Circulation **14**, 967, 1956.

Lewis, D. H., G. W. Deitz, A. Ertugrul, J. D. Wallace, J. R. Brown jr.: Intracardiac phonocardiography in man. Clin. Res. Proc. **5**, 166, 1957.

Lewis, D. H., G. W. Deitz, J. D. Wallace, J. R. Brown jr.: Intracardiac phonocardiography in man. Circulation **16**, 764, 1957.

Lewis, D. H., G. W. Deitz, J. D. Wallace, J. R. Brown jr.: Intracardiac phonocardiography. IRE Tr. M. Electron. PGME-9: 31, 1957.

Lewis, D. H., G. W. Deitz, J. D. Wallace, J. R. Brown jr.: Present status of intracardiac phonocardiography. Circulation **18**, 991, 1958.

Lewis, D. H., G. W. Deitz, J. D. Wallace, J. R. Brown jr.: Intracardiac phonocardiography. Progr. cardiovasc. dis. **2**, 85, 1959.

Lewis, D. H., A. Ertugrul, G. W. Deitz, J. D. Wallace, J. R. Brown jr.: Intracardiac phonocardiography in the diagnosis of congenital heart disease. Pediatrics **23**, 837, 1959.

Lewis, D. H., A. N. Moghadam, G. W. Deitz, J. D. Wallace, J. R. Brown jr., S. A. Khalil: The present status of intracardiac phonocardiography. Congenital Heart Disease. Washington 269, 1960.

Lewis, D. H.: Phonocardiography. Handbook of Physiology: Circulation. Washington 695, 1962.

Liu, C. K., C. Aravanis, R. Testelli, A. A. Luisada: Intracardiac phonocardiography in mitral and aortic valve lesions. Am. J. Cardiol. **1**, 379, 1958.

Liu, C. K., A. Jacono: External phonocardiogram compared with intracardiac phonocardiogram in atrial septal defect. Circulation **18**, 752, 1958.

Liu, C. K., A. Jacono: Phonocardiography in atrial septal defect: External and intracardiac phonocardiograms. Am. J. Cardiol. **2**, 714, 1958.

Luisada, A. A., C. K. Liu: Simple methods for recording intracardiac electrocardiograms and phonocardiograms during left or right heart catheterization. Am. Heart J. **54**, 531, 1957.

Luisada, A. A., C. K. Liu: Intracardiac phonocardiography in left heart catheterization. Circulation **16**, 912, 1957.

Luisada, A. A., C. K. Liu, C. Aravanis, M. Testelli, J. Morris: On the mechanism of production of the heart sounds. Am. Heart J. **55**, 383, 1958.

Luisada, A. A., C. K. Liu, C. Aravanis, M. Testelli: Intracardiac vibrations of sonic frequency within the right and left hearts. Act. cardiol.-Brux. **13**, 338, 1958.

Luisada, A. A., C. K. Liu: Intracardiac phonocardiography in mitral and aortic valve lesions. Circulation **18**, 989, 1958.

Luisada, A. A., E. Zalter: Mechanism of production of heart sounds. Circulation **18**, 753, 1958.

Luisada, A. A., M. R. Testelli: Atrial septal defect: Intracardiac phonocardiography. Am. J. Cardiol. **1**, 134, 1958.

Luisada, A. A., C. K. Liu: Intracardiac phenomena. New York 1958.

Luisada, A. A., D. M. MacCanon, P. M. Shah, M. Mori: Hemodynamic correlates of the various components of the first heart sound. IV World Congr. Cardiol. Mexico City 1962.

Luisada, A. A., C. K. Liu, J. Szatkowski, S. J. Slodki: Intracardiac phonocardiography in 172 cases studied by left or right heart catheterization or both. Act. cardiol.-Brux. **18**, 533, 1963.

Luisada, A. A., D. M. MacCanon, S. J. Slodki: Intracardiac phonocardiography. Description of a new simplified system. Circulation **32**, 563, 1965.

Luisada, A. A., S. J. Slodki, S. Metha, P. D. Gupta: Two mechanisms of split second heart sound in a patient with atrial septal defect. Am J. Cardiol. 18, 788, 1966.

Luisada, A. A., D. M. MacCanon: Thy physiologic basis of the heart sounds. Dis. Chest 49, 258, 1966.

Luisada, A. A., H. Kurz, S. J. Slodki, D. M. MacCanon, B. Krol: Normal first heart sounds with nonfunctional tricuspid valve or right ventricle. Clinical and experimental evidence. Circulation **35**, 119, 1967.

Luisada, A. A., D. M. MacCanon, D. W. Bruce, M. Worthen, B. Argano, W. Siwadlowski, H. Kurz: Heart sounds of the right heart. J. appl. Physiol. **25**, 362, 1968.

MacCanon, D. M., F. Arevalo, E. C. Meyer: Direct detection of aortic valve closure. Circulation **28**, 760, 1963.

Moscovitz, H. L., E. Donoso, I. J. Gelb: The demonstration of flow murmurs by intracardiac phonocardiography. Clin. Res. Proc. 1957.

Moscovitz, H. L., E. Donoso, I. J. Gelb, W. Welkowitz: Intracardiac phonocardiography: Correlative study of mechanical, acoustic, and electrical events in experimental valve lesions. Circulation **16**, 918, 1957.

Moscovitz, H. L., E. Donoso, I. J. Gelb, W. Welkowitz: Use of the intracardiac microphone in the study of the normal and abnormal cardiac cycle. Circulation **18**, 760, 1958.

Moscovitz, H. L., E. Donoso, I. J. Gelb, E. Henry: Fourth heart sound: Studies with intracardiac phonocardiography. Circulation **20**, 742, 1959.

Mattioli, L., et al.: Intravascular phonocardiography in clinical and experimental peripheral pulmonary artery stenosis. Dis. Chest **51**, 625, 1967.

Muiesan, G., P. F. Innocenti, D. Causarano: La fonocardiografia intracardiaca. Recenti Prog. Med. **27**, 293, 1959.

Muiesan, G., D. M. MacCanon, D. Nunez-Dey, G. di Bartolo: Hemodynamic correlates of the fourth heart sound Am. J. Physiol. **201**, 1090, 1961.

Pallini, C. A., R. W. Brancato, L. Weinstein, D. R. Canete, N. A. Antonius: Percutaneous approach to left and right intracardiac sounds. Circulation **32**, 167, 1965.

Perry, L. W., C. R. E. Wells, G. Voci: The transmission of systolic murmurs from the pulmonary artery into the left atrium. Am. Heart J. **68**, 443, 1964.

Piemme, T. E., G. O. Barnett, L. Dexter: Relationship of heart sounds to acceleration of blood flow. Circulation Res. **18**, 303, 1966.

Pires Brandao, A., J. Barbosa jr., E. A. Saad, P. Ginefra, E. Almeida Aguiar, A. Burlamaqui Benchimol: Estudos fonocardiografico dos defeitos do septo atrial achados pre e pos-operatorios coorelacionados com o fonocardiograma intracavitario. Arch. Bras. Cardiol. **19**, 285, 1966.

Polis, O., A. Lenaers, R. Bernard, R. Sluyts, E. van Thiel, P. des Marez, A. Katz, H. Lardani, C. van Houte: L'enregistrement des pressions et du phonocardiogramme dans le coeur et les vaisseaux à l'aide du micromanomètre. Mal. cardiovasc. **6**, 361, 1965.

Porstmann, W., W. Geissler: Mikrofonsonde zur direkten intrakardialen Fonokardiografie. medizintechnik **7**, 25, 1967.

Rautenburg, H. W.: Die intrakardiale Phonokardiographie. Methode — Grundlagen — praktische Bedeutung. Med. Welt **14**, 690, 1966.

Reploh, H. D., F. Hilgenberg, F. Bender: Valvuläre und subvalvuläre Aortenstenosen im intrakardialen Phonokardiogramm bei venöser Katheterisierung. Z. Kreislaufforsch. **54**, 473, 1965.

Reploh, H. D., F. Hilgenberg, F. Bender: Intracardiac phonocardiography by venous catheterization of the heart in valvular and subvalvular and subvalvular aortic stenosis. (Span) Arch. Enferm. Corazon **68**, 569, 1965.

Reznekow, L., J. Somerville: Additional pulmonary valve closure caused by the catheter and demonstrated by the intracardiac phonocardiogram. Brit. Heart J. **26**, 317, 1964.

Ronan, J. A., J. K. Perloff, W. P. Harvey: Systolic clicks and late systolic murmur. Intracardiac phonocardiographic evidence of their mitral valve origin. Am. Heart J. **69**, 319, 1965.

Runco, v. et al.: Basal diastolic murmurs in rheumatic heart disease. Intracardiac phonocardiography and cineangiography. Am. Heart J. **75**, 153, 1968.

Sakamoto, T., R. Kusukawa, D. M. MacCanon, A. A. Luisada: Hemodynamic determinants of the amplitude of the first heart sound. Circulation Res. **16**, 45, 1965.

Sakamoto, T., R. Kusukawa, D. M. MacCanon, A. A. Luisada: The amplitude of the first heart sound in experimentally-induced atrial fibrillation. 1965.

Sears, G. A., P. Movafagh, G. W. Manning: Intracardiac phonocardiography in ventricular septal defect. Am. J. Med. Sci. **243**, 775, 1962.

Sears, G. A., G. W. Manning: Intracardiac phonocardiography artefacts and localisation problems. IV World Congr. Cardiology Mexico City 1962.

Segal, B. L., W. Likoff: Late systolic murmur in mitral regurgitation Am. Heart J. **67**, 757, 1964.

Segal, B. L., P. Novack, H. Kasparian: Intracardiac phonocardiography. Am. J. Cardiol. **13**, 188, 1964.

Shah, P. M., M. Mori, D. M. MacCanon, A. A. Luisada: Hemodynamic correlates of the various cemponents of the first heart sound. Circulation Res. **12**, 386, 1963.

Shah, P. M., S. J. Slodki, A. A. Luisada: A revision of the "classic" areas of auscultation of the heart. A physiologic approach. Am J. Med. **36**, 293, 1964.

Slodki, S. J., D. M. MacCanon, H. Kurz, A. A. Luisada: Intracardiac phonocardiography, description of the routine clinical application of a new simplified system. V World Congr. Cardiol. New Delhi 1966.

Snitcowsky, et al.: The intracardiac phonocardiogram in congenital cardiopathies. Arq. Brasil Cardiol. **18**, 265, 1965.

Soulié, P.: Intracardiac phonocardiography. World Congr. Cardiol. Washington, 1954.

Soulié, P., F. Bouchard, P. Laurens, C. Cornu, E. Brial: Enregistrement des pressions et des bruits cardiaques à l'aide d'un micromanomètre. Bull. et mèm. Soc. méd. hôp. Paris **73**, 713, 1957.

Soulié, P., F. Bouchard, P. Laurens: L'enregistrement intracardiaque des vibrations de fréquence acoustique et des pressions à l'aide du micromanomètre. Bull. Acad. nat. méd. **143**, 56, 1959.

Soulié, P., P. Baculard, F. Bouchard, C. Cornu, P. Laurens, F. Wolff: Le cathétérisme du coeur au micromanomètre. "Le son intracardiaque", Paris, 1961.

Soulié, P., F. Joly, J. Carlotti, J. Forman, N. Azerad, J. Osty: Etude du son intracardiaque des cavités gauches du coeur avec le micromanomètre. IV World Congr. Cardiol. Mexico City 1962.

Soulié, P., J. Carlotti, J. Valty, F. Joly: Contribution à l'étude des souffles intracardiaques d'origine mitrale et aortique enregistrés par micromanomètre. Act. cardiol.-Brux. **19**, 381, 1964.

Soulié, P., D. Colonna, J. Forman, N. Azerad, D. Grimberg: Le rétrécissement tricuspidien. Etude hémodynamique et phonocardiographique intracardiaque. Arch. Mal. Coeur **58**, 1273, 1965.

Soulié, P., M. Degeorges, M. Perrotin, C. Dupérier: Le rétrécissement mitral avec insuffisance valvulaire pulmonaire Arch. Mal. Coeur **58**, 1439, 1965.

Soulié, P., J. Forman, J. F. Delzant, C. Dupérier, G. Varin: Sténose musculaire du ventricle gauche. Hémodynamique et phonocardiographie intracardiaque (à propos de 35 cas). Arch. Mal. Coeur **60**, 1, 1967.

Tormo Alfonso, V., et al.: Intracardiac phonocardiography in some acquired heart diseases. Rev. Esp. Cardiol. **18**, 524, 1965. (Span.)

Toso, M., et al.: The Rivero-Carvallo maneuver in the diagnosis of tricuspid insufficiency. Conventional and intracavitary phonocardiographic study. Cuore Circ. **50**, 94, 1966. (Span.)

Tourniaire, A., F. Deyrieux, M. Tartulier, J. Blum: Détection des petites communications interventriculaires par phonocardiographie endocavitaire. Arch. Mal. Coeur **57**, 919, 1964.

Verhagen, S. J., J. P. Palm, J. van der Ster, W. van Geuderen: Appl. Sci. Res. **53**, 409, 1953.

Vidal, V. I., R. R. Cebolla, A. V. Tormo, R. J. Ferrer: Persistencia del conducto arterioso con insuficiencia valvular pulmonar. A proposito de dos casos con estudio de fonocardiografia intracardiaca. Rev. Esp. Cardiol. **21**, 175, 1968.

Vietor, K. W., P. Heintzen: Methode zur Untersuchung der transthorakalen und diakardialen Schalleitung. Z. Kreislaufforsch. **52**, 298, 1963.

Vietor, K. W.: Unterschiedlicher diagnostischer Wert verschiedener Systeme zur intrakardialen Phonokardiographie. Mschr. Kinderheilk. **115**, 174, 1967.

Volta, S. Dalla, G. Fasoli, M. Vincenzi, E. Zervini: Les souffles systoliques d'ejection pulmonaire et aortique sans gradients de pressions trans-valvulaires dans les defauts du septum auriculaire et dans l'insuffisance aortique. IV Congr. Mond. Cardiol. Mexico City 1962.

Vyslouzil, J., J. Endrys, L. Steinhart: Congenital supravalvular aortic stenosis with mitral insufficiency. Cor et Vasa **6**, 164, 1964.

Wallace, J. D., J. R. Brown jr., D. H. Lewis, G. W. Deitz: Intracardiac phonocardiography. IRE Trans. Med. Electron. **9**, 31, 1957.

Wallace, J. D., J. R. Brown jr., D. H. Lewis, G. W. Deitz: Phonocatheters: their design and application. IRE Trans. Med. Electron. **9**, 25, 1957.

Wallace, J. D., J. R. Brown jr., D. H. Lewis, G. W. Deitz: Acoustic mapping within the heart. J. acoust. Soc. America **31**, 712, 1957.

Wallace, J. D., J. R. Brown jr., D. H. Lewis, G. W. Deitz, A. Ertugrul: Intracardiac acoustics. J. acoust. Soc. America **31**, 712, 1959.

Wennevold, A.: Right-heart intracardiac phonocardiography in patients with aortic stenosis. Act. Med. Scand. **180**, 691, 1966.

Wennevold, A.: The late systolic murmur recorded in the coronary sinus with intracardiac phonocardiography. Act. Med. Scand. **180**, 589, 1966.

Wennevold, A.: The diastolic murmur of atrial septal defects as detected by intracardiac phonocardiography. Circulation **34**, 132, 1966.

Wennevold, A.: Transmission of murmurs within the heart. A contribution to the interpretation of intracardiac phonocardiography. Act. Med. Scand. **179**, 595, 1966.

Wennevold, A.: Intracardiac phonocardiography in the diagnosis of small isolated ventricular septal defects. Act. Med. Scand. **179**, 285, 1966.

Wennevold, A.: Intracardiac phonocardiography in the diagnosis of left ventricular — right atrial shunt. Act. Med. Scand. **180**, 225, 1966.

Wennevold, A.: The diagnostic significance of intracardiac phonocardiography during right heart catheterization. Danish Med.Bull. **13**, 162. 1966.

Wennevold, A.: The origin of the innocent „vibratory" murmur studied with intracardiac phonocardiography. Act. Med. Scand. **181**, 1, 1967.

Wennevold, A., I. H. Rygg: The interpretation of intracardiac phonocardiography of a continuous murmur developed after radical operation for Tetralogy of Fallot. Scand. J. Thor. Cardiovasc. Surg, 2, 96, 1968.

Wennevold, A.: Intracardiac phonocardiography in the diagnosis of small patent ductus arteriosus with atypical murmur. Act. Med. Scand. **183**, 231, 1968.

Wennevold, A.: Right-heart intracardiac phonocardiography in 80 subjects without organic heart disease. A study of the origin of innocent heart murmurs. Danish Med. Bull. 313, 1968.

Wooley, C. F., K. P. Klassen, R. S. Goodwin, I. F. Rumbaugh, J. M. Ryan: Correlation of intracardiac sound and pressure in mitral stenosis. Circulation **26**, 805, 1962.

Wooley, C. F., R. Goodwin, J. M. Ryan: Intracardiac sound and pressure events in man. Clin. Res. **13**, 404, 1965.

Wooley, C. F., H. S. Levin, R. F. Leighton, R. S. Goodwin, J. M. Ryan: Intracardiac sound and pressure events in man. Am. J. Med. **42**, 248, 1967.

Yamakawa, K., Y. Shionoya, T. Nagai, K. Kitamura, d. Ohta, T. Yamamoto: An attempt on the intracardiac Phonocardiography. Tohoku J. exp. Med. **58**, 311, 1953.

Yamakawa, K., Y. Shionoya, T. Nagai, K. Kitamura, S. Ohta: An attempt on the intracardiac phonocardiography. Second report. Tohoku J. exp. Med. **59**, 307, 1954.

Yamakawa, K., Y. Shionoya, K. Kitamura, T. Nagai, T. Yamamoto, S. Ohta: Intracardiac phonocardiography. Am. Heart. J. **47**, 424, 1954.

Yamakawa, K.: Intracardiac phonocardiography. Recent observations. Jap. Circ. J. **24**, 932, 1960.

Yamakawa, K., K. Kitamura: Some comments on intracardiac phonocardiography. IV World Congr. Cardiol. Mexico 1962.

Yarza Iriarte, J. M., M. Iriarte Ezcurdia, C. Rodriguez de Azua, A. Calderon Sanz, J. L. Laso Nunez: Valor diaguostico de la fonocardiografia intracardiaca. Rev. esp. cardoil. **14**, 194, 1961.

Zalter, R., H. C. Hardy, A. A. Luisada: Acoustic transmission characteristics of the thorax. J. appl. Physiol. **18**, 428, 1963.

Haemodynamik (Auswahl)
Hemodynamics (selection)

Armelin, E., L. Michaels, H. W. Marshall, D. E. Donald, R. J. Cheesman, E. H. Wood: Detection and measurement of experimentally produced aortic regurgitation by means of indicator-dilution curves recorded from the left ventricle. Circulation Res. **12**, 269, 1963.

Braunwald, E., H. L. Moscovitz, S. S. Amram, R. P. Lasser, S. O. Sapin, A. Himmelstein, M. M. Ravitch, A. J. Gordon: Timing of electrical and mechanical events of the left side of the human heart. J. appl. Physiol. **8**, 309, 1955.

Braunwald, E., A. P. Fishman, A. Cournand: Time relationship of dynamic events in the cardiac chambers, pulmonary artery and aorta in man. Circulation Res. **4**, 100, 1956.

Burger, H. C., A. G. W. van Brummelen, F. J. Danneburg: Theory and experiments on schematized models of stenosis. Circulation Res. **4**, 425, 1956.

Carter, S. A., D. F. Bajec, E. Yannicelli, E. H. Wood: Estimation of left-right shunt from arterial dilution curves. J. Lab. & Clin. Med. **55**, 77, 1960.

ENDRYS, J., L. STEINHART: Transseptal catheterization and cardioangiography of the left heart by a percutaneous route through the femoral vein. Cardiologia (Basel) **41**, 47, 1962.

ENDRYS, J., I. KOSMAK, J. KVASNICKA, V. REZAC, Z. BELOBRADEK, M. PETRLE, L. STEINHART, P. SLEZAK: Quantitative estimation of mitral and aortic regurgitation using continuous dye infusion. IV Congr. Cardiol. Europ. Praha, 1964.

FICK, A.: Über die Messung des Blutquantums in den Herzventrikeln. Sitzgber. d. Physiol.-wiss. G. Würzburg **16**, 1870.

GORDON, A. J., E. BRAUNWALD, H. L. MOSCOVITZ, A. A. AMRAM: Delay in transmission of a pressure impulse through a cardiac catheter and vinyl plastic tubing. J. appl. Physiol. **8**, 573, 1956.

GORLIN, R., S. G. GORLIN: Hydraulic formula for calculation of the area of the stenotic mitral valve, other cardiac valves, and central circulatory shunts. Am. Heart J. **41**, 1, 1951; **41**, 30, 1951; **43**, 188, 1952; **43**, 357, 1952; Am. J. Med. **18**, 855, 1955; Circulation **30**, III-88, 1964.

GRAY, I. R., C. S. JOSHIPURA, J. MACKINNON: Retrograde left ventricular cardioangiography in the diagnosis of mitral regurgitation. Brit. Heart J. **2**, 145, 1963.

GÜNTHER, K. H.: Die haemodynamischen Charakteristika kombinierter Mitralklappenfehler und reiner Mitralinsuffizienzen unter besonderer Berücksichtigung der Pendelvolumina. Z. Kreislaufforsch., **57**, 609, 1968.

GÜNTHER, K. H., W. MÜNSTER: Vergleichende Messung von Links-Rechts-Shunts und ihre Probleme bei angeborenen Herzfehlern. Dtsch. Ges.wesen **23**, 1014, 1968.

GÜNTHER, K. H., W. PORSTMANN, D. STRANGFELD: Klinische Indikatordilutionstechnik. (Durchfluß- und Volumenmessung zur Herz-Kreislauf-Diagnostik) G. Fischer Verlag, Jena, 1970.

KEYS, J. R., H. J. C. SWAN, E. H. WOOD: Dye-dilution curves from systemic arteries and left atrium of patients with valvular heart disease. Proc. Staff Meet. Mayo Clin. **31**, 138, 1956.

MACLEOD, A. G., F. N. WILSON, P. S. BARKER: A new piezoelectric manometer to record intracardiac pressures and for the simultaneous recording of intracardiac electrocardiograms. Am. Heart J. **21**, 343, 1941.

NEWCOMBE, C. P., J. D. SINCLAIR, D. E. DONALD, E. H. WOOD: Detection and assessment of mitral regurgitation by left atrial indicator-dilution curves. Circulation Res. **9**, 1196, 1961.

NORMAN, J.: Transmission delay time in catheter-manometer systems. J. Soc. Cardiol. Techn. **3**, 197, 1958.

PORSTMANN, W., W. GEISSLER, G. BURGEMEISTER: Die percutane Katheterisierung der vier Herzhöhlen. Fortschr. Röntgenstr. **97**, 449, 1962.

PORSTMANN, W., K. H. GÜNTHER, L. WIERNY: Vergleichende Messung der Mitralregurgitation mittels selektiver Farbstoffdilution und Röntgenkinematographie. Verh. Dtsch. G. Kreislaufforsch. 270, 1965.

REYNOLDS, O.: An experimental investigation of the circumstances which determine whether the motion of water shall be direct or sinuous, and of the law of resistance in parallel channels. Phil. Trans. Roy. Soc. **174**, 935, 1883.

RUSHMER, R. F., B. L. FINLAYSON, A. A. NASH: Movements of the mitral valve. Circulation Res. **4**, 337, 1956.

RUSHMER, R. F.: Cardiovascular dynamics. Philadelphia/London 1961.

SINCLAIR, J. D., C. P. NEWCOMBE, D. E. DONALD, E. H. WOOD: Experimental analysis of an atrial sampling technic for quantitating mitral regurgitation. Proc. Staff Meet. Mayo Clin. **35**, 700, 1960.

STEINHART, L., J. ENDRYS: Die transseptale Lävographie. Fortschr. Röntgenstr. **93**, 753, 1960.

SWAN, H. J. C., J. ZAPATA-DIAZ, E. H. WOOD: Dye dilution curves in cyanotic congenital heart disease. Circulation **8**, 70, 1953.

WERKÖ, L.: The dynamics and consequences of stenosis or insufficiency of the cardiac valves. Handbook of Physiology: Circulation. 645, 1962.

Monographien/Monographs

BLÖMER, H.: Auskultation des Herzens und ihre hämodynamischen Grundlagen. München—Berlin—Wien 1967.

BUTTERWORTH, J. S., M. R. CHASSIN, R. MCGRATH: Cardiac auscultation. New York & London 1955.

CALO, A.: Les bruits du coeur et des vaisseaux. Paris 1950.

HEINTZEN, P.: Quantitative Phonokardiographie. Stuttgart 1960.

HOLLDACK, K., D. WOLF: Atlas und kurzgefaßtes Lehrbuch der Phonokardiographie. Stuttgart 1966.

LEVINE, S. A., W. P. HARVEY: Clinical auscultation of the heart. Philadelphia & London 1950.

LEWIS, D. H.: Phonocardiography. Handbook of Physiology. Washington 1962.

LUISADA, A. A.: From auscultation to phonocardiography. Saint Louis 1965.

MCKUSICK, V. A.: Cardiovascular sound in health and disase. Baltimore 1958.

ONGLEY, P. A., H. B. SPRAGUE, M. B. RAPPAPORT, A. S. NADAS: Heart sounds and murmurs. New York & London 1960.

WEBER, A.: Atlas der Phonokardiographie. Darmstadt 1956.

WOLTER, H. H.: Korrelationen zwischen Hämodynamik und Herzschall. Basel 1963.

ZUCKERMANN, R.: Herzauskultation. Leipzig 1965.

Hämatologie und Bluttransfusionswesen

Herausgegeben von Prof. Dr. Fritz Jung, Prof. Dr. Otto Prokop
Prof. Dr. S. M. Rapoport, Prof. Dr. Horst Stobbe

Bisher sind erschienen:

Band I **Der Siderocyt**

Ein Beitrag zur Physiologie und Pathophysiologie der Erythropoese
Von Dr. Gerhard Brüschke

1962, VIII, 72 Seiten · 32 Abbildungen, davon 3 einfarbige und 4 mehrfarbige auf 4 Tafeln 12 Tabellen · gr. 8° · Halbleinen M 27,50

Band II **Die Lymphoidzellen des Blutes**

Klinisch-hämatologische Untersuchungen über ihre Struktur, Funktion und diagnostische Bedeutung

Von Dr. Dietfried Jorke

1963. IX, 174 Seiten · 151 Abbildungen, davon 20 mehrfarbige · 8 Tabellen · gr. 8° · M 50,–

Band III **Die Phythämagglutinine**

Mit einem Katalog der seit 1888 auf Phythämagglutiningehalt untersuchten Pflanzen unter botanischer Mitarbeit von Dr. M. Felková.
Wissenschaftliche Bearbeitung von Dr. Wolfgang Reimann

Von Dr. Josef Tobiška

1964. XI, 302 Seiten · 18 Abbildungen · 65 Tabellen · gr. 8° · M 58,–

Band IV **Aktuelle Leukozytenprobleme**

Ausgewählte Beiträge eines Symposiums
zusammengestellt von Prof. Dr. med. Wolfgang Plenert

1966. X, 225 Seiten · 146 Abbildungen · 37 Tabellen · gr. 8° · M 53,– (zur Zeit vergriffen)

Band V **Autoimmunerkrankungen in der Hämatologie**

Ausgewählte Beiträge und Diskussionen der IV. Hämatologen-Tagung der DDR im September 1967 in Berlin. Zusammengestellt von Prof. Dr. Horst Stobbe und Dr. Rüdiger Stieglitz

1969. 163 Seiten · 59 Abbildungen · 26 Tabellen · gr. 8° · M 36,–

Bestellungen durch eine Buchhandlung erbeten

THEORIA CUM PRAXI

AKADEMIE-VERLAG · BERLIN

FSC
www.fsc.org
MIX
Papier | Fördert gute Waldnutzung
FSC® C083411

Zeitfracht Medien GmbH
Ferdinand-Jühlke-Straße 7
99095 Erfurt, Deutschland
produktsicherheit@kolibri360.de